中医专病专科临床实用技术丛书

总主编 唐旭东 黄尧洲 史大卓
协 编 张 昱

老年常见病
验方妙用

主 编 李 浩 郭明冬
编写人员 （按姓氏笔画排序）
毛海琴 刘龙涛 吴 敏
张 强 官 杰 赵文明
姚明江 郭明冬 郭仁真
蔡琳琳

科学技术文献出版社
Scientific and Technical Documents Publishing House
北 京

(京)新登字 130 号

内 容 简 介

    本书就老年常见病、多发病,分别扼要介绍了疾病的概念、发病特点、主要病因病机、临床辨证分型及其对应的主症、治法和常用方药。在此基础上,精选当代中医医家治疗老年常见病的临床经验方,详陈其方药组成、加减应用、用法用量、适用病证,并举病案示人以临床具体应用之思路,阐释其应用之理、组方之妙,较系统地整理、总结了当代中医治疗老年常见病的临床新经验。内容翔实,体例新颖,实用性强,是学习中医老年病临床诊治经验,提高中医遣方用药水平的临证参考书。

    科学技术文献出版社是国家科学技术部系统惟一一家中央级综合牲科技出版机构,我们所有的努力都是为了使您增长知识和才干。

前言

随着我国人口老龄化的加剧,老年疾病已经成为当今临床上的常见病、多发病,也是医学界共同关注的焦点,中医药防治老年疾病具有独特的疗效和优势。近年来,众多中医老年病专家在辛勤临床的同时,不吝将自己的临床心得加以总结并予以发表交流,已蔚然形成互相学习交流的良好氛围,有力地促进了中医老年医学的发展。我辈欣然之余,乐于为之锦上添花,特将众多医家之临证精华验方加以总结、提炼并详释分析,按病整理成篇,纂成一部,名为《老年常见病验方妙用》。本书以临床常见的老年病为编写重点,荟萃了众多的效验方,有方有议,并有病案为之示范,突出了临床实用性和先进性的编写特点,较全面地反映了近年来中医老年病临床的成就,是中医老年病临床实践学习不可多得的参考书,对促进中医老年病临床经验的交流与学习具有重要的实际意义。

本书共分7章,以疾病为单位独立成篇,各篇首先扼要介绍了疾病的概念、发病特点、主要病因病机、临床辨证分型及其对应的主症、治法和常用方药。在此基础上,精选当代中医医家治疗老年常见病的临床经验方,陈述其方药组成、加减应用、用法用量、适用病证,并列举病案,阐释其临床应用思路。

本书是中国中医科学院西苑医院组织临床专家编写的《中医专病专科临床实用技术丛书》之分册,由中国中医科学院西苑医院李浩、郭明冬担任主编组织编写,其中呼吸系统疾病的老年人肺炎、慢性阻塞性肺病、慢性肺源性心脏病和老年神经精神系统的老年期痴呆由郭明冬博士编写；循环系统的老年性高血压、冠状动脉粥样硬化性心脏病和心律失常由刘龙涛博士编写；消化系统疾病的老年功能性消化不良、消化性溃疡和老年性便秘由郭仁真博士编写；内分泌代谢疾病的老年人糖尿病和骨质疏松症由中国中医科学院广安门医院的吴敏博士编写；内分泌代谢疾病的绝经期综合征和泌尿生殖系统的老年性阴道炎由官杰硕士编写；内分泌代谢疾病的高脂血症由姚明江博士编写；内分泌代谢疾病的痛风病和老年神经精神系统的帕金森病和老年期抑郁症由赵文明博士编写；泌尿生殖系统的泌尿系感染、慢性肾功能不全和骨与关节疾病的退行性骨关节病由云南中医学院毛海琴硕士编写；循环系统的充血性心力衰竭和骨与关节疾病的颈椎病由蔡琳琳硕士编写；泌尿生殖系统的前列腺增生由张强硕士编写。全部书稿最后由李浩、郭明冬修改、统稿。

  本书对引用的案例等文献尽量保持原貌并注明了出处，但为了统一格式和取其精华，编写过程中对引用的部分文献有所加工、提炼，谨此说明。由于编写水平有限，书中难免有缺点和错误，殷切希望广大读者在使用过程中给予批评指正。

李　浩　郭明冬

目 录

1→ 第一章　呼吸系统疾病
1→ 第一节　老年人肺炎
10→ 第二节　慢性阻塞性肺病
20→ 第三节　慢性肺源性心脏病
31→ 第二章　循环系统疾病
31→ 第一节　老年高血压病
40→ 第二节　老年冠状动脉粥样硬化性心脏病
51→ 第三节　心律失常
59→ 第四节　充血性心力衰竭
68→ 第三章　消化系统疾病
68→ 第一节　老年功能性消化不良
76→ 第二节　消化性溃疡
84→ 第三节　老年性便秘
92→ 第四章　内分泌与代谢系统疾病
92→ 第一节　老年人糖尿病
101→ 第二节　老年骨质疏松症
109→ 第三节　围绝经期综合征
118→ 第四节　高脂血症
127→ 第五节　老年痛风
140→ 第五章　泌尿与生殖系统疾病
140→ 第一节　泌尿系感染
152→ 第二节　慢性肾功能不全
165→ 第三节　老年性阴道炎
174→ 第四节　前列腺增生症

- 186→ **第六章 老年神经精神系统疾病**
- 186→ 第一节 老年期痴呆
- 195→ 第二节 帕金森氏病
- 204→ 第三节 老年期抑郁症
- 215→ **第七章 骨与关节疾病**
- 215→ 第一节 颈椎病
- 222→ 第二节 退行性骨关节病

第一章 呼吸系统疾病

第一节 老年人肺炎

老年人肺炎是一种主要由细菌、病毒、支原体等感染引起的老年人肺部感染性疾病。其发病率和病死率均较高。肺部感染是免疫防御功能障碍,细菌、病毒等黏附和寄植引起宿主反应所造成的病理改变。老年人肺炎以支气管肺炎较多,大叶性肺炎较少;具有起病隐匿、并发症多、临床症状不典型且多变等特点。我国每年约有250万例肺炎发生,12.5万死亡,在各种致死病因中占第5位。而老年人为青年人的10～20倍。

辨证论治

老年人肺炎是呼吸系统常见的急性疾患,多属于"肺热喘嗽"、"风温肺热"、"咳嗽"、"喘证"等范畴。其主要病机是痰热瘀毒蕴结,气阴两虚,致使肺脏功能失调。临床辨证论治常分为风寒犯肺证、风热犯肺证、痰热壅肺证、正虚欲脱证、气阴两虚证5个证型。

1. 风寒犯肺证

症见咳嗽吐痰色白清稀,恶寒重,发热轻,无汗,周身酸楚,苔薄白,或白厚腻,脉浮紧或浮滑。治以疏风散寒,宣肺化痰。常用杏苏散(《温病条辨》),由杏仁、紫苏叶、姜半夏、陈皮、桔梗、前胡、枳壳、茯苓、生姜、大枣、甘草组成。

2. 风热犯肺证

症见咳嗽气促,咯痰色黄或色白黏稠,恶寒轻,发热重,咽痛,胸痛,口渴欲饮,舌边尖红,苔薄黄,脉浮数。治以辛凉解表,宣肺化痰。常用银翘散(《温病条辨》),由银花、连翘、荆芥、薄荷、牛蒡子、竹叶、芦根、桔梗、甘草、豆豉组成。

3. 痰热壅肺证

症见发热,咳嗽,气息粗促,咳痰黄稠,咳出不爽,或有热腥味,或吐血、痰铁锈色或痰带血丝,咳引胸痛,舌红苔黄腻,脉弦数或滑数。治以清热解毒,宣肺化痰。常用麻杏石甘汤(《伤寒论》),由麻黄、杏仁、石膏、甘草组成。

4. 正虚欲脱证

症见身热骤降,冷汗淋漓,面色苍白,四肢厥冷,或体温下降,神志模糊,舌紫暗,脉微欲绝。治以益气固脱,回阳救逆。常用生脉散(《内外伤辨惑论》)合参附龙牡汤(《方剂学》上海中医药大学主编),由人参、麦冬、五味子、制附子、干姜、龙骨、牡蛎、炙甘草组成。

5. 气阴两虚证

症见身热已退或仅有低热,干咳少痰,口干渴,自汗,神疲,气短,纳差,手足心热,舌燥少津,脉虚数。治以甘寒生津,滋养肺胃。常用沙参麦冬汤(《温病条辨》),由沙参、麦冬、玉竹、天花粉、扁豆、桑叶、甘草组成。

验方妙用

1. 加味泻白散

药物组成 桑白皮 25g,地骨皮 15g,甘草 6g,黄芩 15g,葶苈子 10g,枇杷叶 10g,前胡 15g,浙贝 12g,杏仁 12g,知母 10g。

加减运用 兼恶寒发热,身疼,苔薄黄,脉浮数等表证者加银花、连翘、竹叶、荆芥、薄荷;兼高热口渴,鼻煽气粗者加麻黄、石膏;痰中带血者加侧柏叶、白茅根;大便秘结者加大黄或火麻仁;神昏谵语者加安宫牛黄丸1粒,研碎冲服;心悸者加当归、黄芪、瓜蒌。

用药方法 每日1剂,水煎2次,头煎、二煎混合,上午10时,下午3时30分各服1次。重症肺炎、高热脱水者加用清开灵或双黄连静滴。服药期间忌食蟹、虾等易引起致敏的食物,同时加强饮食营养,以

增强抗病能力。

适用病证 老年人肺炎。症见肺热喘咳,面红咽干,咳嗽吐痰,胸部胀痛,尿赤便秘,苔黄,脉滑数。中医辨证属痰热阻滞者。

病案举例 张某,男,60岁,退休教师。住院号:00654。1996年5月7日入院。胸闷气促、咳嗽吐痰1月,加重1周。伴痰难咯出,面赤咽干,胸胁胀痛,时心悸,口干苦,纳可,尿赤便干,体温39℃,呼吸24次/分钟,脉搏90次/分钟,两肺呼吸音增粗,可闻及哮鸣音,尤以右中肺为甚。心率91次/分钟,律不齐,心音低钝。舌质红、苔黄,脉弦数。胸片示:右中肺叶外带可见高密度片状影、中内带纹理增粗模糊,右膈拉平。心电图示:①窦性心律不齐;②肺心病;③完全性右束支传导阻滞。实验室检查 $WBC:14.0\times10^9/L,N:0.74,L:0.26$。中医诊断为咳嗽(肝火犯肺)、心悸(心血不足)。西医诊断为右中肺肺炎;右侧胸膜炎(陈旧性);肺心病。治宜清肺平肝,顺气降火。方用泻白散合黛蛤散加减,首进3剂后,胸闷气促减轻,咯痰减少,余症同前。服药7剂后,胸闷气促明显减轻,咳嗽减轻,心悸缓解,诸症明显好转。拟原方续进15剂后,诸症消失,病告痊愈。

验方来源 周耀端,黄益兰,赵文伟. 泻白散加味治疗老年肺炎58例临床观察. 湖南中医杂志,1996,12(5):14~15

临证阐释 老年人肺炎常由于老年人年龄增大,气血不足,抵抗力差,外邪侵犯于肺,使肺气闭阻,郁生痰热,阻塞气道而致。泻白散清泻肺热;加黄芩、前胡、知母清肺热,利小便;浙贝、枇杷叶清热化痰;葶苈子、杏仁止咳平喘,诸药合用以达清热泻肺,止咳平喘之功效。

2. 宣肺饮

药物组成 北杏仁10g,浙贝母12g,桔梗12g,前胡12g,枇杷叶12g,瓜蒌皮12g,鱼腥草30g。

加减运用 初期邪在肺卫,加薄荷、竹叶、牛蒡子、银花、连翘、甘草等;邪在气分,加黄芩、石膏、芦根、大青叶、板蓝根、甘草等;邪热欲入营血,加玄参、生地、丹皮、大青叶、板蓝根、知母、石膏等;若高热不退,谵语神昏者,可选用安宫牛黄丸或紫雪丹等豁痰开窍;兼有寒邪者,加荆芥、橘红、白芷、法半夏、白蒺藜等;虚人感受者,加苏叶、生姜、黄芪、防风等。

用药方法　邪盛高热时,每日2剂,上、下午各1剂,水煎,分2次温服;一般每日1剂,水煎,分2次温服。

适用病证　老年性肺炎(风温),各期证见风热郁肺者。症见发热,恶寒或不恶寒,咳嗽胸痛,或喘息,痰黄稠,疲乏纳呆,小便黄,舌红、苔黄腻,脉滑数。

病案举例　冯某,女,52岁,1991年7月17日初诊。患者5天前洗澡后受凉起病,初起发热恶风,头痛、咽痛、咳嗽痰白,自服"感冒药"后体温稍减,第2天发热又起,渐至39.5℃,咳嗽加剧,咳引胸痛,痰渐转黄稠,疲乏纳呆,欲呕。诊时见面色赤垢,痰黄稠带褐,小便黄,舌红、苔黄腻,脉滑数。胸部X线透视报告:大叶性肺炎并胸膜炎。中医诊为风温兼湿(邪热壅肺)。治以清热宣肺,解暑化湿。处方:鱼腥草、滑石各30g,浙贝母、前胡、枇杷叶、瓜蒌皮、桔梗、扁豆花各12g,青蒿、北杏仁(打)各10g,丝瓜络15g,甘草3g。每日2剂,上、下午各1剂,水煎服。

21日二诊:发热减退,但咳嗽加剧,痰色灰黄而稠,舌红、苔黄腻、脉滑数。上方去扁豆花、滑石,加黄芩15g,板蓝根20g。每日1剂,水煎服。

25日三诊:发热退,咳嗽减,仍胸痛,余症减轻,舌略红、苔黄腻、脉滑略数。仍以清热宣肺化痰为主,处方:鱼腥草30g,浙贝母、瓜蒌皮、紫菀、桔梗各12g,北杏仁(打)10g,丝瓜络、黄芩、玄参各15g,芦根20g,甘草3g。每日1剂,水煎服。

30日四诊:症状消失,复查胸片正常,继续调理善后。处方:沙参、玄参、芦根、丝瓜络、鱼腥草各15g,麦冬、北杏仁(打)、扁豆花各10g,紫菀、瓜蒌皮各12g,甘草3g。每日1剂,再服3天而愈。

验方来源　钟嘉熙.刘仕昌教授治疗肺炎经验.新中医,1994,(1):20~21

临证阐释　肺炎,中医多归温病之风温范畴,风热病邪由口鼻而入侵人体,发病较急,初期首犯肺卫,且整个病程均可表现出风热郁肺的症候特点,故宣肺为整个病程所必用。宣肺饮用桔梗、杏仁、前胡清宣肺气、化痰止咳,浙贝母、瓜蒌、鱼腥草清热化痰,枇杷叶和胃化痰,诸药合用,共奏宣肺化痰止咳之效。

第一章 呼吸系统疾病

3. 肺炎膏(编者加)

药物组成 丁香、肉桂、细辛各15g,白芥子、生大黄、黄芩、黄柏、山栀、杏仁、桃仁各80g。

用药方法 共研细末备用。治疗时取60g用温开水调成稠糊状,将药膏摊在白布上,约15cm×20cm×0.5cm,贴于肺部实变处或湿啰音处,胶布固定,12h后取除,1天1次。

适用病证 老年肺炎。症见发热恶寒,胸痛,咳嗽,咯痰,痰黄稠,舌红苔黄,脉数。中医辨证属外寒内热者。

病案举例 陈某,男,69岁,干部。1993年5月2日入院。入院前3天因受凉致恶寒、发热,渐至咳嗽、吐黄脓痰、胸痛,T 38℃,语颤增强,两下肺布满湿啰音。实验室检查:WBC:$15×10^9/L$,N:0.9,L:0.1。X线:两下肺呈现大片状密度增高阴影。诊断:老年肺炎。因患者曾有数次静脉输液反应史,拒绝静脉用药。给予口服先锋Ⅳ胶囊、菌必治,用药3天,效不佳,改用中药外敷治疗。用药1天后发热、吐痰、胸痛均减轻,继用7天,症状、体征消失,胸片及实验室检查均恢复正常,告愈出院。

验方来源 王平,赵纯. 中药外敷治疗老年性肺炎30例. 陕西中医,1995,16(4):154

临证阐释 老年性肺炎属中医咳嗽、喘证等范畴。由于老年人卫外功能减弱,稍受风寒,或为寒邪束肺、清肃失司,或为入里化热、内热外寒。治疗应以散寒宣肺、祛痰清肺解毒为主。我们选用丁香、肉桂、细辛、白芥子芳香辛温散寒,通络行窜,温通肺络,有利于肺部毛细血管的循环和呼吸道纤毛运动力量增强,使痰液得以排出;辅以活血化瘀与润肺化痰的桃仁、杏仁;加上清宣肺热、泻肺毒的生大黄、黄芩、黄柏、山栀可起抗菌消炎作用。诸药配合具有温润肺络,祛痰力强,又有清解肺卫毒邪之功。以肺合皮毛之理,故外敷中药通过皮肤使肺脏气血注输出入流畅,潴留于体内的痰液寒邪热毒易于消散。

4. 清金化痰汤

药物组成 黄芩10g,山栀10g,桔梗9g,桑白皮12g,麦冬15g,知母10g,贝母10g,瓜蒌仁12g,柏仁12g,茯苓15g,甘草3g。

加减运用 痰黄如脓或腥臭者,酌加金银花、鱼腥草、蒲公英、苡仁、冬瓜仁清化痰热;胸满呃逆,痰壅便秘者,配合大黄、葶苈子泻肺逐痰;痰热津伤,肺阴不足者,酌加南沙参、天冬、花粉养阴生津。在清金化痰汤使用1周后,加用参麦注射液50ml静滴,每日1次,7~10天为1疗程。

用药方法 水煎服。每日1剂。7~10天为1个疗程。

适用病证 老年人肺炎属克雷伯杆菌肺炎者。症见发热,咳嗽,咯痰,或痰中带血,心慌气促,舌红,苔黄腻,脉滑数。中医辨证属痰热壅肺者。

病案举例 赵某,女,78岁,有慢性支气管炎,肺气肿病史20余年,1周前受凉后,出现发热、咳嗽、咯痰、肺部啰音。刻诊:恶寒发热,咳嗽咯痰,咯痰不爽,痰色黄质黏难咯,神疲乏力,不思饮食,舌红苔薄黄,脉细数。PE:双中下肺可闻及细湿啰音,尤以右下肺为甚,痰培养2次均为克雷伯肺炎杆菌感染。用基本方加银花30g,鱼腥草30g。5剂后,患者发热退,咳嗽咯痰明显减轻,痰易咯,色白清稀,肺部啰音显著减少。继服5剂并加用三九参麦注射液50ml静滴1周后,患者咳嗽、咯痰、肺部啰音消失,体温正常,痰培养结果2次均为阴性。

验方来源 刘良丽,孔德明,李源清.清金化痰汤合参麦注射液治疗老年克雷伯肺炎杆菌感染24例报告.贵阳中医学院学报,1999,21(3):24~25

临证阐释 克雷伯杆菌肺炎。属中医"咳嗽"、"膈胀"、"肺痈"范畴。其病机多认为是肺脾肾俱虚,痰热郁肺所导致。清金化痰汤具有清热肃肺、豁痰止咳之功效。其中黄芩、山栀、桔梗、桑白皮清泻肺热;知母、贝母、瓜蒌消痰散结,化痰清热;脾为生痰之源,肺为贮痰之器,故佐茯苓、陈皮、甘草健脾渗湿,化痰止咳。

5. 苓甘五味姜辛夏杏汤

药物组成 茯苓15g,炙甘草6g,五味子10g,干姜8g,细辛3g,姜半夏12g,杏仁10g。

加减运用 胸闷加薤白、香附、苏梗等;发热时用柴胡、青蒿;胸痛明显时选香附、丹参、川芎、瓜蒌等。

用药方法 每日1剂,水煎,分2次温服。

适用病证 老年肺炎之间质性肺炎。症见发热或不发热,咳嗽气

第一章　呼吸系统疾病

短,呼吸困难,动则尤甚,神疲肢倦,咯吐稀白痰涎,舌淡红或暗红,苔薄白腻,脉弦细。中医辨证属阳虚痰饮者。

病案举例　张某,女,54岁,干部。会诊日期:1992年9月8日。主诉:咳嗽气促、气短5年半,加重1年。1987年初,患者不明原因出现发热咳嗽,未予重视,后常咳嗽,咯白色痰涎,稍事活动后即胸闷、气短汗出,经常低热。经多家医院中西医治疗均无效。近一年来上症有加,患者不能行走,动则气促,咳嗽气逆加剧,整日只能斜倚病榻,平卧则咳喘加重,呼吸困难。X线示:两肺中下野组织3/5明显纤维化,伴感染。刻下见:患者斜倚于病床之上,体瘦,颜面潮红,呼吸困难,需张口抬肩、鼻翼煽动以助呼吸,口唇紫绀,手指杵状,时咳嗽,其声不扬,咯吐稀白痰涎,或黄白相间,不甚爽利,双下肢微肿,听诊心脏(一),双肺中下可闻及干湿性啰音,患者自觉两耳、颜面时发潮热,心悸,自汗,盗汗,长期低热,胸闷脘胀,纳少口苦,右胁时痛,放射至右肩背,阵发性心前区刺痛,下肢肌肉无定处痛,局部略热,肌肉略硬,皮肤未见明显异常,视物不清,如隔翳膜,二便尚可,舌淡红略暗,苔薄白腻,脉弦细数。西医诊断为:慢性支气管炎;慢性间质性肺炎;肺纤维化。冠心病;心绞痛。皮肌炎;慢性胆囊炎;白内障。杜教授辨证为咳嗽上气,阳虚痰饮。治以温阳化饮,兼清余邪。处方:茯苓15g,炙甘草5g,五味子10g,干姜8g,姜半夏12g,细辛4g,杏仁10g,川贝母10g,橘红10g,鱼腥草30g,黄芩9g,天冬10g,麦冬10g,沙参15g,桔梗10g,怀牛膝12g。7剂,清水煎服。此后宗此治法,随症加减。服中药期间,西药渐减至不用。经杜教授调理,该患者于1994年已可下床活动,生活自理。口唇紫绀明显好转,体重增加,其他疾病也明显好转,神态宛若常人。后查胸片两肺中下野纤维化组织基本消失,感染较前好转。

验方来源　马耀如.杜雨茂教授治疗间质性肺炎肺纤维化经验举隅.陕西中医学院学报,1999,22(4):26～27

临证阐释　杜教授认为间质性肺炎、肺纤维化当属中医"咳嗽"、"喘证"、"饮证"等范畴,多由肺脾肾虚所致。方中干姜温肺散寒、温运脾阳,茯苓健脾渗湿,共为君药,臣以细辛温肺散寒,杏仁宣肺化痰,佐以五味子,敛肺止咳,半夏降逆止呕,甘草为使,止咳,又调和诸药,全方共奏温肺散寒,化饮止咳之功。

6. 加味保和丸

药物组成 山楂12g,神曲12g,陈皮12g,半夏12g,茯苓30g,莱菔子15g,连翘12g,丹参30g,地龙12g,当归15g。

加减运用 据虚实寒热随症加减。

用药方法 每日1剂,水煎,分2次温服。

适用病证 老年人肺炎。症见咳嗽,气短,痰多,纳差,肢倦乏力,舌质淡或暗,苔白腻,脉弦滑,中医辨证属痰瘀阻肺者。

病案举例 周某,男,60岁,1998年8月5日来诊。主诉:咳嗽、咯痰、气短4天。患者自述平素易于感冒。7天前不明原因出现食欲不振,乏力,大便干结,未予在意。3天后,出现咳嗽、咯痰、气短。X线胸透示:右肺感染。经肌注青霉素3天无效来诊。现患者咳嗽阵作,痰多黏稠,咯吐不爽,气短,纳差,乏力,大便3天未解,小便微黄。查见:面色苍白少华,咳声频频,舌质紫暗,苔腻微黄,脉浮滑。听诊右肺可闻及湿啰音。此乃痰浊内蕴,瘀血内存,外邪入里化热所致。治宜调中化痰,活血清热。处方:山楂12g、神曲12g、陈皮12g、半夏12g、茯苓30g、莱菔子15g、连翘12g、丹参30g、地龙12g、当归15g、僵蚕12g、桑皮20g、杏仁12g、黄芩12g。连服3剂,诸症大为好转,咳减,痰易咳,食纳转佳,便通,精神改善。守上方加川贝10g,继续服6剂,诸症消除。复查胸部X线片正常。

验方来源 金华,李金环.李鲤教授应用保和丸经验举隅.河南中医,2000,20(2):50~51

临证阐释 李鲤教授认为,老年肺炎患者,每多以脾胃症状为首发,提示医者应以此病机入手,而且老年患者多伴瘀象,临症不可忽视。且"脾为生痰之源,肺为贮痰之器",故其病本在脾,病标在肺。加味保和丸以山楂、神曲、莱菔子、陈皮、半夏、茯苓健脾化痰,除生痰之源,伍以丹参、地龙、当归活血通络,清热化痰,改善肺部循环,佐以连翘清热走表,消除郁热。全方共奏健脾化痰,活血清热之效。

7. 宣肺和解方

药物组成 银花18g,连翘12g,桔梗10g,玄参12g,荆芥穗6g,蝉衣5g,僵蚕10g,炒栀子10g,柴胡15g,黄芩10g,赤芍10g,杏仁10g,浙贝母10g,鱼腥草15g,芦根15g。

加减运用 据虚实寒热随症酌情加减。

用药方法 每日1剂,水煎,分2次温服。

适用病证 老年人肺炎,尤宜属病毒性者。症见咳嗽,有黄痰,咽痛,发热,口苦,心烦,纳少,舌质红,苔薄黄,脉浮细数。中医辨证属痰热郁肺,三焦不利者。

病案举例 李某,男,75岁,2001年4月16日初诊。主诉中风5年,发热11天。患者左半身瘫痪,形体瘦弱,依靠家人精心护理。4月5日发热,于某医院急诊,诊为流感,用药未能控制,发热不退而再诊,X线片检查肺部有阴影,诊为肺炎,体温39℃,急诊留观,多种抗生素无效,泰能用数日亦无疗效,高热11天,告病危重,其子从意大利急回,请中医诊治。刻下见患者咳嗽,有黄痰,咳则咽痛,高热,不服退热药则无汗,全身酸楚,每日尚有形寒之时,口苦,心烦,纳少,小便不畅,大便数日难行,舌质红,苔薄黄,脉寸浮关弦细数,血象不高。中医诊断为风温,证属风温郁闭于肺,失于宣透,三焦不利,升降失司。西医诊断为病毒性肺炎。治以辛凉宣透,清肺化痰,升清降浊,通利三焦。处方:银花18g,连翘12g,桔梗10g,玄参12g,荆芥穗6g,蝉衣5g,僵蚕10g,炒栀子10g,柴胡15g,黄芩10g,赤芍10g,杏仁10g,浙贝母10g,鱼腥草15g,芦根15g。5剂,水煎服,每日1剂。

二诊:4月21日,服第一剂药后患者渐有微汗,体温即明显下降。3剂后咳嗽亦减轻,黄痰、咽痛消失,服5剂后热已退净。近日患者出汗偏多,口干欲饮,嗜睡,纳少,二便皆可,稍有咳嗽,其子述其病情,要求再开调理之方,用竹叶石膏汤合生脉饮加桑叶、杏仁调理而恢复。因老人体弱易发热,半身不遂,行动不便,求医困难,后3年之中数次发热,用上方皆有效验,最后死于急性心肌梗死。

验方来源 高荣林,姜在旸.中国中医研究院广安门医院专辑医案精选.北京:金盾出版社,2005.327

临证阐释 老人体弱易于肺部感染而发热,其中病毒性肺炎较为常见,相当于中医之"风温"。风温之邪郁闭于肺,失于宣透,三焦不利,升降失司,而见高热诸症。方中银花、连翘、柴胡、荆芥穗清肺退热,桔梗、蝉衣、僵蚕、杏仁宣肺止咳,玄参、炒栀子、黄芩清泻在里之邪,浙贝母、鱼腥草、芦根清肺化痰,佐以赤芍通利肺络。表里同治,共奏宣肺解表,清热化痰之效。

(郭明冬)

第二节 慢性阻塞性肺病

慢性阻塞性肺病是指具有气流阻塞特征的慢性支气管炎及肺气肿。临床以咳嗽、咯痰和喘息、气促,活动后明显加剧为特征,是老年人最常见的慢性呼吸道疾病。由于支气管的慢性炎症,一方面使管腔变窄,形成不完全性阻塞;另一方面又破坏小支气管壁软骨,失去对支气管的支架作用,吸气时支气管扩张,气体尚能进入肺泡,呼气时支气管过度缩小、陷闭,阻碍气体排出,肺泡内积聚多量的气体,使肺泡明显膨胀和压力升高,并且肺部慢性炎症使白细胞和巨噬细胞释放的蛋白分解酶增加,损害肺组织的肺泡壁,致使多个肺泡融合成肺大泡或气肿;肺泡壁的毛细血管受压,血液供应减少,肺组织营养障碍,也引起肺泡壁弹性减退,促使肺气肿发生,从而形成慢性阻塞性肺病。由于吸烟者数量和空气污染的加剧,世界各地慢性阻塞性肺病的发病率都在增加。据统计,目前我国老年人群中患病率高达10%~15%或更多。

辨证论治

慢性阻塞性肺病属中医"咳嗽"、"喘证"、"肺胀"等范畴。其主要病机是肺脾肾三脏亏虚,痰浊瘀血阻塞气道。临床辨证论治常分为外寒内饮证、痰热郁肺证、痰瘀阻肺证、痰蒙神窍证、肺肾气虚证和阳虚水泛证6个证型。

1. 外寒内饮证

症见咳逆喘满不得卧,气短气急,咯痰白稀,呈泡沫状,胸部膨满,口干不欲饮,周身酸楚,恶寒,面色青黯,舌体胖大,舌质黯淡,舌苔白滑,脉浮紧。治以温肺散寒,降逆涤痰。常用小青龙汤(《伤寒论》),由麻黄、桂枝、干姜、细辛、半夏、甘草、五味子、白芍组成。

2. 痰热郁肺证

症见咳逆喘息气粗,胸闷烦躁,目睛胀突,痰黄或白,黏稠难咯或发热微恶寒,溲黄便干,口渴欲饮,舌质暗红,苔黄或黄腻,脉滑数。治以宣肺泄热,降逆平喘。常用越婢加半夏汤(《伤寒论》),由石膏、麻黄、生姜、半夏、甘草、大枣组成。

3. 痰瘀阻肺证

症见咳嗽痰多,色白或呈泡沫,喉间痰鸣,喘息不能平卧,胸部膨满,憋闷如塞,面色灰白,唇甲紫绀,舌质暗或紫暗,舌下脉络迂曲,舌苔腻或浊腻,脉弦滑。治以涤痰祛瘀,泻肺平喘。常用葶苈大枣泻肺汤(《金匮要略》)合桂枝茯苓丸(《金匮要略》),由葶苈子、大枣、桂枝、茯苓、丹皮、桃仁、赤芍组成。

4. 痰蒙神窍证

症见意识蒙眬,谵妄,烦躁不安,表情淡漠,嗜睡,昏迷,或肢体抽搐,咳逆喘促,或伴痰鸣,舌质暗红或淡紫,舌苔白腻或黄腻,脉细滑数。治以涤痰,开窍,熄风。常用涤痰汤(《济生方》)或加安宫牛黄丸(《温病条辨》),由半夏、茯苓、橘红、胆南星、竹茹、枳实、甘草、菖蒲、人参组成。

5. 肺肾气虚证

症见呼吸浅短难续,咳声低怯,胸满短气,甚则张口抬肩,倚息不能平卧、咳嗽,痰白如沫,咯吐不利,心慌,形寒肢冷,面色晦暗,舌淡或暗紫,苔白润,脉沉细无力或有结代。治以补肺纳肾,降气平喘。常用补肺汤(《圣济总录》)合参蛤散(《普济方》),由人参、黄芪、茯苓、甘草、蛤蚧、五味子、干姜、半夏、厚朴、陈皮组成。

6. 阳虚水泛证

症见颜面水肿,下肢肿,甚则一身悉肿,腹部胀满有水,尿少,心悸,咳喘不能平卧,咯痰清稀,怕冷,面唇青紫,舌胖质暗,苔白滑,脉沉虚数或结代。治以温阳化饮利水。常用真武汤(《伤寒论》)合五苓散(《伤寒论》),由附子、桂枝、茯苓、白术、猪苓、生姜、白芍组成。

验方妙用

1. 加减止嗽散(编者加)

药物组成 僵蚕12g,蝉衣12g,荆芥12g,百部10g,紫菀12g,半夏12g,陈皮12g,白前12g,生甘草6g。

加减运用 若风寒偏重者加炙麻黄、桂枝、杏仁;风热偏重者加牛

蒡子、前胡、桑白皮；痰热者加银花、连翘、黄芩；痰多咯吐不利者加炙苏子、白芥子、莱菔子。

用药方法 水煎服，每日1剂，分2次温服；疗程为4周。

适用病证 慢性支气管炎。症见咳嗽痰多，痰色白清稀，动则气喘，舌淡胖，苔白腻，脉滑数。中医辨证属风邪犯肺者。

病案举例 张某，女，68岁。患慢支22年，发现肺气肿8年。近来咳嗽痰多，痰白清稀，动则气喘，脉细弦小数，舌边齿印，苔白滑腻。痰湿恋肺，宣降失司，久而肺气虚损。先拟宣肺透邪，蠲饮化痰。方用：僵蚕、蝉衣、荆芥、百部、紫菀、制半夏、陈皮、白前、生甘草、炙苏子、莱菔子、白芥子。上方加减连服1月，咳嗽明显减轻，痰量亦减少，喘促已平。上方去蝉衣、炙苏子、莱菔子、白芥子，加丹参、当归、党参、黄芪、白术等扶正培本。冬季改用膏方连服3年。随访5年，慢支基本未发。

验方来源 马仁美．王正公治疗老年慢性支气管炎的经验——附156例临床疗效分析．上海中医杂志，1991，(9)：18～19

临证阐释 本方是著名老中医王正公经验方。王老认为，老慢支的成因大多由于伤风感冒或呼吸道感染治疗不及时，或过早应用止咳润肺药物，使外感风寒之邪失于宣达；或因后续感冒，肺气受伤，导致支气管黏膜分泌增多，如长期不能改善，则逐渐形成慢支。另外，老年人阳气不足，肺脾肾脏气功能虚弱，抗病能力衰退，就更容易形成老慢支。本方化裁自《医学心悟》的止嗽散，方中僵蚕、蝉衣宣肺透邪，配百部、紫菀、半夏、陈皮止咳化痰，辅以白前、荆芥之宣肺解表，生甘草调和诸药，化痰解毒，共奏宣肺透邪，蠲饮化痰之功。

2. 金水交泰汤

药物组成 南沙参50g，黄精30g，苏子30g，赤芍30g，木蝴蝶10g，地龙12g，制南星15g，葶苈子15g，黄芩30g，甘草15g，沉香6g(为末，分6次冲服)，夜关门30g。

加减运用 心悸气虚较甚者南沙参加至100g，葶苈子加至30g；痰多咳嗽不爽者制南星加至30g；长期应用激素的病例甘草可用至30g，酌减或停服激素，并逐渐减甘草量；痰瘀阻碍肺气，瘀滞心肺而见唇甲紫绀者加桃仁、五加皮；阳虚水泛而见面浮胫肿者减甘草量，加茯苓、附片；心气欲脱者加人参或生脉散，再加附片、龙骨；痰蒙清窍，神志恍惚

者加石菖蒲。

用药方法 每日1剂,水煎,分3次服。病势减轻勿停药,只在方中去葶苈子,减苏子、地龙、黄芩、赤芍、甘草量之半,另加白术15g、女贞子10g,继服1～3个月,增强体质,减少复发。禁忌:吸烟饮酒,腌卤食物。

适用病证 慢性阻塞性肺病。症见喘咳反复发作,发则咳嗽,咯白色黏涎痰,气急喘促,头晕乏力,夜寐不安,口淡不渴或口渴喜温饮,舌暗红或有瘀斑,苔白腻,脉沉弦数。中医辨证属肺脾肾俱虚,痰热瘀滞者。

病案举例 张某,男,68岁,2001年5月16日初诊。患者反复咳喘、气促10余年,近因天气变化咳喘复作,服某诊所自制"咳喘散"后,病反加重,剧烈阵咳,咯少量白色黏涎痰,气急喘促,头晕乏力,背心寒冷,小便清长,夜尿频数,大便偏干,口渴喜温饮,舌红,苔薄腻根部略厚,脉沉弦数,双尺弱。胸部X片提示:"慢性支气管炎、肺气肿伴急性感染"。肺肾俱虚,痰热阻肺,以金水交泰汤益气补肾、清热化痰平喘,方中制南星易为胆星,以增强清热化痰之功。服药2剂,咳嗽程度减轻,咳嗽次数减少。继服此方6剂,微咳,痰薄易咯,动则气喘,背心仍冷,尿频,舌淡红苔白润,脉沉细。金水交泰汤沉香易肉桂6g,温阳纳气,续服12剂,咳喘乃愈。

验方来源 沈其霖.金水交泰汤加减治疗慢阻肺78例.四川中医,2006,24(3):70～71

临证阐释 本方是绵阳市中医研究所李孔定主任医师经验方。慢性阻塞性肺病病因病机多因肺脏长期遭受多种外邪侵袭,宣肃功能失常,日久肺气受损。肺虚日久,子盗母气,肺脾两虚,病势深入,耗伤肾气,最终导致肺脾肾俱虚。由于脾肾的亏虚,水津代谢失常,痰浊内蕴;正气亏虚,无力推动血行,瘀阻血脉。痰瘀互结,阻遏气机,肺气郁闭,气体交换受阻,清气不能输送濡养全身,浊气难以排出而滞于胸中,渐成肺胀。本方用南沙参养阴补肺,甘草益气祛痰,黄精一药,《本草从新》谓其入心、脾、肺、肾四经,具有气阴并补之功。三药合用,补其既虚之脏,使其本固则力可抗邪。苏子、制南星性味辛温,燥湿化痰;地龙、葶苈子性味辛寒,通络泻肺,两组药一阴一阳,一缓一峻,使水饮得化,顽痰可蠲;痰浊蕴肺,易于化热,阻闭气道,故用黄芩、夜关门清泻肺热,防止化火刑金;木蝴蝶宽胸快膈,疏通气道壅闭;痰壅则气滞,气滞则血瘀,故用赤芍活血行瘀;母病及子,肺病则肾虚,肾虚则难纳气,故用沉香纳气归肾。全方补泻兼施,清温并用,标本兼赅,共奏扶正以抗邪、祛邪以固正之效。

3. 消咳平喘汤

药物组成 红参10g,洋金花0.3g,桃仁15g,红花12g,水蛭5g,鱼腥草30g,葶苈子、白芥子、杏仁、厚朴、麻黄各10g。

加减运用 视痰、瘀、风、寒、热及肺、脾、肾等脏虚实情况随症加减。

用药方法 发作期水煎服,每日1剂,早、晚2次分服。缓解期服丸药(蜜丸),每次10g,每日3次。禁忌烟、酒、辛辣、油腻。远房帏、防感冒。

适用病证 慢性阻塞性肺病。症见反复发作咳喘,发则咳嗽吐痰,痰白为泡沫状,喘息痰鸣,心悸,胸部憋闷,面色苍白,口唇青紫,纳差,舌质暗,舌苔滑腻,脉沉细弱。中医辨证属心肺气虚,血瘀痰阻者。

病案举例 赵某,男,68岁,1998年11月23日初诊。咳嗽,吐痰,喘息44年,加重3天。患者于22岁时因淋雨感冒,气管炎,治未彻底,时发时止,秋冬加重,体质渐虚,用药诸多,病未根除。此次发病,又因感冒而作,常规用药,未中病的,急诊入院。查体:患者呈半坐位,面色苍白,口唇青紫,呼吸极度困难,呼多吸少,喉间哮鸣,咳嗽吐痰,痰白为泡沫状,心悸,胸部憋闷,不思饮食,四肢不温,下肢凹陷性水肿,舌质灰暗,舌苔滑腻,脉沉细弱。体温36.2℃,血压20/12kPa,两肺哮鸣音,明显桶状胸,心率106次/分,第二心音亢进。X线片示:双肺纹理增强,肺野透明度增高,横膈低平,心影狭小呈滴状心。心电图示:肺型P波,下壁心肌呈缺血性改变。临床诊断:①慢性支气管炎;②慢性阻塞性肺气肿;③肺心病。中医辨证为心肾阳虚、血瘀痰阻型喘证。治宜温阳祛瘀,化痰平喘。用消咳平喘汤加熟附、红参各10g,干姜6g,以温阳固脱;并给氧以挽欲绝之气。次日复诊:咳喘、胸闷缓解,小便通利,水肿渐消,四肢转温,面有华色,哮鸣音减少,心率84次/分钟,血压19.2/11.46kPa。上方去参、附、姜,继服5帖。不再吸氧。11月30日

三诊：水肿消，咳喘平，饮食增，舌脉趋常。嘱改服丸药，巩固疗效。服丸药 3 个月，病未再作。心电图、X 线片示正常，告愈停药，仍守禁戒。随访 2 年，未见复发。

验方来源 王广见，王书博，陈玉川．慢性阻塞性肺病从瘀论治 320 例．四川中医，2000，18(8)：31～32

临证阐释 肺为娇脏，其气清肃，主气司呼吸。水、饮、痰、瘀之邪或一邪独入，或诸邪合侵，均能使肺失司，上不能宣发，下不能肃降，气机逆乱，水津停蓄，呼吸不利，咳喘便作。水、饮、痰、瘀有形之物阻碍肺络，肺脉不通，无形之气随之郁滞，有形之物和无形之物的瘀阻常互为因果。故"瘀"是慢阻肺病的重要病理机制。消咳平喘汤重在祛瘀，方中桃仁破血行瘀，通脉止咳；红花活血化瘀，通利经脉，桃红合用，血瘀除也。麻黄平喘利水，开宣肺气；杏仁止咳平喘，白芥子利气豁痰，三药合用，痰浊涤也。水蛭通利水道，破血逐瘀；葶苈子利水消肿，泻肺平喘，此二味能荡水饮之瘀。厚朴行气滞，消痰涎，平喘咳，独此一味，能利气瘀。鱼腥草清热解毒，抗菌消炎，主入肺经，消除急慢性炎症。洋金花止咳平喘，止痛解痉，更伍人参，益肺健脾，大补元气，既强"储痰之器"，又健"生痰之源"，母子俱补，培植脾肺。全方配伍，攻瘀为先，养正为使，坚持服药，"久而增气"，瘀阻之物得除，慢性阻塞性肺病方痊。

4. 阳和汤

药物组成 熟地 30g，鹿角霜 10g，白芥子 6g，干姜、肉桂、甘草各 3g，麻黄 2g。

加减运用 若气逆加苏子、当归；喘甚加僵蚕，增麻黄剂量，痰多加竹沥、半夏、莱菔子，下肢浮肿加茯苓、猪苓、葶苈子；自汗畏风加黄芪、防风；唇甲青紫明显加丹参、桃仁、红花；便秘腹胀则去麻黄，加川朴、杏仁；有喘脱征象者，则予参附汤，以扶阳固脱、镇摄肾气，并采取中西医综合治疗。

用药方法 1 天 1 剂，水煎服，半月为 1 疗程。

适用病证 慢性阻塞性肺病。症见咳嗽气喘、动则尤甚、咯白色泡沫痰，畏寒肢冷、唇甲青紫、伴腰酸膝软、尿少肢肿，舌淡紫，苔白腻，脉细。中医辨证属肺肾两虚，痰瘀互结者。

病案举例 李某，男，1990 年 11 月 16 日入院。慢性阻塞性肺病史30年。每遇冬季或受凉后发作,日渐加重。近1周来,因不慎受凉而发病。证见咳嗽气喘、动则尤甚、畏寒肢冷、唇甲青紫、咯白色泡沫痰伴腰酸膝软、尿少肢肿,舌淡紫苔白腻,脉细。经西药抗生素、激素、氨茶碱及中药降气化痰、补肺纳肾等治疗后,无效。西医诊断为:"慢支、肺气肿、肺心病、心功能不全"。证属肺肾两虚、气虚血滞、痰瘀互结,治拟温阳补血祛瘀通滞,方用基本方加葶苈子、丹参各30g,苏子10g。并逐渐减用西药。共服中药25剂,咳嗽气喘诸证皆平。临床治愈而出院。随访半年无复发。

验方来源 王永标.中药治疗慢性阻塞性肺病63例.陕西中医,1994,15(4):148

临证阐释 慢性阻塞性肺病病理基础为正虚邪实。正虚责之于肺肾之气阳,邪实责之于痰瘀气滞,由于反复发作,肺肾之气阳日虚,津液不归正化而变为有形之痰浊,阻塞肺道,气滞血瘀,痰瘀互结,闭阻气机,阻碍肺肾之气机的升降出入,导致肺不主气、肾不纳气。病程较长的患者,以阳气微弱,痰瘀潜伏为主,表现出一派虚寒之象,所以用阳和汤为基本方。方中以熟地伍鹿角霜,大补精血,使阳气化生有源;干姜、肉桂温中有通,散中有行;麻黄宣畅肺气,开腠达表;白芥子攻逐痰涎,与温里药共用,可使补而不腻;甘草调和诸药。综观本方,具备了温阳补血祛瘀通滞之功。

5. 扶阳合剂

药物组成 熟附块9g,仙灵脾9g,补骨脂12g,黄芪9g,白术9g,党参9g,茯苓、陈皮、半夏各6g,炙甘草4.5g。

加减运用 慢支急性发作其采用下法对症处理为主,常用方药有小青龙汤、射干麻黄汤、旋复代赭汤等。若痰多湿重者可选加白芥子、苏子、苍术、厚朴等化痰燥湿药;遇有痰黄稠厚、胸闷息粗等痰热壅肺症状者采用麻杏石甘汤为主,并选加黄芩、瓜蒌仁、鱼腥草等清化痰热药。

用药方法 每日1剂,水煎,分2次服,服药2周为1疗程,1年最少为2疗程。

适用病证 慢性支气管炎慢性迁延期。症见反复发作咳嗽喘促,动则尤甚,痰多色白如沫,面色苍白,神疲乏力,畏风怕冷,四末不温,常患感冒,易汗出,纳少,便溏,舌苔薄腻,脉沉细。中医辨证属脾肾阳虚,

痰饮蕴肺者。

病案举例 劳某,女,62岁。门诊号:44459。1980年7月28日初诊:慢性咳嗽史12年,气急6年,每年冬季加重。近半月来咳嗽阵作,咳甚则气急不能平卧,影响睡眠,痰多色白如沫,口干欲饮,时感咽痛。平时神疲乏力,畏风怕冷,常患感冒,易汗出,纳少,稍食油腻则大便溏薄,舌苔薄腻,脉沉细。检查:心肺听诊无异常发现,胸透(一)。西医诊断:单纯性慢性支气管炎。中医分型偏脾阳虚、寒痰型。肺气虚弱,脾失健运,痰饮蕴肺,肺气上逆所致。治拟益气健脾温肾兼以化痰平喘。处方:黄芪9g,党参9g,白术9g,防风6g,熟附片9g,仙灵脾12g,陈皮6g,半夏9g,麻黄3g,炙草6g,焦六曲9g。6剂。

二诊8月12日:上方共服12剂,咳嗽咯痰依然,症无进退。拟予祛痰止咳,先治其标,缓图其本。麻黄6g,杏仁9g,细辛3g,陈皮9g,半夏9g,白芥子9g,桔梗6g,生甘草6g,黄芩9g,焦六曲9g。7剂。

三诊8月23日:药后症减,痰已少,咽不痛,口不渴,惟畏风怕冷,乃减去黄芩、桔梗、白芥子,加入黄芪、白术、熟附片,标本兼顾。服上方7剂后,咳痰基本控制,但经风受凉咳嗽又作。阳虚气弱,卫外不固,宜益气温阳以固其表,再方7剂,去麻黄、杏仁,加补骨脂9g,仙灵脾9g,以助附片温肾暖脾。半月后随访,基本不咳。后服"扶阳合剂",除因感冒稍有咳嗽外,病情一直稳定,至1981年春亦无明显咳喘,疗效巩固。

验方来源 沈新兴.中医扶阳法治疗阳虚型慢性支气管炎——学习和运用徐仲才教授的临床经验.中医杂志,1982,(2):22~26

临证阐释 本方是上海龙华医院徐仲才老教授经验方。徐老认为慢支的主要病机是阴阳失调,阳虚阴盛。"阳虚饮停",三焦气化不利,不能运化水湿,且以老年患者居多,老年阳气日渐衰退,更易痰停饮聚,为咳为喘。方用熟附片、仙灵脾、补骨脂温肾扶阳,黄芪、党参、白术、甘草健脾益气,陈皮、半夏、茯苓以化痰湿。诸药相合,共奏温阳益气,化痰除饮之效。

6. 咳喘定煎剂

药物组成 麻黄4g,杏仁9g,甘草3g,法半夏9g,陈皮6g,茯苓10g,当归9g,熟地10g。

加减运用 若喘咳喉中似水鸡声者,加射干6g;痰稀白而黏,加干姜、五味子各2g;如新感之邪渐从热化,咽干不利者,加鱼腥草15g,甚者加生石膏20g。

用药方法 水3碗,先浸1小时,而后煎煮,沸后文火再煎25分钟,滤取药液约250～500ml,每日煎服2次。

适用病证 慢性阻塞性肺病。症见咳嗽气喘反复发作,咳吐白色黏痰或泡沫痰,胸闷脘痞,食少纳呆,四肢不温,腰膝酸软,舌淡红,舌苔薄白腻。

病案举例 王某,男,64岁,南京某商店退休职工。1984年12月9日初诊。自诉:咳嗽气喘,入冬尤甚,已10余年。近2个月,由于天气转冷,咳喘又作,咯吐较多白色黏痰,痰中有泡沫,夜间不得安卧,四肢清冷欠温,精神不振,纳食减少,胸闷脘痞,苔薄白而腻,舌质淡红,舌边有齿痕,脉细弦而滑。以往历用止咳化痰平喘之剂,但均取效一时。投用喘咳定煎剂,每日1剂,分早、晚煎服,1周后咳喘之势大减,痰量亦减少。继服药3月余,喘咳一直未见大作,较以往历年的咳喘之势明显减弱。以后每于入冬时辄取用此方三五十剂,咳喘虽间时发作,但病情甚为轻微,持续时间也短。至今已五六年,疗效较稳定。

验方来源 单书健,陈子华.古今名医临证金鉴——喘咳肺胀卷(下).北京:中国中医药出版社,1999:52～53

临证阐释 本方是南京中医药大学教授孟澍江的经验方。孟老认为慢阻肺属中医"咳喘"范畴,证多肺肾不足,痰湿内盛。方中半夏、陈皮理气化痰,使气顺则痰降;以痰由湿生,湿祛则痰消,故用茯苓利湿,益以甘草和中补土,使脾健而湿化痰消;用麻黄、杏仁以宣肺止咳,且麻黄又有开肺疏表定喘之功;方中当归和血,熟地补肾纳气;诸药相合,共奏燥湿化痰,和中止呕,止咳平喘之效,是为肺肾合治之法。

7. 保元益气止咳汤

药物组成 党参10g,炙黄芪20g,焦白术10g,肉桂6g,仙鹤草12g,防风10g,紫河车10g(碾末分吞),当归10g,桔梗10g,陈皮10g,炙甘草6g,生姜3片,大枣5枚。

加减运用 兼风寒外袭者加荆芥、蝉衣、苏子、苏叶及少量麻黄。

用药方法 每日1剂,水煎服,分2次温服。

适用病证 慢性支气管炎缓解期。症见洒淅恶寒,畏风自汗,头身

疼痛,少气微言,不耐疲劳,面色㿠白或虚浮。咳嗽气喘,短气不足以息,动则尤甚。或咳声不扬,痰白清稀,但不易排出,时而咽痒流涕,纳少运迟,中脘不适,或有虚胀之感,舌淡润苔薄白,脉虚弱无力。

病案举例 张某,男,66岁,1989年1月22日诊。患者慢支反复发作13年,每年深秋或入冬必发,连续数月不已,虽积极诊治亦必待春和日暖之时方能渐止。形体清瘦,短气胸闷。此次已发半月,洒淅恶寒,畏风,咽痒流涕,全身不适,面㿠白无华,咳痰清稀,但难咯出,常欲咳一口痰,则须费全身气力,弄得气不接续,额汗淋漓,方感胸膈稍舒。纳呆乏味,大便鹜溏,1日2次,腰脊冷凉,头昏寐差,夜尿多,舌淡润苔薄白,脉浮濡无力,曾中西药并投不验。此为脾气大虚,中阳势微,金失土培,气失所主,卫外不固,风邪留恋使然。治当温补脾胃,调补气血,以生金护卫则可。方拟:淮山药9g,党参10g,黄芪20g,干姜6g,当归10g,阿胶10g(另炖),防风10g,炒白芍10g,桂枝20g,茯苓15g,焦白术10g,桔梗10g,五味子6g,炙甘草6g,紫河车10g(碾末分吞),神曲10g,红枣5枚,生姜3片,7剂。

二诊:药后精神转佳,有思谷纳食之感,咳喘之症减而不显,但咳痰不似以前那样费力,大便成形,1日1次,合拍之方宜守,予上方10剂续服。

三诊:近来虽天气转冷,然咳喘却相继减轻,痰排较易,胸膈舒泰,精神益佳。再予原方20剂后,易党参为红参制丸长期调治,每年交秋开始服用。4年来咳喘少发,形体较前康健,入冬之季只要注意保暖,免受风寒,皆能平安抵春。

验方来源 胡国俊,胡世云. 胡翘武调补脾胃辨治"老慢支". 中医教育,1995,14(1):36~37

临证阐释 本方是安徽中医学院胡翘武主任医师经验方。胡老认为脾气不足常陷而不举,金失所养,卫外不固,易感外邪,是老慢支易发难愈的一个重要因素。方中党参、炙黄芪、焦白术、仙鹤草、紫河车、当归、肉桂益气养血、温补脾胃,防风、桔梗、陈皮除风化痰、祛除恋邪,炙甘草、生姜、大枣和中健脾,调和诸药,诸药相合,诚是缓则治本的治喘良方。

(郭明冬)

第三节 慢性肺源性心脏病

肺源性心脏病是指由肺组织或肺动脉及其分支的病变,引起肺循环阻力增加,因而发生肺动脉高压,导致右心室增大伴有或不伴有充血性心力衰竭的一组疾病。慢性肺源性心脏病以右心室肥大和扩张为特征,在我国是老年常见病和多发病,主要继发于慢性阻塞性肺病。据统计,全国抽样调查2000多万人群,平均患病率为0.4%。本病与职业、吸烟、自然条件等关系密切。

辨证论治

慢性肺源性心脏病属中医"肺胀"、"喘证"等病症范畴。其主要病机肺脾肾三脏功能失调,痰浊、水饮、瘀血互结为病。临床辨证论治常分为外寒里饮、痰浊阻肺、痰热壅肺、痰蒙神窍、肺肾气虚、阳虚水泛6个证型。

1. 外寒里饮证

症见咳喘气短,咯痰色白清稀或呈泡沫状,或恶寒发热,鼻塞流涕,肢体酸楚,苔薄白,脉浮紧。治以宣肺散寒,祛痰平喘。常用小青龙汤(《伤寒论》),由麻黄、半夏、桂枝、芍药、细辛、干姜、五味子、甘草组成。

2. 痰浊阻肺证

症见胸满,咳嗽痰多,色白黏腻或呈泡沫,短气喘息,稍劳即著,怕风易汗,脘腹胀满,纳少,泛恶,便溏,乏力,或颜面紫暗,口唇紫绀,舌淡或紫暗,苔薄腻。治以化痰降浊。常用二陈汤(《太平惠民和剂局方》)合三子养亲汤(《韩氏医通》),由陈皮、半夏、茯苓、甘草、莱菔子、苏子、白芥子组成。

3. 痰热壅肺证

症见咳嗽气短,痰多黄稠,胸憋闷不能平卧,面部及下肢浮肿,尿少,口唇紫绀,舌质紫暗,苔黄,脉数。治以清热宣肺,化瘀行水。常用麻杏石甘汤(《伤寒论》)合五皮饮(《华氏中藏经》),由麻黄、石膏、杏仁、甘草、桑白皮、陈皮、大腹皮、茯苓皮、生姜皮组成。

4. 痰蒙神窍证

症见意识蒙眬,表情淡漠,嗜睡,或烦躁不安,或昏迷,瞻望,搓空理线,或抽搐,咳逆喘息,咯痰黏稠或黄黏不爽,唇甲青紫,舌黯红或淡紫,苔白腻或黄腻。治以涤痰、开窍、熄风。常用涤痰汤(《济生方》),由制半夏、制南星、陈皮、枳实、茯苓、人参、石菖蒲、竹茹、甘草、生姜组成。

5. 肺肾气虚证

症见呼吸短浅难续,甚则张口抬肩,倚息不能平卧,声低气怯,心慌,形寒肢冷,面色灰暗,或腰膝酸软,小便清长,舌淡或紫暗,苔白润,脉沉细无力。治以补肺纳肾,降气平喘。常用补虚汤(《圣济总录》)合参蛤散(《普济方》),由黄芪、茯苓、甘草、五味子、干姜、半夏、厚朴、陈皮、人参、蛤蚧组成。

6. 阳虚水泛证

症见喘咳不能平卧,咯痰清稀,胸满气憋,面浮肢肿,甚则一身悉肿,尿少,脘痞,纳差,心悸,怕冷;面唇紫绀,舌质淡胖或紫暗,苔白滑,脉沉细滑或结代。治以温肾健脾,化饮利水。常用真武汤(《伤寒论》)合五苓散(《伤寒论》),由附子、干姜、茯苓、芍药、白术、泽泻、猪苓、桂枝组成。

验方妙用

1. 加味补肺汤

药物组成 党参 20g,黄芪 30g,熟地黄 15g,五味子 10g,紫菀 10g,桑白皮 10g,丹参 15g,生甘草 5g。

加减运用 体虚偏阳虚者加补骨脂或淫羊藿,偏阴虚者加百合、麦冬、沙参,寒痰者加法半夏、陈皮,热痰者去熟地黄、五味子,加竹茹、川贝母、黄芩,水肿者加车前子、猪苓、山药。

用药方法 每日 1 剂,水煎服,2 周为 1 个疗程。

适用病证 慢性肺源性心脏病。症见咳嗽,咯痰,喘促,胸闷,心悸,活动受限,舌质紫暗,有瘀斑,苔黄腻,脉细涩。中医辨属肺肾气虚,痰瘀互结者。

病案举例 黄某,女,75 岁,干部。因反复咳嗽、咯痰 20 年,劳力性气促 5 年,复发加重 1 月入院。患者慢性咳、痰病史 20 余年,好发于冬、春两季,遇寒易发,并渐出现上楼爬坡后气促、胸闷、心悸,1 周前,不慎外感后,咳、痰加重,咯黄脓痰,动则喘促、胸闷,院外抗感染、解痉平喘治疗效不显。自发病以来,纳、眠差,大便干结,小便黄,舌质紫暗,有瘀斑,苔黄腻,脉细涩,PE:T 37℃,P 100次/分钟,R 28次/分钟,BP 130/70mmHg,神清,面色晦暗,唇甲发绀,高枕卧位。颈静脉充盈,桶状胸,肋间隙增宽,叩诊过清音,双肺闻及干、湿性啰音,剑突下可见心脏搏动,心界不大,心率90次/分钟,律齐,$A_2 > P_2$,三尖瓣听诊区心音较心尖部明显增强,各瓣膜听诊区未闻及病理性杂音,肝脾未扪及,移浊(一),双下肢不肿,双肾区无叩击痛,神经系统(一),血常规白细胞$12 \times 10^9/L$,中性0.85,胸部X线示符合慢性支气管炎、肺气肿、肺心病改变,中医诊断肺胀(肺肾气虚,痰瘀互结型)。西医诊断:①慢性支气管炎急性发作期;②阻塞性肺气肿;③慢性肺源性心脏病。入院后常规给予吸氧,抗感染,解痉平喘,扩血管,对症等治疗措施,并拟补肺汤加减:党参20g,黄芪30g,五味子10g,桑白皮10g,黄芩15g,丹参15g,桔梗10g,川贝10g,生甘草5g,紫菀10g。水煎服,服用7剂,咳、喘减轻,续服原方7剂,咳、喘消失,血常规正常,后随症加减,续服14剂,痊愈出院。出院后随访1年,未再复发,生活自理。

验方来源 欧江琴,刘良丽,刘华蓉.补肺汤加减治疗慢性肺源性心脏病20例.河南中医,2006,26(2):69~70

临证阐释 慢性肺源性心脏病属中医"肺胀"、"喘证"范畴,气虚血瘀兼夹痰浊是本病病理基础,气虚血瘀贯穿整个病理过程,病变病位涉及肺脾肾心,虚实夹杂,虚瘀相合是本病缠绵难愈的重要环节,故治宜益肺补肾活血祛痰为则,在扶正同时予祛邪,标本兼治。补肺汤出自《永类钤方》,为元代李仲南所著,方中黄芪甘温,益气补卫固表,正如《本草备要》云:"温分肉,实腠理……益元气,温三焦,壮脾胃"。方中原用人参,因其价昂,故易党参,益气健脾,培土生金,并"治肺虚,益肺气";熟地黄、五味子滋阴益肾,酸涩敛气。四药配伍,以补气补血敛肺气,针对其肺肾气虚的特点,紫菀、桑白皮止咳化痰平喘以清肺,丹参活血化瘀,此方补中有泻,泻中有补,全方共奏补肺健脾益肾之功以固其本,即补肺而充卫气,健脾而燥湿痰,益肾而养根本,活血而祛瘀。

2. 加减血府逐瘀汤

药物组成 桃仁、赤芍、桔梗、枳壳各12g,红花6g,当归9g,生地、

龙利叶、岗梅根各15g,牛膝10g,柴胡3g。

加减运用 随症酌情加减。

用药方法 每日1剂,水煎,分2次温服。半月为1个疗程。

适用病证 慢性肺源性心脏病。症见咳嗽、咯痰、气喘,活动后更甚,胸闷、心悸,或有烦躁,面色晦暗,唇甲、肢端紫绀,肢体颜面浮肿,小便少,舌暗红,舌底静脉迂曲紫暗,苔黄腻,脉滑数。中医辨证属痰瘀阻肺,肺肾两虚者。

病案举例 张某,男,72岁。因反复咳嗽、咯痰6年,伴气促4年,加重复发半月,于1998年8月14日入院。患者有肺心病病史4年,入院症见:咳喘、气促不能平卧,胸闷如窒,心悸,咯黄色黏液痰,口干,身热,脘痞纳呆,大便调,小便少。检查:T37.5℃,BP 18~10kPa。唇面、肢端中度紫绀,呼吸困难,三凹征,半卧位,消瘦,颈静脉怒张。肺气肿体征,双肺闻散在哮鸣音,双中、下肺中量细湿啰音。心率130次/分钟,律齐,未闻杂音。肝肋下2cm,质中光整轻触痛。双下肢中度浮肿,舌暗红,舌底静脉迂曲紫暗,苔黄腻,脉滑细数。胸片:肺心病改变,肺部感染征。心电图示:窦性心动过速、肺性P波、电轴右偏。血常规检查,WBC:$13.3×10^9$/L,N:0.805,L:0.195,RBC:$6.61×10^{12}$/L。入院中医诊断:肺胀(痰瘀阻肺、肺肾两虚)。西医诊断:①慢支急性发作期;②阻塞性肺气肿;③慢性肺源性心脏病,心功能不全Ⅳ级。治疗以加味血府逐瘀汤加桑白皮、川贝、瓜蒌皮以活血祛瘀、理气化痰、宣肺清热。经11天治疗,症状明显改善,咯痰、浮肿消失,肝肋下未触及,双肺啰音消失。复查胸片示炎症明显吸收,血象正常,一般生命体征正常,准予出院。

验方来源 李洁霞,丁木.加减血府逐瘀汤治疗慢性肺源性心病的临床观察.湖北中医杂志,1999,21(3):113~114

临证阐释 肺心病属于中医肺胀范畴,肺胀的病理基础是心脉瘀阻,痰浊阻肺。肺胀病人因长期慢性肺系疾病,病久势深,痰浊蕴肺,肺气郁滞,多可导致气滞血瘀。笔者临床选用血府逐瘀汤为基础方,并加用中草药龙利叶、岗梅根,本方活血化瘀而不伤血,疏肝解郁而不耗气,理气化痰而不伤正,故适用于慢性肺心病之体虚标实之人。现代研究表明,血府逐瘀汤中的活血化瘀药具有扩张血管、减少血管阻力,增加血流量作用,可改善微循环和血液动力,减轻炎症反应,减少渗出,促进炎症吸收,使病灶局限化,有利于炎症的恢复。

3. 木防己汤加味

药物组成 木防己12g,桂枝30～60g,生石膏30～50g,人参5g。

加减运用 气血瘀滞者加红花、陈皮各10g,丹参30g,平地木20g;水肿者加茯苓20g,车前子、甜葶苈子各15g;咳嗽加浙贝母、姜半夏各10g;合并脑梗塞者,加灯盏花30g,水蛭10g;心动过缓者,加细辛10g;大便秘结,加芒硝10g;心衰轻者用党参代人参;心衰重用新开河参,或别直参。水煎服,每日1剂。心衰较重紫绀明显者给予持续低流量吸氧,保持呼吸道通畅。

用药方法 每日1剂,水煎,分2次温服。

适用病证 慢性肺源性心脏病合并心衰。症见呼吸困难,咳逆倚息,胸闷心悸,面色黧黑,口唇紫暗,喉间痰鸣,尿少浮肿,舌质紫黯,舌下脉络迂曲且呈紫黑,舌苔白腻,脉沉细。中医辨证属肺肾气虚,水气凌心者。

病案举例 黄某,女,56岁,农民。8岁时患麻疹。此后咳嗽,气急时轻时重,未经治疗症状亦从未完全消失。1969年诊断为慢性支气管炎,肺气肿。1991年4月12日,因肺气肿、肺心病合并心衰Ⅲ级在某医院住院,用西药治疗。8天后,并发左侧肢体偏瘫。强心药、利尿药、抗生素等药未能缓解症状。刻见:半卧位,张口抬肩,呼吸困难,咳逆倚息,胸闷心悸,面色黧黑,口唇紫暗,喉间痰鸣,形体消瘦,腹胀如鼓,下肢浮肿,按之如泥,左侧肢体活动不利,舌质紫黯,舌下瘀点多且呈紫黑,舌苔白腻,脉沉细促。查体:T 36.6℃,P 96次/分钟,R 32次/分钟,BP 11.4/6.5kPa。桶状胸,两肺满布哮鸣音和湿啰音,在三尖瓣听诊区可闻及Ⅲ级吹风样杂音,颈静脉怒张,肝颈静脉返流征阳性,左上下肢肌力1级。白细胞$13.8×10^9$/L,中性0.82,淋巴0.18。心电图示,频发室性早搏。X线胸片示,符合肺气肿、肺心病征象。此乃心阳不振,肺肾气虚,水气凌心,心血瘀阻,痰瘀互结,瘀阻脑络。治以温通心阳,大补元气,活血通络,泻肺平喘,投木防己汤加味:木防己12g,丹参、桂枝、生石膏各30g,红花、陈皮、水蛭各10g,平地木、茯苓各20g,新开河参6g,车前子、甜葶苈各5g。2剂,水煎服,日服1剂。1剂服后,当晚尿量约 5000ml。2 剂服完,腹水及下肢浮肿基本消退。继则前方人参改用党参 30g,加浙贝母、姜半夏各 10g。再服 5 剂,咳逆诸症进一步减轻,惟偏瘫恢复缓慢。以后用木防己汤加减与补阳还五汤加味交替使用,2 个月后,临床症状全部消失。

验方来源 楼献奎. 木防己汤加味治疗肺心病心衰 38 例. 安徽中医学院学报,1994,13(4):17

临证阐释 肺源性心脏病合并心衰,属祖国医药饮证、痰证、心悸、喘证、水肿范畴。临床表现为本虚标实之证。以心阳虚、肺气虚、肾气虚为本,血瘀、痰阻、水泛为标。其治疗总则为扶正祛邪。在辨治过程中不忘"当以温药和之"之古训,活血化瘀法贯穿始终,扶正固本法灵活变通,通里攻下法权衡应用。故本方以攻补兼施为原则,以温通心阳,温肺化饮,行水化瘀为法。药用木防己通泄疏导,下三焦网膜之水;重用桂枝温通心阳,通阳化气,强心利尿;防己、桂枝一苦一辛,行水饮而散结气;石膏辛凉以清郁热,其性沉降,可以镇饮邪之上逆,石膏还可制桂枝之热。人参补气强心,病情危重当用别直参或野山参大补元气;红花、丹参活血化瘀;平地木止血,利尿消肿又可止咳;车前子健脾利水消肿;陈皮可行气滞;重用细辛,提高心率;灯盏花、水蛭活血化瘀。本方对治疗肺心病合并心衰疗效显著,但在治疗时必须分清标本缓急、表里阴阳。若见气阴两虚,舌质红绛,少苔或无苔者,不可投此方。应先用其他方药,改善症状,一旦阴津回复,适时投以本方,当可获得较佳疗效。

4. 通腑祛瘀汤

药物组成 生大黄 9~18g,苏子 9~12g,白芥子 9~12g,莱菔子 9~15g,炙麻黄 6~9g,杏仁 9g,桃仁 9g,清半夏 9g,茯苓 9~12g,橘红 9g,葶苈子 12~30g,五加皮 9g,丹参 3g,甘草 3g。

加减运用 气虚明显者加党参、白术;肾阳虚者加附子;风寒表证麻黄生用,另加苏叶;风热表证加连翘、薄荷;寒饮较重加细辛、干姜、五味子;痰多而黏加全瓜蒌、川贝母;肺有郁热加知母、黄芩;消化道出血者减丹参、桃仁,大黄炒炭,另加三七、花蕊石。

用药方法 每日 1 剂,水煎,分 2 次服;病情较重者每日 1 剂半,分 3 次服,10 天为 1 个疗程。

适用病证 慢性肺源性心脏病急性发作。症见咳嗽气促,咯痰不爽,胸部胀满,烦躁心慌,脘腹痞闷,肢体浮肿,唇甲青紫,发热,便干或黏腻不爽,舌质红,舌苔白腻或黄腻。中医辨证属脾肾不足,痰瘀互阻者。

病案举例 张某,男,68岁,1992年11月入院。有"慢性支气管炎"病史30余年,曾多次以"肺心病"住院治疗,常服白霉素、氨茶碱等药。刻诊患者发冷、发热2日,咳嗽气短,咳吐大量白色泡沫痰,不能平卧,心悸,烦躁不安,胸腹胀满,纳呆,尿少,大便4日未行。体诊:T:39℃,P:120次/分钟,R:30次/分钟,BP:18.0/10.0kPa。神志清楚,面色晦暗,球结膜充血,唇甲紫绀,舌质青紫,舌边尖红,舌苔白腻。颈静脉怒张,桶状胸,叩诊两肺底呈浊音,听诊两肺满布干性啰音,两肺底有小水泡音。剑突下可见收缩期搏动,心率120次/分钟,律齐,无杂音,P_2亢进。肝脏在右锁骨中线肋下5cm,质中等硬度,表面光滑,有压痛,肝颈静脉征阳性,双下肢凹陷性浮肿二级。化验Hb:160g/L,WBC:5.0×10^9/L,N:0.78,L:0.22。胸部X光片提示:慢支,肺气肿并肺心病。ECG示:肺型P波,额面平均电轴+130°,右室肥厚,心肌呈弥漫性缺血性改变。诊断:慢性支气管炎,肺气肿,慢性肺源性心脏病急性发作期,肺功能三级,心功能三级。辨证:患者咳喘日久,脾肺气虚,痰饮内宿,寒邪入侵,引动内饮,闭塞气道,致肺气胀满,不能敛降,证属本虚标实,当先治标。法宜通腑降浊祛瘀。方以自拟通腑祛瘀汤加味。处方:生大黄9g,苏子9g,白芥子9g,莱菔子12g,生麻黄6g,杏仁9g,清半夏9g,茯苓12g,葶苈子(包煎)30g,丹参30g,桃仁9g,五加皮12g,干姜6g,细辛3g,甘草3g。服3剂后,咳嗽之症显减,尿量增加,体温正常。1周后水肿渐退,肝脏始缩,面部紫绀减轻。住院22日,两肺呼吸音正常,肝脏无肿大,下肢无水肿,爪甲红润,食欲倍增,行走如常人。化验Hb:120g/L,WBC:8.6×10^9/L,N:0.64,L:0.36。心功能恢复至二级。后以上方减五加皮、干姜、细辛,加黄芪15g,白术12g,防风6g,共研细末常服。

验方来源 张福婕,刘延忠.自拟通腑祛瘀汤治疗肺心病急性发作112例体会.甘肃中医,2004,17(7):19~20

临证阐释 本病以肺脾肾阳气虚衰为本,以饮停痰阻,气滞血瘀为

标,形成本虚标实的病理。对本病的治疗,明·陈文治在《诸证提纲》中指出:"未发之时,当扶正气,已发之际,宜专攻邪。"通腑祛瘀汤治疗肺心病急性发作期标实为急之证,通腑降浊祛瘀,追根求本溯源,使邪祛正安。盖大肠者燥热之腑,与肺互为表里,上下相应,腑气不通,火气上迫肺气逆郁不降而咳喘,方用大黄、莱菔子通腑导滞,釜底抽薪,使肺气得降。降浊之法包括化痰、逐水两方面。肺通调水道,为水之上源;脾主运化,为中流砥柱。若肺气虚衰,脾失健运,肾失蒸化,津液不归正化则为痰水,痰从寒化而为饮,饮溢肌肤而为水,水气泛滥,上凌心肺,则喘逆上气,心悸气短。故方中用苏子、白芥子、半夏、橘红健脾化痰;炙麻黄、杏仁宣肺利水;葶苈子泻肺逐饮;茯苓健脾利水;心肺同居上焦,一主血,一主气,肺朝百脉,气为血帅,若肺气虚衰,推动无力,则血行不利,或血为热瘀脉络阻滞,结为瘀血,每有唇甲青紫、舌质紫暗等症,故方中用丹参、桃仁以活血化瘀;五加皮祛风除湿,补益肝肾,利尿止痛,现代药理研究其抗炎、强心作用甚佳,尚有祛瘀、镇咳、增强机体抗病能力之功。本病的后期调治常加扶正气之参、芪之类,以标本同治,提高机体抗病能力,防止复发。

5. 清热化痰汤

药物组成 黄芩15g,黄连12g,半夏12g,炙麻黄12g,桑白皮15g,川贝母12g,瓜蒌20g,葶苈子12g,栀子12g,杏仁15g,地龙20g,甘草6g。

加减运用 双黄连粉针3～6g加入5%～10%葡萄糖500ml中静脉滴注。

用药方法 水煎服,每日1剂,分2次温服。

适用病证 慢性肺源性心脏病合并肺部感染。症见胸闷气喘,不能平卧,心悸,咳嗽,咯黄黏痰,发热,心烦,浮肿尿赤,大便干,舌质红,苔黄腻,脉滑数。中医辨证属痰热壅肺者。

病案举例 赵某,男,53岁,干部,1996年3月10日入院。间断性咳嗽、咯痰10余年,近日加重,诊见咳嗽,咯黄黏痰,胸闷,气喘,不能平卧,心慌乏力,发热心烦,浮肿尿赤,大便干,舌质红,苔黄腻,脉弦滑数等症。体检:体温38.7℃,脉搏108次/分钟,呼吸28次/分钟,端坐呼吸,口唇紫绀,颈静脉怒张,桶状胸,两肺满布哮鸣音,肺底可闻及湿性啰音。心界向右扩大,心率108次/分钟,律齐,各瓣膜听诊区未闻及杂音。腹软,肝右肋下2cm,质中等,无压痛,肝颈静脉回流征阳性,双下肢轻度浮肿。化验:血白细胞总数$16.3×10^9$/L,分类:中性0.63,淋巴0.27。胸片:慢性支气管炎,肺气肿并肺部感染。符合肺心病改变。中医诊断:喘证(痰热型)。西医诊断:①慢性支气管炎;②肺气肿并肺部感染;③肺源性心脏病,心功能Ⅲ级。治以清热化痰,止咳平喘。处方:①双黄连粉针6g加入10%葡萄糖液体中静滴,每天1次。②中药:黄芩15g,炙麻黄12g,桑白皮15g,瓜蒌30g,葶苈子12g,杏仁12g,半夏12g,川贝母12g,地龙20g,甘草6g。水煎服,每日1剂。治疗15天,患者发热消退,咳嗽减轻,咯痰减少,气喘消失,已能平卧。后用健脾益气、化痰止咳之剂,静滴参麦注射液40ml/天,以改善心功能,经住院治疗41天,患者诸症消失,临床治愈出院。

验方来源 王富英.分型辨治肺源性心脏病38例.河南中医,2007,27(11):45~46

临证阐释 肺心病痰热型,由于其常合并肺部感染,故治当以清热化痰为主,方中黄芩、黄连、瓜蒌、桑白皮清热化痰,炙麻黄、葶苈子、地龙、苏子宣降肺气以平喘,杏仁、川贝母、半夏止咳化痰,诸药相合,共奏清热化痰,止咳平喘之效。

6. 陈氏咳喘方

药物组成 炙麻黄8g,杏仁10g,冬瓜仁15g,甘草6g,前胡10g,百部10g,贝母12g,瓜蒌15g,金银花12g,公英12g,炙杷叶10g。

加减运用 感染重加连翘、黄芩、大青叶、鱼腥草等,其他随症酌情加减。

用药方法 每日1剂,水煎服。

适用病证 慢性肺源性心脏病急性发作期。症见喘憋,甚则不能平卧,咳嗽,咳黄白黏痰,心悸,或见肢肿,发热或不发热,乏力,舌质红,苔白,脉数。中医辨证属痰热犯肺者。

病案举例 梅某,男,65岁,1998年7月25日初诊。主诉喘憋,咳嗽4年,加重3个月。既往有慢性喘息性支气管炎病史30余年,每年冬季发病,近4年已不分季节,每于感冒受凉,上述症状复作。3个月前因感冒出现喘憋、咳嗽加重,曾口服多种抗生素,效果欠佳。刻下见

患者喘憋,咳嗽,咯大量黄白黏痰,不易咳出,不能平卧,发热,体温38.3℃,不恶寒,流清涕,舌质红,苔薄白,脉滑数。查体心界向下扩大,心率98次/分钟,律齐,$P_2>A_2$,各瓣膜听诊区未闻及杂音,双肺散在哮鸣音,右肺底少量湿啰音,腹软,肝脾未及,双下肢不肿。中医诊断:喘证,辨证属痰热犯肺。西医诊断:慢性喘息性支气管炎并感染,肺气肿,肺心病。处方:陈氏咳喘方加减。炙麻黄8g,杏仁10g,冬瓜仁15g,前胡10g,苏子10g,莱菔子10g,五味子10g,白果9g,冬花10g,炙杷叶10g,金银花12g,鱼腥草30g,连翘10g,大青叶15g,黄芩10g,豆豉10g,薄荷(后下)9g,甘草6g。7剂,水煎服,每日1剂。

二诊:8月2日,患者发热已退,已无咽痛,喘憋有所好转,仍有大量黄黏痰,已基本能平卧,大便常干,舌质红,苔薄白,脉滑。上方去豆豉、薄荷,加胆星6g,柏子仁12g。再进7剂,水煎服,每日1剂。

三诊:8月9日,患者服药后症状明显好转,咳痰较前减少,但较难吐,寐差,便秘,舌红,苔薄白,脉滑。上方加炙百部10g,紫菀10g,远志10g。7剂,水煎服,每日1剂。

四诊:8月16日,患者运动后喘憋,气短,咳少量白黏痰,已能平卧,二便调,舌质红,苔薄黄,脉滑细。处方:太子参30g,麦冬15g,五味子9g,杏仁10g,冬瓜仁15g,前胡10g,苏子10g,莱菔子10g,白果9g,炙杷叶10g,鱼腥草30g,黄芩10g,山萸肉12g,郁金10g。水煎服,每日1剂。此方服7剂后,在此基础上加减进退,间断服用,至今未再出现咳喘大发作。

验方来源 高荣林,姜在旸.中国中医研究院广安门医院专辑医案精选.北京:金盾出版社,2005,106

临证阐释 《丹溪心法》云:"凡久咳之证,未发以扶正为主,已发以祛邪为主。"肺心病急性发作期以呼吸道感染为主,证属痰热犯肺,治疗当以控制感染为关键,常用陈氏咳喘方加减。方中炙麻黄、杏仁、前胡、甘草宣肺平喘,百部、炙杷叶、贝母、瓜蒌、冬瓜仁清肺化痰止咳,金银花、公英清热解毒抗感染,诸药相合,共奏清热化痰、平喘止咳之效。

7. 加减四君子汤

药物组成 党参15g,茯苓10g,炒白术10g,黄精10g,黄芪15g,冬虫夏草粉(冲服)3g,五味子6g,川贝10g,川芎10,地龙10g。

加减运用 随症酌情加减。

用药方法 每日1剂,水煎,分2次服。

适用病证 慢性肺源性心脏病。症见咳嗽,咯白痰,喘息,动则尤甚,乏力,腹胀,纳呆,小便量少,面色、口唇、爪甲紫绀,舌质黯,苔白,脉沉涩。中医辨属肺肾气虚,痰瘀互阻者。

病案举例 王某,76岁,2004年11月6日初诊(立冬)。患者咳嗽、咯痰伴喘息20余年,加重3个月。刻下症见:咳嗽,咯白痰,喘息,动则尤甚,乏力,腹胀,纳呆,小便量少,大便正常,面色、口唇、爪甲紫绀,舌质黯,苔白腻,脉沉涩。双肺呼吸音粗,心率90次/分钟,律齐,肺动脉瓣区第二心音亢进,肝大,肋下2cm触痛,双下肢水肿。胸片示慢支、肺气肿改变。心电图示窦性心律,肺型P波,电轴右偏。中医诊断为肺胀,辨证属肺肾两虚,痰瘀互阻。西医诊断为慢性肺源性心脏病。治以益气固本,活血利水。投以四君子汤加减。党参15g,黄精10g,黄芪15g,茯苓10g,炒白术10g,川贝10g,五味子6g,川芎10g,地龙10g,炒葶苈子10g,全瓜蒌15g,泽兰15g,泽泻10g,冬虫夏草粉(冲服)3g。上方14剂,每日1剂,水煎分2次服。

复诊 14剂后,小便增多,双下肢明显减轻,余症变化不著。此乃水湿减退,加强宣肺祛痰之力,上方去泽泻加桑白皮、杏仁,继服10剂,咳喘减轻,水肿消失。后改金水宝胶囊口服,巩固疗效。

验方来源 韩学杰,李成卫.沈绍功验案精选.北京:学苑出版社,2006,114

临证阐释 肺胀多因久病咳喘而引起,可反复发作进行性加重,属"本虚标实"。发作期以痰浊、瘀血交阻之标实为重,缓解期以肺、脾、肾气虚为主,但正虚邪实可互为因果,缠绵难治,临证应详辨。加味四君子汤以党参、黄精、黄芪、炒白术、茯苓益气固本,脾肾同治;冬虫夏草粉、五味子补肾益肺,敛气平喘;佐以川贝、川芎、地龙行气活血,化痰祛瘀。诸药共奏益气固本,化痰祛瘀之效。

(郭明冬)

第二章 循环系统疾病

第一节 老年高血压病

老年高血压病在我国为年龄 60 岁以上的高血压病患者,该病是以体循环动脉压升高为主要表现的全身性疾病。临床以头痛、头晕、心悸、失眠、乏力为主要症状。晚期病人常因心、脑、肾等脏器出现不同程度的损害,可表现出不同的临床症状。高血压作为临床表现之一,可以寻找到原发疾病者称为继发性高血压,而经系统检查无原发疾病者称为原发性高血压,即高血压病。高血压病是老年人最常见的心血管病之一,是脑卒中和冠心病的主要危险因素,它的并发症是老年人致残、致死的主要原因,其患病率随着年龄的增高而增加。本病病因尚未明确,目前认为是一种多因素疾病,与遗传、年龄、职业、饮食、吸烟等因素有关。

辨证论治

老年高血压病属中医"眩晕"、"头痛"等病范畴,其主要病机为脏腑功能失调或虚损,风、火、痰、瘀上犯清窍。临床辨证论治常分为肝阳上亢,肝肾阴虚,痰浊中阻,阴阳两虚证 4 个证型。

1. 肝阳上亢证

症见眩晕,头痛,头胀,耳鸣,易怒,口干,口渴,心烦,不寐,面红,目赤,便秘,尿赤,舌质红,苔黄,脉弦数有力。治以平肝潜阳。常用天麻钩藤饮(《杂病证治新义》)。由天麻,钩藤,石决明,黄芩,山栀,杜仲,桑寄生,夜交藤,茯神,益母草,牛膝组成。

2. 肝肾阴虚证

症见眩晕,头痛,耳鸣,眼花,手足心热,腰膝酸软,肢体麻木,舌红,少苔,脉弦细稍数尺弱。治以滋养肝肾,育阴熄风。常用镇肝熄风汤(《医学衷中参西录》)。由白芍,天冬,玄参,龟板,代赭石,川楝子,茵陈,龙骨,牡蛎,麦芽,牛膝,甘草组成。

3. 痰浊中阻证

症见眩晕,头痛,头重如裹,头胀,倦怠,心烦欲呕,或胸闷时吐痰涎,少食多寐,舌胖质淡,苔白腻,脉弦滑而数。治以燥湿祛痰,健脾和胃。常用半夏白术天麻汤(《医学心悟》)。由半夏,白术,天麻,陈皮,茯苓,甘草,生姜,大枣,蔓荆子组成。

4. 阴阳两虚证

症见眩晕,头痛,面色苍白,心悸,气促,肢体浮肿,夜尿多,畏寒肢冷,腰膝酸软,胸闷呕吐,失眠多梦,舌质淡,苔薄白或无苔,脉弦细。治以滋阴温阳。常用金匮肾气丸(《金匮要略》)。由肉桂,附子(制),熟地黄,山药,牡丹皮,山茱萸,茯苓,泽泻组成。

验方妙用

1. 血府逐瘀汤

药物组成 当归12g,丹皮、桃仁各15g,红花10g,枳壳9g,赤芍10g,桔梗3g,川牛膝、川芎各10g,丹参、莪术各15g,水蛭9g。

加减运用 阴虚阳亢津亏加山萸肉、枸杞子、生地;气阴不足加黄芪、孩儿参、女贞子;痰湿内阻加半夏、胆南星、菖蒲。

用药方法 每日1剂,10天为1疗程。

适用病证 本方适用于瘀血痹阻证,其症为头晕目眩,颈项板滞,手指麻木,胸闷有压榨感,口唇紫暗,夜间口干漱口,舌苔紫黯,脉迟或涩。

病案举例 张某,女,65岁,头晕目眩反复发作3年,平日血压经常在165/120mmHg,曾用多种西药降压,血压不稳定,控制不理想。1年来,胸闷且痛伴心慌。诊见:形体肥胖,口唇紫暗,舌系静脉曲张,下肢浮肿,血压165/120mmHg,心电图提示ST段改变,T波倒置,血液

流变学全血黏度低切 13.25mPa·s,全血黏度高切 8.0mPa·s,红细胞压积 0.56,血小板聚集率 0.90,纤维蛋白原 5.49g/L。舌苔白腻,舌质紫黯,脉弦。证属痰湿内阻,脉络瘀阻,血行不畅。按瘀血与痰湿内阻并见,拟活血化瘀佐以化痰祛湿。药用:当归 10g,桃仁 12g,红花、枳壳各 10g,桔梗 6g,川芎 12g,赤芍 10g,莪术、丹参各 15g,川牛膝 10g,水蛭 9g,制半夏 12g,石菖蒲 15g,川朴 12g,茯苓、泽泻各 30g,天麻 15g。7 剂后,眩晕减轻,胸痛解除,自觉身体轻松,血压降至 150/90mmHg。连服 20 天,眩晕缓解,胸闷消失,下肢浮肿消退,舌系静脉未见曲张。心电图恢复正常,全血黏度低切 9.62mPa·s,全血黏度高切 5.04mPa·s,红细胞压积 0.45,血小板聚集率 0.78,纤维蛋白原 3.19g/L。随访半年中血压稳定在 135/90mmHg。

验方来源 蔡家璧.活血化瘀治疗老年高血压病 96 例.辽宁中医杂志,2001,28(11):673~674

临证阐释 通过临床观察发现,高血压病常与老年人的生理与心理变化有关。中医针对客观上老年高血压病的特点,注重辨病与辨证相结合,治疗因人而宜,而不局限于平肝潜阳。中医认为,老年人相对安逸体力活动减少,久坐久卧脏腑功能减退,故脾胃运化无力,水湿内生。脏气变动为之风,聚液化浊为之痰,风痰上扰阻络,络脉拘挛,气血痹阻成瘀;老年人肾阴渐亏,精血亏损,无以滋养血脉,血脉不利,则血行不畅;老年人多元气不足,脏腑功能活动低下。气有一息之不利,则血有一息之不运,元气衰少,不足以温煦推动血行流畅,气虚行血乏力,血行缓慢而成瘀;老年人病损日久,五脏之伤穷及肾,阴损及阳,以致肾阳虚衰,阳虚生寒,寒凝血瘀。据此认为,血瘀是贯穿老年高血压病程的始终。瘀血证型既可以独立表现,又可以同时存在痰湿与血瘀同见;阴虚阳亢与血瘀相兼,气虚与血瘀并存。因此,在治疗过程中着眼于活血化瘀是必然的。临床辨证常用活血化瘀法与滋阴、温阳、补气、化湿诸法合用。所谓添一证加一法,变一证易一法,随症灵活加减。现代医学认为,活血化瘀能改善微循环及血液流变学指标,防治脑血栓形成,解除脑血管痉挛,改善心肌缺血和心肌代谢。

2. 天麻钩藤饮

药物组成 天麻 12g,钩藤 20g,泽泻 10g,黄柏 10g,石决明 20g,

菊花15g,白芍20g。

加减运用 以阴虚症状为主者加养阴药玄参、枸杞、白芍,以阳亢症状为主者加石类镇肝药(珍珠母、磁石、龙骨、牡蛎、石决明、龙齿、朱砂)。

用药方法 水煎服,每日1剂。

适用病证 本方适用于肝阳上亢证,其症见眩晕,耳鸣,视物昏花,心烦,易怒,五心烦热,腰膝酸软,舌红少津,脉弦细或细数。

病案举例 张某,男,60岁。患者平素头晕目眩,头痛甚时眼前发黑,头重脚轻,走路不稳。2000年9月6日病情加重,前来就诊。症见:头晕目眩,头痛,口苦咽干,烦躁易怒,失眠多梦,两腿酸困,头重脚轻,走路不稳,舌红、苔黄少津,脉弦细数。查:血压180/100mmHg,左心室扩大,肺(一)、眼底未见异常,尿(一)。诊断:眩晕(阴虚阳亢型)。治则:滋阴潜阳,清热泻火,平肝熄风。方用天麻钩藤饮加减:天麻15g,钩藤15g,玄参15g,牛膝20g,地龙12g,石决明20g,菊花15g,丹皮10g,生地25g,白芍15g,黄柏10g,炒枣仁20g,生甘草10g。9月17日二诊:服上方10剂,头晕目眩减轻,睡眠好转,时有头痛,余症同前。上方加琥珀3g(冲服),丹参15g,继服10剂。10月1日三诊:服上方20剂,头晕目眩消失,两腿已觉有力,睡眠良好,测血压140/90mmHg,已基本痊愈,嘱其继服丹参片、杞菊地黄丸1个月以巩固疗效。

验方来源 李文圃. 老年高血压病的治疗体会. 江西中医药,2003,34(8):31~32

临证阐释 老年人高血压病属中医"头痛"、"头晕"、"肝风"等范畴。其成因多为情志失调,饮食偏嗜,久病体虚,劳欲过度致肝、脾、肾功能失调,风阳、痰火上扰清空或阴精气血不足,脑失所养造成。其本质为本虚标实。在肝其本多为血虚,标多为肝火、肝风;在脾其本多为气(或阳)虚,标多为痰湿;在肾其本多为阴虚,标多为阳亢。阴虚阳亢型高血压,舒张压常在110mmHg以上,检查可见左心室扩大,肾脏轻度病变,眼底小动脉硬化等器质性病变。

3. 平肝益肾化瘀方

药物组成 黄芪30g,地龙15g,地鳖虫10g,山楂30g,杜仲15g,肉苁蓉15g,夏枯草15g,决明子30g,牛膝10g。

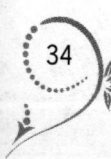

加减运用 阳气不足,畏寒肢冷者加仙灵脾、首乌;少寐多梦心悸不宁者加熟枣仁、珍珠母;小便频数者加益智仁;头重胸闷痛者加菖蒲、瓜蒌;肢麻甚者加苤草、葛根;面足浮肿小便不利者加车前子、葶苈子。

用药方法 每日1剂,水煎服,早、晚各1次,连服6~8周。服药期间停服其他中西药物,每日测血压1~2次。

适用病证 本方适用于肝肾阴虚,痰瘀互结证,其症头晕,头痛,胸闷,时心悸,腰酸,遇劳则甚,肢麻乏力,夜寐欠安,大便略干。舌质暗红、边夹瘀点、苔白,脉沉弦略涩。

病案举例 赵某,男,65岁。1995年4月12日就诊。患高血压病11年,症见头晕,头痛,胸闷,时心悸,腰酸,遇劳则甚,肢麻乏力,夜寐欠安,大便2~3日一行,略干。舌质暗红、边夹瘀点、苔白,脉沉弦略涩。血压190/115mmHg。心电图提示:左心室肥大,心律失常,心肌缺血。血脂检查:胆固醇6.9mmol/L,甘油三酯4.8mmol/L。平素间断服用心痛定、复方罗布麻片等降压药物。嘱患者停用其他降压药物,给予上方加炒枣仁12g,葛根30g,菖蒲15g,每日1剂。服9剂后,自觉症状明显减轻,血压降至170/90mmHg,继续服药5周后,诸症依次消失,血压、血脂均降至正常范围,心电图有改善,心律整齐。随访3月余,血压稳定。

验方来源 浦雪梅.平肝益肾化瘀方治疗老年高血压病56例.湖南中医杂志,1999,15(1):27~28

临证阐释 老年高血压病属于中医学"眩晕"、"头痛"范畴。随着年龄增长,脏腑阴阳气血日衰,肾为诸脏之本,肾之精气是决定人体生长壮老的主要因素。长期起居劳倦,肾精耗竭,肾水不足以涵养肝木,肝失条达,脾失健运,心失所养,肺失肃降,则气滞血瘀,痰瘀互结,使脉道经络不畅,致阴阳失衡,气机失常而发本病。病及血脉,瘀滞不行,便夹杂血瘀证候。故老年高血压病多为脏虚夹瘀之本虚标实证。方中黄芪能通调血脉,流行经络;黄精、肉苁蓉、杜仲补肾益精;山楂、地龙、地鳖虫、牛膝活血散瘀;决明子、夏枯草清肝降压。诸药合用,取其补肾益精,平肝化瘀之功效。

4. 速效止眩汤

药物组成 钩藤45~60g(后下),夏枯草15g,白芍10g,枸杞10g,

牛膝10g,龙骨20g(先煎),牡蛎20g(先煎),菊花10g,甘草5g。

加减运用 头痛者加全蝎、白花蛇;舌苔黄腻有湿热者,加黄柏、竹茹;下肢浮肿者加泽泻、防己;肢体麻木加蒺藜、地龙;腰膝酸软者加杜仲、续断;失眠者加柏子仁、枣仁。

用药方法 每日1剂,450ml水煎2次,药液合并,每日2次,上、下午各服1次,7天为1个疗程。

适用病证 本方适用于阴虚阳亢证,其症眩晕,面部潮红,两目视物模糊不清,舌质偏红无苔,脉弦。

病案举例 患者,72岁,眩晕15年。曾到附近医院诊治,测血压210/110mmHg。用过复方降压片、罗布麻等降压药,服药1~2个月,未见好转,改请中医,辨证阴虚阳亢,用羚角钩藤汤治疗,连用2个月,血压稍降,眩晕不减。2004年5月6日晚,突发头痛,眩晕加剧,面部潮红,两目视物模糊不清,舌质偏红无苔,脉弦。测血压200/105mmHg。证属肝肾不足,风阳上亢之急证。宜平肝熄风急治其标,用速效止眩汤治疗,处方:钩藤50g(后下),夏枯草15g,白芍10g,枸杞10g,牛膝10g,龙骨20g(先煎),牡蛎20g(先煎),菊花10g,甘草5g。服药5剂,血压下降至165/95mmHg,眩晕症状明显缓解,原方加首乌10g,石决明15g。继续服药5剂,血压下降至正常,眩晕消失。原方减半再服5剂巩固疗效,续以杞菊地黄丸善后,随访1年未见复发。

验方来源 高明丰.速效止眩汤治疗老年高血压眩晕79例疗效观察.国际医药卫生导报,2006,12(8):99~100

临证阐释 《素问·至真要大论》曰:"诸风掉眩,皆属于肝",扼要指出眩晕由风引起,病变在肝。《素问·阴阳应象大论》又说:"年四十而阴气自半也"。阴气,即肾阴。肾水亏虚,肝阳易亢而生风;阴阳失调、气血逆乱是导致本病的内在因素。本病风阳上升冲激是标,阴虚是本,但肾阴是有形物质,不能骤生,风阳上冲猛烈之势难以敛降,治疗颇为棘手。因此,治当滋肾平肝、熄风潜阳,速效止眩汤中关键一味是钩藤,后下且用量独重(45~60g),寓意深长,后下则气薄而升浮,量重则味厚而沉降,药显二性,有升则降,先引全方药力到达顶巅,然后以沉降之势统领全方诸药共奏滋阴清火、平肝熄风之效,引导血压下降,故能达到快速降压止眩的目的。配合白芍、菊花平肝;配夏枯草清肝火、平肝阳之力更强;玄参滋阴,祛肾上浮游火;龙骨、牡蛎重镇潜阳;牛膝下行降压;甘草配白芍,酸甘化阴。

5. 益气活血方

药物组成 黄芪18g,党参15g,白术、当归各10g,陈皮、升麻、柴胡各9g,熟地黄、丹参各30g,炙甘草6g。

加减运用 若头晕目眩、神疲乏力、心悸较重,重用黄芪、党参,加龙骨、牡蛎以益气潜阳;若面红心烦、耳鸣、头胀痛,加黄芩、栀子、石决明、天麻、钩藤以清肝潜阳;若头重、胸闷呕恶,加法半夏、竹茹、白术、石菖蒲以化湿和中降逆;若手足麻木、有瘀点或瘀斑,加桃仁、红花、地龙、三七粉(吞服)以化瘀通络。

用药方法 水煎服,每日1剂。

适用病证 本方适用于气虚血瘀证,其症头晕目眩,或有头痛,神疲乏力,面色少华,动则气短,心悸,失眠,大便秘结,舌质黯淡,脉多滑涩或细涩。

病案举例 李某,女,78岁,离休干部,2003—3—15入院,反复头痛头晕20年余,加重15日。20年前因头晕多次于外院测血压160~170/90~95mmHg。诊断:高血压病。先后服用罗布麻、心痛定、圣通平、寿比山、科素亚等降压药物,血压控制欠佳。近年来,头晕发作频繁,最高血压210/80mmHg,予洛汀新、圣通平、科素亚联合用药,血压波动在150~170/60~70mmHg。上药稍加量则血压降为100~160/60~70mmHg,头晕、胸闷,四肢无力,麻木,曾服用平肝、柔肝、滋阴潜阳中药治疗效果不明显。刻诊:头晕,面色萎黄,四肢麻木,气短懒言,纳呆,舌淡黯边有齿印,苔白,脉沉细涩。血压175/66mmHg。中医辨证属脾胃虚弱,气血不足,络脉瘀阻。治疗在西药基础上,联合基础方。药物组成:黄芪、党参各30g,三七(吞服)10g,炙甘草6g,白术、当归各10g,陈皮、升麻、柴胡各9g,熟地黄、丹参各30g。水煎服,每日1剂。5剂后眩晕减轻,饮食渐增,效不更方再进15剂,诸症痊愈,血压126/70mmHg。

验方来源 王劲红.张国伦教授运用益气活血法治疗老年高血压病经验.河北中医,2006,28(4):247~248

临证阐释 方中黄芪、党参、甘草补脾益气,定眩;白术健脾除湿;

升麻升举下陷之气,柴胡鼓舞少阳之气上行;陈皮理气降气兼制升麻、柴胡之升而不过;当归、熟地黄、丹参养血和血。诸药合用,共奏益气升阳、养血和血、化瘀定眩之功,治疗属中气虚弱,清阳不升,兼有血虚脉络瘀阻高血压病可收全功。

6. 平肝益肾汤

药物组成 天麻、钩藤、石决明、夏枯草各 10g,熟地黄 20g,山茱萸、菟丝子、鹿角胶、龟板胶各 10g,丹参、牛膝各 15g,夜交藤、茯神各 10g。

加减运用 头痛较剧,胁痛口苦加郁金、龙胆草;眩晕较剧,泛泛欲呕加龙骨、牡蛎;心悸加酸枣仁、柏子仁;胸痛加延胡索、降香;便秘加大黄;双下肢浮肿加车前子、泽泻。

用药方法 每日 1 剂,水煎 2 次早、晚分服。

适用病证 本方适用于肝肾阴虚,肝阳上亢证,其症眩晕,耳鸣,视物昏花,心烦,易怒,五心烦热,腰膝酸软,舌红少津,脉弦细或细数。

病案举例 患者俞某,男,72 岁,退休工人。曾有高血压病史 8 年,平素有头痛、耳鸣症状,近日未服降压药,因头痛、胁痛口苦 3 天。于 1998 年 4 月 12 日到门诊求治,测血压为 170/106mmHg,全胸片示左心室增大,心电图示左室肥厚伴劳损,不完全右束支传导阻滞,血脂分析正常,血浆尿素氮为 8.2mmol/L。舌红苔黄脉弦。给予平肝益肾汤加郁金 20g,龙胆草 6g,并服卡托普利。1 月后临床症状消失,血压为 135/90mmHg,血浆尿素氮为 8.2mmol/L。停服卡托普利 14 天血压未回升,随访半年血压仍较稳定。

验方来源 魏乃宏. 中西医结合治疗老年高血压 80 例. 四川中医,2000,18(2):18~19

临证阐释 《灵枢·海论》认为"髓海不足,则脑转耳鸣",老年高血压患者,久病伤肾,导致肾精亏耗,不能生髓,而脑为髓海,髓海不足,也可引起高血压症状。平肝益肾汤是以《杂病诊治新义》中天麻钩藤饮和《景岳全书》中左归丸加减变化而成。方中天麻、钩藤、石决明平肝潜阳;夏枯草清肝火,熟地黄、山茱萸、菟丝子补益肾阴;鹿角胶偏于补肾阳,龟板胶偏于补肾阴,两胶合用,沟通任督二脉,填精补髓;丹参、牛膝活血引血下行;夜交藤、茯神养心安神。现代医学认为,钩藤中含有钩藤总碱和钩藤碱,它可刺激心血管系统感受器,通过迷走神经和窦神经,反射地抑制血管运动中枢,使外周血管扩张而降压。实验研究表明,天麻中含有天麻素及天麻甙元,能引起麻醉犬或猫的血压下降。龟板胶中含动物胶、角蛋白、钙、磷、骨胶原及18种氨基酸,能合成人体核酸,提高机体免疫力、抗高脂血症、抗动脉粥样硬化。鹿角胶中含有多种氨基酸和微量元素,故对老年高血压患者有效。

7. 六味地黄丸

药物组成 熟地、山萸、山药各15g,怀牛膝、桑寄生、菟丝子各12g,茯苓、泽泻各9g。

加减运用 偏阳气虚加附子、肉桂、黄芪;偏阴虚火旺加黄柏、知母、龟板;失眠加酸枣仁、夜交藤;夜尿多加桑螵蛸;下肢水肿加益母草、车前子;兼血瘀加丹参、泽兰。

用药方法 水煎服,每日1剂,分早、晚温服。

适用病证 本方适用于阴阳俱虚,肾阴亏损,肾阳虚弱证,其症眩晕或头部空虚感,头痛,耳鸣,心悸,胸闷,动则心慌,腰膝酸软,倦怠乏力,手足不温,面色潮红或暗淡,健忘,嗜睡或失眠,夜尿频多或尿失禁,双下肢或有水肿,舌质黯淡,苔少或薄白滑腻,脉沉细弦。

病案举例 王某,男,74岁,1998年3月14日初诊。主诉头晕、头痛10余年,加重10天。病人素有高血压病史10余年,时有头晕头痛,未经正规治疗。1995年,病人因高血压引起眼底出血,之后一直服用心痛定20mg,每日3次,血压维持在135~140/85~90mmHg。10天前,因老伴去世,悲伤劳累,头晕头痛加重,自己加大心痛定用量为80mg/天,效果不佳;今求治,症见:头晕,头痛,心悸,胸闷,动则加剧,倦怠乏力,失眠,夜尿频多、手足不温。查:舌淡胖,苔薄白,脉弦细。血压191/93mmHg,诊断为老年高血压病,证属肾阳虚弱,阴阳失调。治以温补肾阳,调和阴阳。药用基本方,加黄芪30g,肉桂9g,制附子9g,益智仁15g,酸枣仁20g;5剂水煎服,每日1剂,分早、晚空腹温服;同时口服心痛定20mg,每日3次。3月20日复诊,头痛,心悸消失,余症减轻,舌淡胖,苔薄白,脉弦细,血压147/90mmHg。效不更方,继服上药5剂,同时口服心痛定20mg,每日3次;3月25日再诊,除睡眠仍差外,余症基本消失,血压137/88mmHg,改用二诊方6剂量研末加工成蜜丸,每丸10g,早、晚各1丸,连服3月,同时口服心痛定20mg,每日3次。半年后随访,病人血压一直稳定在正常范围。

验方来源 张俊莲. 中西医结合治疗老年高血压病36例. 中西医结合心脑血管病杂志,2003,1(8):486~487

临证阐释 本病的发生与肾有一定的关系,老年人年高体衰,肾虚精亏,虚阳失潜或阴虚及阳以至阴阳失衡,水火不济,形成以阴虚阳亢、阴阳两虚为主的病因病机,基本方采用熟地、山萸、山药益血养精,滋阴补肾,牛膝、桑寄生、菟丝子加强滋补肝肾之力,茯苓、泽泻利水渗湿。现代研究表明,牛膝、桑寄生、泽泻具有降低血压的作用,而补肾药能作用于下丘脑,提高机体免疫功能,并能延缓其某些功能的老年性改变。

(刘龙涛)

第二节 老年冠状动脉粥样硬化性心脏病

冠状动脉粥样硬化性心脏病简称冠心病,是老年人常见病、多发病之一,严重威胁着老年人的生命,它是因冠状动脉粥样斑块造成血管腔狭窄所致心脏病变。典型症状为劳力型心绞痛,在活动或情绪激动时出现心前区压榨性疼痛,部分患者向左肩部或/和左上臂放射,一般持续5~10分钟,休息或含服硝酸甘油等药物可缓解。部分伴有胸闷或以胸闷为主,严重者疼痛较重,持续时间延长,休息或睡眠时也可以发作。本病病因至今尚未完全清楚,但认为与高血压、高脂血症、高黏血症、糖尿病、内分泌功能低下及年龄大等因素有关。

辨证论治

老年冠心病属中医"胸痹"、"心痛"等病范畴,其主要病机为脏腑亏虚,阴阳气血失调,脉络不通。临床辨证论治常分为气虚血瘀、胸阳痹阻、气滞血瘀、阴虚血瘀、痰热痹阻证5个证型。

1. 气虚血瘀证

症见心痛时轻时重,以隐痛为主,遇劳则发,乏力气短,心悸,自汗懒言,苔薄白,舌质暗淡,胖有齿痕,脉弱无力。治以益气活血止痛。常

用人参养荣汤(《三因极一病证方论》),由党参、当归、白芍、熟地黄、茯苓、白术、黄芪、肉桂、五味子、远志、橘皮、大枣、甘草组成。

2. 胸阳痹阻证

症见心痛甚,痛如椎刺,或如刀割,胸痛彻背,遇寒加重,伴有畏寒肢冷,乏力自汗,气短心悸,甚则喘咳不卧,吐白色泡沫痰,苔薄白或白腻,舌淡体胖有齿痕,脉沉迟无力。治以宣痹通阳,散寒化饮。常用瓜蒌薤白半夏汤(《金匮要略》),由薤白、瓜蒌、半夏、白酒组成。也可用中国中医科学院西苑医院研制的宽胸丸,由荜拨、细辛、檀香、冰片、良姜、元胡组成。

3. 气滞血瘀证

症见左胸刺痛,部位固定不移,入夜更甚,伴两胁胀痛,胸闷不舒,常太息,时而烦躁欲哭,心悸不宁,苔薄白,舌质紫暗,或有瘀斑,脉沉涩,或弦涩。治以理气活血化瘀,通络止痛。常用血府逐瘀汤(《医林改错》),由当归、赤芍、川芎、桃仁、红花、柴胡、枳壳、生地黄、桔梗、牛膝、甘草组成。

4. 阴虚血瘀证

症见心痛时轻时重,呈隐痛伴憋闷,劳则加重,伴随症有头晕目眩,腰酸腿软,五心烦热,午后潮热,虚烦不眠,舌暗红,或有瘀斑,苔少或剥脱,脉沉细弦。治以育阴活血,通脉止痛。常用左归饮(《景岳全书》),由熟地、山萸肉、山药、枸杞、茯苓、甘草组成。

5. 痰热痹阻证

症见胸闷痛,甚则胸痛彻背,伴脘腹胀满不适,食欲欠佳,重则恶心、呕吐,体形肥胖,舌暗红,苔黄厚腻,脉滑数。治以化湿清热,宣痹通脉。常用小陷胸汤(《伤寒论》)加味,由瓜蒌、半夏、黄连、丹参、赤芍、鸡血藤、郁金、枳壳组成。

验方妙用

1. 冠心Ⅱ号方

药物组成 丹参15g,川芎15g,赤芍12g,红花10g,降香10g。

加减运用 若兼有心之气阴两虚者,常合用生脉散、保元汤或天王补心丹;肾阳虚者与四逆汤或真武汤合用;心阳不通者配伍桂枝甘草

汤;脾气亏虚者与香砂六君子汤合用。

用药方法 水煎服,每日1剂。

适用病证 本方适用于气滞血瘀证,症见左胸刺痛,部位固定不移,入夜更甚,伴两胁胀痛,胸闷不舒,时而烦躁,心悸不宁,苔薄白,舌质紫暗,或有瘀斑,脉沉涩或弦涩。

病案举例 郭某,男,84岁,研究人员,2004年9月1日初诊。患者1年前因左耳鸣、胸闷,查血压140/80mmHg,在北京协和医院诊为"冠心病"。后胸闷逐渐加重,给予扩冠治疗。3个月前胸闷明显加重,冠脉造影示左前降支狭窄70%,未予干预治疗。每次发作胸闷与情绪有关。平时口服倍他乐克12.5mg每日2次,欣康2mg每日2次,立普妥20mg每晚1次。现活动后乏力,纳少,大便偏稀,小便可。既往有脂质代谢异常病史1年。查体:血压120/70mmHg,心率60次/分钟,律齐,舌红少苔、有裂纹,脉弦涩。诊为冠心病、心绞痛,辨属气阴两虚、气滞血瘀之胸痹心痛证。治宜益气养阴,理气活血。黄芪生脉散合冠心Ⅱ号方加减:太子参12g,麦门冬10g,五味子6g,生黄芪12g,丹参15g,川芎10g,赤芍10g,藏红花10g,全瓜蒌10g,焦三仙各15g。服前方1个月后自觉诸症明显好转,心绞痛发作次数明显减少,血压稳定。

验方来源 张京春.陈可冀学术思想及医案实录.北京:北京大学医学出版社,2007,45~46

临证阐释 本方是中国中医科学院西苑医院陈可冀院士等研究的有效方剂,由丹参、川芎、赤芍、红花、降香组成,具有理气、活血、止痛之功效。方中以川芎活血化瘀、行气止痛,丹参活血行血、补血养心共为君药;红花、赤芍活血祛瘀为臣药;降香理气止痛为佐使药。纵观本方,以养血活血药物为主,避免应用破血动血药物,特别适用于老年冠心病患者。

2. 补气益心汤

药物组成 黄芪20g,黄精15g,何首乌15g,淫羊藿15g,当归12g,丹参20g,红花10g,郁金10g,川芎10g,全瓜蒌15g,薤白12g,甘草6g。

加减运用 若胸闷痛明显者,加佛手12g,檀香3g,枳壳12g;兼肾阳不足者,加附子6g,肉桂9g;心阴虚明显者,加麦冬12g,五味子9g,

百合 12g；心血不足者，加炒枣仁 12g，龙眼肉 9g；大便干燥者，以瓜蒌仁易全瓜蒌，加火麻仁 9g；大便不实者，以瓜蒌皮易全瓜蒌，加炒白术 12g。

用药方法　水煎服，每日 1 剂。

适用病证　本方适用于心阳不足，气阴两虚证，症见胸闷而痛，心慌气短，自汗，乏力，舌质暗，少苔，脉沉细无力。

病案举例　马某，男，74 岁，干部，2000 年 11 月 1 日初诊。素有冠心病病史 8 年，近 2 年来胸闷胸痛时作，间断服用速效救心丸等药物，病情时轻时重，近半月来胸痛频作，每日发作 1～3 次，每次持续 3～5 分钟，服硝酸甘油方可缓解。刻下症见：查体心脏无扩大，第一心音低钝，心尖部可闻及Ⅱ级收缩期吹风样杂音，心电图示胸前导联 ST 段压低 0.1～0.2mV，T 波倒置，诊为冠心病、心绞痛，辨属心阳不足，气阴两虚之胸痹心痛证。治宜温阳益气养阴，活血通脉，理气宽胸。补气益心汤加减：黄芪 20g，黄精 15g，何首乌 15g，淫羊藿 15g，当归 12g，丹参 20g，红花 10g，郁金 10g，川芎 10g，全瓜蒌 15g，薤白 12g，佛手 10g，麦冬 10g，五味子 10g，枳壳 10g，甘草 6g。服 1 个疗程后诸症减轻，心绞痛发作次数明显减少，3～6 天发作 1 次，复查心电图 ST 回升至等电位线，V_1 导联 T 波由双向转为直立，V_3 导联 T 波由深倒置转为双向，V_5 导联 T 波由倒置转为直立。以本方加减续服 1 个疗程后诸症消失，复查心电图正常。

验方来源　薄震东．补气益心汤治疗老年冠心病 50 例．河南中医，2003，23(9)：27

临证阐释　老年冠心病除具有气滞、血瘀、痰浊阻滞、不通则痛的表现外，更兼气血阴阳亏虚之本虚，尤以心气、心阳不足为主，治疗时除理气、祛瘀、化痰、祛其实邪外，更应着眼于老年正衰，固其本虚。补气益心汤以温阳益气，养阴益心为主，兼以理气活血化痰，祛邪而不伤正。实验证明淫羊藿、黄芪、黄精等能增强人体机能，增强心肌收缩力，扩张血管；丹参、红花、瓜蒌、郁金、川芎等能扩张冠状动脉，增加血流量，改善微循环，提高对缺氧的耐受性。

3. 补肾通心汤

药物组成　桑寄生 15g，淫羊藿 15g，女贞子 20g，补骨脂 15g，川牛

膝 15g,丹参 30g,三七粉 3g,檀香 15g,川芎 12g,当归 12g。

加减运用　气虚者加黄芪,党参,瘀血甚加桃仁,红花,三棱,莪术,高血压者加钩藤,天麻,决明子,心律失常者加龙骨,牡蛎,甘松,心衰者加车前子,泽泻,茯苓,合欢皮。

用药方法　水煎服,每日 1 剂。

适用病证　本方适用于肾虚血瘀,心脉痹阻证,其症胸闷胸痛,心悸失眠,气短乏力,后背部有紧缩感,烦躁不安,纳差,二便调,舌质紫暗有瘀斑,脉虚涩。

病案举例　吴某,男,64 岁,退休工人,1999 年 11 月 6 日入院。患者因胸闷、心慌伴胸痛、乏力 1 周入院。既往有高血压病史 15 年。1 周前因劳累及心情不畅后出现胸闷、心慌加重,胸痛不适向后背部放射,持续 3~8 分钟。主要表现:胸闷胸痛,心悸失眠,气短乏力,后背部有紧缩感,烦躁不安,纳差,二便调,舌质紫暗有瘀斑,脉虚涩。EKG:T 波在Ⅱ、Ⅲ、AVF、$V_{4\sim6}$ 倒置,ST 段在 $V_{4\sim6}$ 下移 0.14mV。血压:195/85mmHg。西医诊断:冠心病心绞痛,高血压病。中医诊断:胸痹心痛(肾虚血瘀,心脉痹阻)。治以补肾益气,活血化瘀,通络止痛。上方加黄芪 30g,砂仁 10g,夜交藤 30g。服 3 剂后胸闷、胸痛等症状改善,心悸气短、乏力等症状好转,仍烦躁不安。上方再加生龙骨 30g,生牡蛎 30g,继服 6 剂,诸症改善明显。以上方加减服用 30 剂后诸症消失,心电图大致恢复正常。

验方来源　王慧丽,顾慧.补肾通心汤治疗老年冠心病心绞痛 56 例.吉林中医药,2003,23(5):15

临证阐释　冠心病心绞痛属中医"胸痹心痛"范畴。老年冠心病心绞痛是一种常见病、多发病,虽然病位在心,但与肾有密切关系。肾虚是人体衰老的重要原因。《素问·阴阳应象大论》指出:"年六十,阴痿,气大衰,九窍不利,下虚上实。"《素问·藏气法时论》指出:"肾虚者,虚则胸中痛"。肾为先天之本,内藏元阴元阳,肾阳虚则心阳不振而阴寒自生,寒凝则血瘀,血运不畅,不通则痛;肾阴不足则心之阴血耗损,阴血亏虚不能滋养心脉,心脉失养而发胸痛。现代研究也证实,人体衰老的实质是肾虚。老年人普遍存在着生理性肾虚,且生理性肾虚存在血瘀,而疾病过程中所出现的肾虚也存在血瘀。瘀血不行,阻滞心脉,心

脉不通,故见胸闷、胸痛。肾虚必兼血瘀,瘀血又加重肾虚,肾虚与血瘀并存,肾虚为本,瘀血为标。因此,在治疗老年冠心病心绞痛的过程中应以补肾益气、活血化瘀为主。补肾通心汤方中桑寄生平补肾气,淫羊藿、补骨脂补肾助阳,女贞子补肾滋阴,川牛膝补肾通经,丹参、川芎、当归、三七活血化瘀,檀香理气止痛。诸药合用,共奏补肾益气、活血化瘀、理气止痛之功效。

4. 补阳还五汤加味

药物组成 黄芪20~60g,当归12g,赤芍15g,川芎15g,桃仁10g,红花10g,地龙12g,丹参15g,炒枳壳10g,生蒲黄10g。

加减运用 胸阳不振型加瓜蒌15g,薤白10g,桂枝10g;痰浊阻络型加瓜蒌15g,薤白10g,半夏10g,橘红15g;脾肾阳虚型加茯苓15g,淫羊藿10g,附子5g;阴阳俱虚型加人参3g,麦冬15g,附子10g,五味子10g,淫羊藿10g。

用药方法 水煎服,每日1剂,30天为1个疗程。

适用病证 本方适用于气虚血瘀,胸阳不振证,其症胸背寒冷感,闷痛,心悸气短,神疲乏力,动则尤甚,舌质紫暗边有齿印,苔薄白,脉沉涩。

病案举例 女,62岁,1995年5月14日初诊。自诉患冠心病18年,急性下壁心梗1年。患者经常胸闷憋气,心慌气短,心前区阵痛。常服用消心痛、心可舒等药物,病情时轻时重,每遇劳累或情志不遂等诱因而发作。此次诊前因劳累而致胸部闷痛1天,服速效救心丸暂时缓解,刻诊:胸背寒冷感,闷痛,心悸气短,神疲乏力,动则尤甚,舌质紫暗边有齿印,苔薄白,脉沉涩。心电图示:陈旧性下壁心肌梗死,Ⅰ、AVL、$V_{2~6}$导联T波高耸,Ⅱ、Ⅲ、AVF导联异常Q波,T波倒置。中医诊为胸痹,证属气虚血瘀,胸阳不振,治宜益气活血、宣阳通痹。拟方:黄芪40g,党参15g,桃仁10g,红花10g,川芎12g,地龙12g,丹参15g,生蒲黄10g,炒枳壳10g,瓜蒌15g,薤白12g,附子3g,桂枝10g,淫羊藿10g。每日1剂,水煎服。同时5% GS 300ml加生脉注射液20ml,5% GNS 300ml加丹参注射液30ml,静脉点滴,每日1次。经治15天后,患者胸闷痛减轻,心电图Ⅰ、AVL、$V_{2~6}$导联T波逐渐恢复正常,Ⅱ、Ⅲ、AVF导联异常Q波基本消失。隔1周后继续点滴1个疗

程,中药继服 15 天后,临床症状消失,复查心电图基本正常。

验方来源 李秀云,吴玉贞.益气活血法治疗老年冠心病 52 例.山东中医杂志,2001,20(3):149

临证阐释 冠心病属中医"胸痹"范畴。《医林改错》曰:"无气即虚,必不能达于血管,血管无气必停留而瘀。"《金匮要略》曰:"阳微阴弦,即胸痹而痛,所以然者,责其极虚也,今阳虚知在上焦,所以胸痹心痛者,以其阴弦故也。"阳微阴弦,即阳虚邪盛(指痰浊,寒邪,水饮)。人到老年,肾阳逐渐虚衰,阳虚则气亦虚,则致津液不得蒸腾气化而凝聚为痰,血行无力而成瘀血。血瘀痰浊汇聚于胸,以致心脉痹阻,此时遇情志过激,或过度劳累等诱因则易形成胸痹。病理性质为本虚标实,气虚为本,血瘀、痰浊为标。治疗上如不重视气虚这个根本,而只着重攻伐痰浊瘀血,则病情往往易于反复。笔者采用补阳还五汤加味治之,以大量黄芪补气,使气行则血行;当归、川芎、赤芍、桃仁、红花、生蒲黄活血化瘀,均有扩张冠状动脉,增加冠脉血流量,改善微循环,保护心肌及抗心律失常作用;地龙祛风通络、镇痉利尿降压;丹参活血又补血,扩张冠状动脉,增加心肌收缩力,解除冠状平滑肌痉挛,增加冠脉流量,降低血脂,配合静点生脉注射液以益气养阴;丹参注射液活血化瘀通络,扩张冠状血管。整个组方,益气活血,振奋心阳,使心气充盈,瘀祛痰消,气血调达,通则不痛,胸痹乃愈。

5. 益气补肾活血方

药物组成 黄芪 40g,党参 15g,赤芍 15g,川芎 10g,桃仁 10g,红花 10g,丹参 30g,山萸肉 15g,女贞子 10g,菟丝子 10g,何首乌 15g。

加减运用 心悸气短乏力明显者,黄芪、党参量加大或人参易党参,加炙甘草、大枣;兼见心烦不寐,盗汗者,加黄精、麦冬、生熟地、五味子滋阴益肾填精;兼见四肢不温,自汗神倦怯寒,遇寒心痛加剧者加制附片、桂枝、淫羊藿;兼见纳呆便溏,痰涎壅盛者,加全瓜蒌、薤白、半夏、茯苓、白术、佩兰、菖蒲;疼痛较剧,痛如针刺,面色晦暗,舌紫暗或有瘀斑者,加三七、五灵脂、蒲黄、水蛭等。

用药方法 水煎服,每日 1 剂。

适用病证 本方适用于心肾不足,心血瘀阻证,其症发作性胸闷胸痛,疼痛较剧,痛如针刺,心悸怔忡,面色晦暗,头发干枯,肌肤甲错,腰

膝酸软,气短乏力,夜尿频数,舌紫暗有瘀斑,脉弦涩。

病案举例 顾某,女,61岁。发作性胸闷胸痛,疼痛较剧,痛如针刺,心悸怔忡,面色晦暗,头发干枯,肌肤甲错,腰膝酸软,气短乏力,夜尿频数,舌紫暗有瘀斑,脉弦涩,证属心肾不足,心血瘀阻。处方:黄芪40g,丹参30g,党参15g,赤芍15g,川芎15g,当归15g,桃仁10g,红花10g,山萸肉10g,菟丝子10g,巴戟天10g,水蛭10g,五灵脂10g,蒲黄10g。服药7剂,胸痛、心悸、气短减轻,原方继服14剂。胸痛明显减轻,余证好转,面色较前转红润,前方黄芪加至50g,何首乌15g,守方继服14剂,诸证消失。

验方来源 张梅凤.益气补肾活血法治疗老年冠心病心绞痛.北京中医,2000(3):59~60

临证阐释 老年冠心病、心绞痛患者病程较长,缠绵不愈,年高体弱,多数伴有肾虚证候,肾气不足,心气亦随之衰退,临床往往出现心肾两虚。现代研究证明,肾虚是致病的主要原因,这与年龄、体质,特别是免疫和性腺功能减退有关。方中重用黄芪为主药,合党参大补元气,借其力专性走周行全身,使气旺血行而瘀祛络通,祛瘀而不伤正。川芎消瘀血养新血,为血中气药,功效活血化瘀,芳香走窜,通阳散结。丹参通利血脉,活血散结,行气止痛,具益气之功。赤芍疏通血脉,助川芎行血中之滞。桃仁、红花活血通瘀。当归养血活血,加山萸肉、菟丝子、何首乌,补肾阳益肾精,上药合用,共奏益气补肾活血通脉之功。

6. 宽胸理气活血汤

药物组成 柴胡、枳壳、桃仁、胆南星、红花各10g,郁金、川芎、当归、芍药各15g,丹参30g,土鳖虫4g,大黄、炙甘草各6g。

加减运用 气虚重者加黄芪30g,人参5g顿服;痛甚者加元胡15g,香附10g;心阳虚弱者加桂枝、人参各10g;失眠多梦,心神不宁者加龙骨、牡蛎各30g。

用药方法 水煎服,每日1剂,观察1月为1个疗程。治疗期间停用一切中西药。

适用病证 本方适用于气滞血瘀,胸阳痹阻证,其症阵发性胸憋、胸闷,胸痛心慌气短,痛如锥刺,伴肢厥恶寒,心烦易怒,善太息,易嗜睡,舌淡而紫,体胖,脉弦细无力。

病案举例 冯某,男66岁,干部。1998年1月6日初诊。高血压病15年,冠心病12年,脑血栓及糖尿病6年病史。现阵发性胸憋、胸闷、胸痛心慌气短,痛如锥刺,每发约1～5分钟,服硝酸甘油片2～3分钟后缓解。近1周因情绪激动,胸痛频发伴肢厥恶寒,心烦易怒,善太息,易嗜睡,服硝酸甘油不见效,前来就诊。查体:神清淡漠,颜面晦暗,双目少神,语言不接。舌淡而紫,体胖,脉弦细无力。两肺听诊(一),心律不齐、心音低钝,腹软未见异常。心电图示:电轴左偏,心律失常,多发室早,Ⅱ、Ⅲ、AVF、V$_{4\sim6}$导联ST段降低达0.15mV,T波低平或倒置。中医诊断:胸痹,属气滞血瘀,胸阳痹阻。宜宽胸理气解郁、通阳益气活血。处方为宽胸理气活血汤去大黄加桂枝12g,3剂;1月10日复诊:患者诉3剂后诸证减轻,能室内活动。服药有效,守原方继进5剂;1月18日3诊诸症明显好转,胸闷、胸憋、胸痛发作极少,能料理日常生活劳动。复查心电图示:窦性心律,律齐,电轴左偏,Ⅱ、Ⅲ、AVF、V$_{4\sim6}$ST-T已恢复正常。嘱病人原方5剂,共为细末5～10g,1天2～3次冲服,随访1年,仅偶发且轻,余无不适。

验方来源 高文友,高妍.宽胸理气活血汤治疗冠心病心绞痛61例.陕西中医,2003,23(8):675～676

临证阐释 冠心病心绞痛属祖国医学"胸痹"、"心痛"范畴。其主要病机为气滞血瘀,心脉痹阻,不通则痛。本方柴胡、枳壳、白芍、郁金以疏肝理气,解郁宽胸,取气滞不解则瘀血不化,因气为血帅,气不行则血不行之意;配大黄、土鳖虫、桃仁化瘀通络,破结通痹,配红花、川芎、归尾、丹参以增强活血化瘀,通络止痛之功效;配胆南星与郁金合用以解郁豁痰,开窍止痛;配人参、黄芪、桂枝以温通心阳,益气补虚,取气旺血生,气行则血行之意,又能缓和诸破血药峻猛伤正之弊。

7. 养心汤

药物组成 黄芪50g,人参15g,茯神15g,茯苓15g,半夏15g,当归15g,川芎15g,远志20g,酸枣仁30g,肉桂8g,柏子仁20g,五味子15g,甘草15g。

用药方法 加10倍量水浸泡2小时,煎煮2小时,过滤后加8倍量水,煎煮1.5小时,过滤后加6倍量水,煎煮1小时,过滤。将3次滤液合并。在西药基础治疗的同时配合养心汤水煎剂150ml,每日1剂,

日2次温服。4周为1疗程。

适用病证 本方适用于心气虚证,其症胸痛时作,面色㿠白,头晕眼花,气短乏力,时时汗出,舌淡白,脉沉弱。

病案举例 刘某,女,67岁,教师。2006年初诊,患者自觉胸部憋闷疼痛1年余,每日均发作,常因劳累或情绪刺激发作频繁,一直口服硝酸酯类、β-受体阻滞剂、钙拮抗剂等多种西药,病情无明显缓解,近日发作次数明显增多,面色㿠白,头晕眼花,气短乏力,时时汗出。西医诊断为冠心病不稳定性心绞痛。体检:神清语明,面色少华,心界不大,心律齐,心率65次/分钟,心音低钝,各瓣膜听诊区未闻及病理性杂音,双肺听诊正常,腹部平软,无压痛,未及包块,肝脾肋下未及,血压130/80mmHg。舌淡白,脉沉弱。心电图检查:$V_{1\sim5}$导联ST段下移,T波倒置。心肌酶学检查结果示正常。中医诊断为:胸痹心气虚型,治宜补气养心活血,给予养心汤治疗,每日1剂,每日2次温服,服药7天后心绞痛发作次数减少,18天后发作疼痛程度减轻,28天后症状基本消失,随访半年,旧恙未发。

验方来源 客蕊,周亚滨.养心汤治疗冠心病不稳定型心绞痛(心气虚型)40例临床观察.中医药学报,2007,35(4):55

临证阐释 养心汤出自明代王肯堂所著之《证治准绳·杂病证治类方》,主治心虚血少惊惕不宁。方中黄芪为君药大补元气,以扶心气;臣药人参、茯苓、茯神、远志、半夏、陈皮健脾和胃,补心安神;柏子仁、酸枣仁、五味子养心而敛心气;君臣相配共奏补气养心安神之功,佐药为当归、川芎行气活血,使药为炙甘草与肉桂合用助心阳,补中有通,补而勿壅,全方共奏补气养心之功。据药理研究,人参可增强心肌收缩力,增加冠状动脉血流量。黄芪具有扩张血管、抗自由基损伤、抑制血栓形成及降低血小板黏附率。当归主要化学成分有阿魏酸、丁二酸、腺嘌呤等,具有扩张血管,降低血小板凝集和抗血栓形成,清除自由基和抗氧化等多种作用。川芎可明显使心肌供氧量增加,降低心肌耗氧,对于缓解冠心病心绞痛有较好疗效。半夏具有显著的降血脂作用,对高脂血症有一定的治疗作用。酸枣仁具有良好的镇静催眠作用,远志除具有明显的镇静作用,其提取物可降低正常小鼠TG,以及降低高胆固醇小鼠TC的作用。茯苓具有镇静作用,可对抗咖啡因所致小鼠的过度兴奋。肉桂中所含的肉桂油及其主要成分桂皮醛具有明显的镇静作用。

8. 益气化痰汤

药物组成 党参、黄芪、酸枣仁、半夏、茯苓、丹参各15g,远志、菖蒲、橘红、桂枝、甘草各10g,炒枳实5g。

加减运用 血瘀为主兼气滞加桃仁、檀香各10g,琥珀5g(冲服);痰浊为主加瓜蒌15g,薤白、胆南星各10g,白芥子7.5g;心气不足,心悸重者加柏子仁15g,浮小麦30g,大枣5枚。

用药方法 水煎2遍,分2次温服,1天1剂,10剂为1个疗程。完全缓解再继服1个疗程。治疗期间应调情志,注意休息,禁烟酒等辛辣食品,忌厚味。

适用病证 本方适用于气虚痰阻证,其症胸闷气短,心前区疼痛牵连背部,每日发作频繁,稍活动即有心慌心跳,容易出汗,夜间难以平卧,面色较暗,舌淡、苔薄微腻,脉沉细涩。

病案举例 刘某,女,69岁,农民。1999年10月就诊。自诉反复出现胸闷、胸痛、气短已1年,近2个月来由于操劳过度病情加重。做心电图检查示心律不齐,ST-T改变。过去病情发作时服丹参片、速效救心丸等药病情缓解,现在服用上述药物少效。现症胸闷气短,心前区疼痛牵连背部,每日发作频繁,稍活动即有心慌心跳,容易出汗,夜间难以平卧,面色较暗,舌淡、苔薄微腻,脉沉细涩,证属气虚痰浊瘀阻胸阳,阻滞心脉。治法:补心气,通血脉,温阳化痰。方用益气化痰汤以红参10g易党参,加柏子仁15g,水煎服,每日1剂。2个疗程后症状完全缓解。心电图正常。上方加琥珀5g,浮小麦20g。取5剂为细面,每服5g,每日3次巩固疗效,随访1年未复发。

验方来源 武志平,闫桂玲.益气化痰汤治疗冠心病心绞痛37例.陕西中医,2002,23(8):679

临证阐释:心绞痛属祖国医学"胸痹"、"心痛"、"心悸"范畴,临床有虚实之分,实为寒凝气滞血瘀,痰浊瘀遏胸阳,阻滞心脉;虚为心脾肝肾亏虚,心脉失养。临床表现多为虚实挟杂,本虚标实是其主要病机。本病多见于中老年人,年过半百,精气亏虚,痰浊瘀血气滞等易致心脉痹阻而发病。在各种致病因素中,气虚痰浊是主要的致病因素,老年人各种生理机能衰退,运化力弱易致水湿不化而生痰浊。痰浊又可成为致

病因素,阻遏气机,影响气血的运行,损伤阳气导致心绞痛发作。此外,老年冠心病患者血脂往往偏高,血液黏度大,循环受阻。这与中医痰浊(血脂高)为因,血瘀(血液循环受阻)为果的观点一致。因此,针对虚与痰这一主要病因,用补益心气,温阳化痰为主治疗本病。益气化痰汤是以温胆汤加减化裁而成,方中半夏、橘红、枳实理气化痰,石菖蒲开窍豁痰、化湿和中,党参、黄芪、酸枣仁、远志、茯苓、甘草补益心气而安神,丹参活血通脉,桂枝温经通阳。诸药合用,有增强心脏动力,清除痰浊瘀血,增加冠脉血流量,降低血脂及血黏度,改善血液循环的良好作用,对老年冠心病心绞痛有很好的疗效。

(刘龙涛)

第三节 心律失常

心律失常是指心脏冲动的频率、节律、起源部位、传导速度与激动次序的异常。由于老年人的心脏功能已经衰退,容易受到各种损害,尤其是心脏疾病的损害。因此,老年人心律失常的发生率非常高,据报道:老年人心律失常的发生率高达44.48%。与中青年患者比较,老年心律失常有以下特点:1. 发生率高,用动态心电图检测>60岁的老年人,发现房性早搏检出率高达96%、室性早搏为67.1%,窦性心动过速为19.7%,室上性心动过速为15%、房颤为8.5%,窦性心动过缓及窦性静止占6.5%。2. 绝大多数是器质性心脏病所致,而且同一患者的心律失常可由多种病因引起。3. 感染、电解质紊乱、药物刺激等因素是引起心律失常的重要诱因。4. 老年人肝肾功能减退、容易发生抗心律失常药物的毒副作用。5. 预后较差,由于老年人多有不同程度的心、脑、肾功能衰退,或早已存在显著的重要器官供血不足尤其是脑动脉硬化,任何类似的心律失常都会激惹出心、脑严重综合征。因此,对老年人的心律失常必须给予足够的重视和积极的治疗。

辨证论治

心律失常相当于中医学"怔忡"、"心悸"、"厥证"等范畴,其主要病

机为脏腑阴阳气血失调,出现气滞、痰凝、血瘀、心脉不通或心神失养。临床辨证论治常分为心血不足、阴虚火旺、心阳不振、水饮凌心、心血瘀阻证5个证型。

1. 心血不足证

症见心悸头晕,面色不华,倦怠乏力。舌淡红,脉细弱。治以补血养心,益气安神。常用归脾汤(《济生方》),由黄芪,党参,白术,当归,龙眼肉,远志,酸枣仁,茯神,木香,大枣,炙甘草组成。

2. 阴虚火旺证

症见心悸不宁,心烦少寐,头晕耳鸣,手足心热,腰酸。舌质红,脉细数。治以滋阴降火,养心安神。常用天王补心丹(《摄生秘制》),由天冬,麦冬,桔梗,人参,茯苓,生地,元参,枣仁,五味子,远志,柏子仁,丹参,当归组成。

3. 心阳不振证

症见心悸不安,胸闷气短,面色苍白,形寒肢冷。舌质淡白,脉虚弱或沉细。治以温补心阳,安神定悸。常用桂枝甘草龙骨牡蛎汤(《伤寒论》),由桂枝,甘草,龙骨,牡蛎组成。

4. 水饮凌心证

症见心悸眩晕,胸脘痞满,形寒肢冷,小便短少,或下肢浮肿,恶心吐涎。舌苔白滑,脉弦滑。治以振奋心阳,化气行水。常用苓桂术甘汤(《金匮要略》),由桂枝,白术,茯苓,甘草组成。

5. 心血瘀阻证

症见心悸不安,胸闷不舒,心痛时作或唇甲青紫。舌质紫黯或瘀斑,脉涩或结代。治以活血化瘀,理气通络。常用血府逐瘀汤(《医林改错》),由桃仁,红花,赤芍,川芎,柴胡,枳壳,桔梗,当归,生地黄,牛膝,甘草组成。

验方妙用

1. 温阳复脉汤

药物组成 熟附子10g(先煎),桂枝12g,细辛10～15g,巴戟天10g,仙灵脾15g,黄芪30～60g,红参6～15g(另炖),麻黄4g,炙甘草10g。

加减运用 心气不足较甚,重用黄芪,减少熟附子、细辛用量;肾阳偏虚,加仙茅、补骨脂、肉苁蓉;脾气虚弱,加白术、茯苓、砂仁、陈皮;夹瘀血,加丹参、川芎、三七粉(冲服);夹痰浊,加制南星、制半夏、竹茹。

用药方法 每日1剂,早晚2次水煎服,30天为1疗程。

适用病证 本方适用于心气不足、心阳不振证,其症心悸不安,胸闷气短,乏力,面色苍白,形寒肢冷,舌质紫黯、苔白滑,脉沉细缓。

病案举例 吕某,女,60岁,工人。1995年6月3日初诊。素有冠心病史3年,现感心悸胸闷,夜寐不宁,头晕甚则昏厥,汗出肢冷,不能胜任家务劳动。舌质紫黯、苔白滑,脉沉细缓。心电图检查:窦性心动过缓伴窦房传导阻滞、慢性冠状动脉供血不足。心率43次/分。证属心气不足,心肾阳虚,心络瘀阻,治以益气温阳、化瘀复脉。予温阳复脉汤加味。药用:熟附子10g(先煎半小时),桂枝10g,红参10g(另炖),黄芪60g,仙灵脾15g,巴戟天15g,细辛10g,麻黄4g,川芎10g,丹参15g,砂仁6g(后下),炙甘草10g。服药9剂后,诸症明显好转,心率56次/分。上方稍事加减继服12剂,症状消失,心率65~70次/分,律齐,苔白,舌质转红润,脉沉有力。心电图复查基本正常。为巩固疗效,继服中药3个疗程,1年后随访,患者体健能胜任家务劳动。

验方来源 傅相邦."温阳复脉汤"治疗老年缓慢性心律失常.江苏中医,1999,20(9):48

临证阐释 缓慢性心律失常属中医"惊悸"、"眩晕"、"胸痹"、"厥脱"等病证范畴。脉象以沉、细、弱、迟、涩、结、代为主,临床常有心悸或怔忡,胸闷气短,形寒肢冷,腰膝酸软,耳鸣,纳差腹胀,便溏尿频等症状。病机为心气不足,心肾阳虚;气虚无力推动血运,则心血阻滞;阳虚则寒凝,痰浊不化。治当标本兼顾。温阳复脉汤以熟附子、巴戟天、仙灵脾温通经脉,振奋心肾阳气;红参大补元气,鼓舞气血运行;黄芪、炙甘草补益心气;细辛、桂枝、麻黄温经散寒,宣畅心脉。尤其细辛,性味辛温,既温运心阳,又鼓舞肾阳,斡旋上下,用量10~15g,轻则难以奏效。全方具温阳散寒、益气复脉之功,并于临床加减变通,可使心阳振奋,痰化瘀消,心脉复畅,失常之心律恢复正常。

2. 保元汤

药物组成 人参(根据病情选用西洋参3~5g,上等白参10g或红

参10g),炙黄芪30g,肉桂8g或桂枝10g,炙甘草6g,甘松10g。

加减运用 心血不足明显,加当归、龙眼肉、阿胶;心虚胆怯者,加龙齿、磁石、远志;心肾不交、水火失济加川连、麦冬、生地;心阳不振加附片、龙骨、牡蛎;心血瘀阻加丹参、桃仁、红花。

用药方法 每日1剂,早晚2次水煎服,30天为1疗程。

适用病证 本方适用于心气亏虚、心阳不足证,其症心悸胸闷,四肢乏力,动则气短,面色苍白,舌质淡嫩,苔白,脉结代。

病案举例 邹某,男,66岁,退休干部。患心脏病史15年余,近年病情加重,心率越来越慢,曾二度出现过"晕厥",1995年10月在上海某院诊断:病窦,并建议安装人工心脏起搏器,因本人恐惧而未实施,回本地服中药。刻诊:胸闷心悸,气短无力,形寒肢冷,舌淡,脉沉迟。证属心阳亏虚,鼓动无力之心悸,予保元汤加减,药用:红参10g(另炖),肉桂8g,炙黄芪、丹参各30g,附片(先煎)、当归各12g,炙甘草6g,服药7剂,心率由42次/分提高至48次/分,自觉症状减轻,继服半个月,心率增至56次/分,临床症状消失,压低的ST段恢复正常。上方附片减至6g,连服30天,心率维持在58次/分左右,自觉良好,后在上方基础上加鹿胶、龟胶、西洋参、紫河车、枸杞、杜仲、焦山楂、淫羊藿研末为丸,巩固治疗3个月。1996年、1997年立冬前,在上方基础出入研末为丸巩固治疗,至今4年余一切正常。

验方来源 严东标.保元汤治疗老年心律失常30例.实用中医内科杂志,1999,13(3):31

临证阐释 心者,"君主之官",喜明善动是其功能特性,心悸(心律失常)起因甚多,然终归心气不正,其动无时,在老年心律失常中,因其精血亏虚,元阳渐竭,故动力不足十之八、九。治之当助其气,复其动为要诀。保元汤出自《博爱心鉴》,由人参、炙甘草、肉桂、炙黄芪组成,人参大补元气,以正君主,炙甘草补心气通心脉,桂枝(或肉桂)、炙黄芪甘温补中,以助参草之力,具有温阳益气,通脉宁神之功,适其喜明善动之性,实为正"君主",治心悸之要方。在治疗心律失常过程中,治疗阶段是重要的,但取得疗效之后,巩固阶段亦不可忽视,尤其病程长,体质虚的患者,都宜较长时期的巩固治疗,否则将会前功尽弃。

3. 柴胡陷胸汤

药物组成 柴胡9g,半夏9g,黄连9g,瓜蒌30g,黄芩6g,桔梗6g,枳实10g,生姜3g。

加减运用 兼有气阴两虚加太子参15g,麦冬、玉竹各10g;兼痰阻气机,胸阳不振加薤白15g,枳壳、桂枝各10g;水气凌心加苦参、云苓、桑皮各10g;兼阴盛格阳,虚阳外越者加龙骨、磁石各10g。

用药方法 每日1剂水煎服,1周为1个疗程,一般服药1~2个疗程。

适用病证 本方适用于痰热扰心证,其症自觉心悸怔忡,胸闷,烦躁,惊恐,失眠,口苦,有时头晕,恶心甚至昏厥,舌质红,苔黄腻,脉滑数或结代。

病案举例 患者,男,62岁,农民,1995年7月1日初诊。半月前因感冒并发扁桃腺炎,经口服冬凌草片、复方新诺明治疗痊愈。3天前因开山放炮受惊而诱发心悸、胸闷、乏力,伴有心烦欲吐、口苦便秘、头晕失眠等症,舌红苔黄腻,脉弦数。心电图检查:室上性阵发性心动过速。药用全瓜蒌30g,黄连9g,半夏9g,黄芩6g,枳实10g,柴胡9g,桔梗6g,生姜3g,7剂。二诊胸闷、心悸、心烦明显减轻,查心电图:窦性心律,心率86次/分,原方继服5剂后患者自觉症状消失,心电图恢复正常,嘱其节饮食、适寒温、畅情志,并随访3年未发。

验方来源 严东标.柴胡陷胸汤加减治疗快速性室上性心律失常60例.社区中医药,2007,13(3):91

临证阐释 快速性室上性心律失常,多见于冠心病、风心病、肺心病、心肌炎等心血管疾病,属中医心悸怔忡范畴,有突然发作,时好时坏,迁延不愈的特点。病人自觉心悸、胸闷、烦躁、惊恐、失眠、口苦,有时头晕、恶心甚至昏厥。患者多数性情急躁,嗜食辛辣,形体肥胖,舌质红,苔黄腻,脉促、滑数,这些症状与祖国医学"痰火扰心"证基本相似。多属外感温热毒邪日久不愈或情志抑郁,五志化火,烁液成痰,痰火扰乱心神。柴胡陷胸汤以瓜蒌宽胸散结,寒凉而化痰热,黄连入心经清热泻火,半夏之辛温,降气化痰,寒温并用,辛开苦降,痰热分消,则心火清、痰浊祛、心神宁、脉搏平。各种原因引起的室上性快速性心律失常,凡属痰热互结者均可用柴胡陷胸汤为主方治疗,兼见其他症状亦可辨证加减而获良效。

4. 加味苓桂术甘汤

药物组成 桂枝10g,茯苓12g,白术10g,甘草10g,血竭10g,鸡血藤10g,川芎10g,苦参10g。

加减运用 对于缓慢性心律失常,或每因心动过缓心律失常发生频繁者,增桂枝用量,或可改用肉桂,加熟附片、红参;快速性心律失常,易甘草为炙甘草,加五味子、生白芍;血瘀症状明显时可增川芎用量(但若血瘀气虚并重者不宜增量),加丹参、全瓜蒌;湿盛及纳差者加清半夏、厚朴、焦三仙等健脾和胃之品。

用药方法 每日1剂,早晚2次水煎服,30天为1疗程。

适用病证 本方适用于阳虚水饮血瘀证,其症心悸怔忡,或伴胸闷胸痛,肢冷汗出,或下肢浮肿,恶心吐涎。舌质紫黯,舌苔白滑,脉弦滑或结代。

病案举例 刘某,男,70岁,农民。1996年11月9日以心前区疼痛、心悸加重10天入院。症见:心前区时有疼痛,伴出冷汗,心悸,稍喘,面色晦黯,口唇紫绀,舌质紫黯,苔腻,脉沉细结代。心电图示:心率86次/分,陈旧性下壁、正后壁心肌梗塞,广泛前壁心肌缺血,频发室性早搏。辨证为心气虚弱,心血不足,心脉瘀滞,心失所养。处方:桂枝10g,白术10g,茯苓30g,熟附片6g,丹参30g,川芎10g,鸡血藤12g,仙灵脾12g,苦参10g,全瓜蒌15g,五味子10g,炙甘草10g。治疗2月余,室性早搏完全消失,心电图明显改善。间断服用上方维持治疗,频发室性早搏未再发生。

验方来源 马丽.苓桂术甘汤加味治疗老年人心律失常.河南中医药学刊,1998,13(3):11~12

临证阐释 老年人心律失常相当常见,它影响老年人的生活质量并严重威胁其生命。长期临床实践表明,心血不足、水饮瘀血阻滞是老年人心律失常常见病机之一。而这些病理的形成,与老年人脏腑功能衰退,脾胃虚弱,阳气不足有关。因此,在临床中选用温阳化气行水之苓桂术甘汤加味,治疗老年人阳虚水饮血瘀证的心律失常,收到了较好的疗效。苓桂术甘汤是张仲景治疗脾虚水停之方,以鼓舞脾阳,化饮利水。方中桂枝、甘草辛甘化阳,通阳化气;茯苓、白术淡渗健脾,恢复脾之运化功能,化生气血,清除水饮;甘草能"下气除烦",阳气振奋,血脉充足,使心有所养,症状消除。血竭、鸡血藤、苦参共用,活血化瘀,疏通心脉;川芎宣通心气。诸药合用,达到温阳强心、宽胸通脉的功用。

5. 炙甘草汤

药物组成 炙甘草20g,生地50g,桂枝20g,人参10g,阿胶10g(烊化),麦冬10g,麻子仁10g,生姜10g,大枣10枚。

加减运用 阳虚加制附子10g;气虚加黄芪40g;气滞血瘀加川芎15g、丹参15g、川牛膝10g;心悸、失眠加枣仁15g;夜尿增多加泽泻10g。

用药方法 每日1剂,水煎200ml,少量频服,30天为1疗程。

适用病证 本方适用于气血亏虚,心阳不足证,其症有不同程度的心悸、气短、胸闷、头昏(甚则昏厥)、乏力、形寒肢冷、舌淡苔白、脉迟缓结代。

病案举例 藏某,女,63岁,2004年3月因短暂昏厥、头昏、心悸、胸闷、黑矇求诊。心电监护显示:24小时室性早搏20000余次,间歇性窦性停跳3000余次,停跳时间最长达3.9秒,心率最快54次/min,最慢39次/min,伴轻度房室传导阻滞。给予炙甘草汤加川芎、丹参、黄芪、泽泻,10剂后大有好转,炙甘草减为12g,守方继服180剂。半年后随访已无任何不适,复检心电图:心率72次/min,偶发室性早搏,无停跳现象。

验方来源 张宪明.炙甘草汤治疗缓慢性心律失常65例的疗效观察.中国医药导报,2007,4(29):72

临证阐释 缓慢性心律失常属中医惊悸、怔忡、厥证范畴,中医学认为,气血亏虚,则心失所养,久则累及心阳,导致心阳不振,脉动无力。究其病机,可责之为阴血不足、阳气虚弱。阴血不足,血脉无以充盈,阳气虚弱,无力鼓动血脉,则脉气不相接续。炙甘草汤中桂枝、生姜、人参、炙甘草通阳益气,生地、麦冬、阿胶、麻子仁、大枣滋阴养血,使阴血足而血脉充,阳气足而心脉通,共成阴阳气血并补之功,阴阳气血充足,则心脉得以恢复。清代张景岳对此有精妙的论述:"善补阴者必于阳中求阴,则阴得阳升而泉源不竭;善补阳者必于阴中求阳,则阳得阴助而生化无穷。"

6. 养心汤

药物组成 黄芪40g,党参15g,黄精30g,炙甘草10g,茯苓15g,茯神30g,川芎10g,酸枣仁12g,远志5g,苦参10g,丹参30g,五味子10g,熟地黄15g。

加减运用 阳虚加制附子10g,失眠加枣仁15g,纳差者加焦三仙等健脾和胃之品。

用药方法 每日1剂,加水400ml,煎至200ml,分2次服,12剂为1个疗程,每疗程之间,根据病情间隔3~5天。

适用病证 本方适用于心气亏虚,心神失养证,其症见心悸气短,神疲乏力,动则尤甚,时有胸闷不舒,失眠、健忘,舌淡红,舌体胖大边有齿印,苔薄白,脉细弱结代。

病案举例 马某,女,64岁,1992年12月因心悸气短,胸闷乏力反复发作1年余就诊。既往曾因同样症状先后5次在本院住院治疗,诊断为冠心病并频发室性早搏。每次均用抗心律失常药物治疗,心悸症状缓解后出院。但停药后复发,须加大药量才能控制症状。至此次就诊前,服普罗帕酮、维拉帕米等药物亦未能奏效。诊见心悸气短,动则尤甚,时有胸闷,腰膝酸软乏力,失眠健忘,体胖怕冷,纳可,二便尚调。平素易感冒。近1年来不能操持家务,上楼梯则心悸汗出较甚,舌质淡红,舌体胖大,边有齿印,苔薄白,脉沉细结代。西医检查:血压18/11kPa,脉搏64次/分,两肺(一),心前区无隆起,心界不大,心率64次/分,律不齐,早搏8~12次/分,未闻病理性杂音,腹部(一)。心电图示:窦性心律,频发室性早搏,部分呈二联律、三联律。心脏彩超示:冠心病改变。24小时动态心电图示:室性早搏14632次,平均心率70次/分,最慢心率48次/分(睡眠时),最快心率115次/分。西医诊断:冠心病并心律失常,频发室性早搏。中医诊断:心悸(心气虚证)。住院后给予心律平200mg,每日3次,地西泮、氯化钾等西药。1周后未见明显效果。遂予停服西药2天后,开始服中药。以补益心气,镇静安神之养心汤加减。药用:黄芪40g,党参15g,黄精30g,炙甘草10g,茯苓15g,茯神30g,川芎10g,酸枣仁12g,远志5g,苦参10g,丹参30g,五味子10g,熟地黄15g。服药6剂后,心悸气短明显减轻,胸闷消失,失眠改善,无须服安眠药物亦能入睡。上方去苦参、熟地黄继服。2疗程后,心悸症状消失,能步上3楼,无气短。体检:心率68次/分,律整,多次复查心电图,未见早搏。复查24小时动态心电图示:室性早搏252次。显效出院。出院后嘱继续服养心汤加减,2日1剂,坚持服药2个月,停药。随访2年余,无心悸症状复发,多次复查心电图,未发现心律失常。偶有心悸无须服药,稍事休息能自行缓解,能操持家务。

验方来源 王一. 养心汤加减为主治疗老年心律失常29例. 广西中医药,1996,19(4):11~12

临证阐释 老年性心律失常发病机理多以虚为主,本虚标实。老年人脏气日虚,心脉随之衰退,心气虚,无力推动血液在脉管中正常运行,是老年心律失常最为常见的机理。心气不足,心失温养,则见心悸气短;胸中宗气运转无力故胸闷乏力;失眠健忘等均为心气虚,心神被扰之象。故治以益气养心,镇静安神。方中益气养心重用黄芪为君;党参、黄精、炙甘草为臣,君臣协力大补元气,养心气,资脉之本源;五味子收敛心气,与熟地黄合用能益肾固元;酸枣仁、茯神、远志共奏养心神之功,定心气,治失眠健忘;丹参、苦参活血强心,安五脏;川芎为血中之气药,有活血行气之功,辅佐君臣。因此该方适用于心气虚型老年心律失常的治疗。

(刘龙涛)

第四节 充血性心力衰竭

充血性心力衰竭是指在有适量静脉回流的情况下,由于心脏收缩和(或)舒张功能障碍,心排血量不足以维持组织代谢需要的一种病理状态,充血性心力衰竭不是一个独立的疾病,它是一个非常复杂的临床综合征。按心力衰竭的发展速度可分为急性和慢性,以慢性居多。老年人慢性心衰的发病率随年龄增加而上升。随着老龄化社会的到来,心衰患者比例逐渐增加,50~89岁的人群中,年龄每增加10岁,患病率升高1倍。高龄老年人心衰病情多危重,并发症多,病死率高。

辨证论治

中国传统文献中无"心衰"病名。根据其临床特征,涉及中医"喘症"、"水肿"、"心悸"、"怔忡"、"痰饮"、"心痹"等范畴。其主要病机为阴阳两虚、心脉瘀滞。临床辨证论治常分为心气阴虚证、气虚血瘀证、心肾阳虚证、阳虚水泛证、心阳虚脱证5个证型。

1. 心气阴虚证

症见心悸气短,胸闷乏力,劳则加重,疲乏无力,自汗,盗汗,口干,心烦不寐,舌质淡红,苔少,脉沉细或细数。治以益气养阴,宁心安神。常用生脉散(《内外伤辨惑论》),由人参、麦冬、五味子组成。

2. 气虚血瘀证

症见心悸气短,口唇发绀,劳则气喘,疲乏无力,胁下有积块、胀痛,腹胀,下肢水肿,纳呆,爪甲略黯,舌质紫黯有瘀斑,苔薄白,脉沉涩而无力或结代。治以益气活血。常用血府逐瘀汤(《医林改错》),由桃仁、红花、当归、生地黄、川芎、赤芍、牛膝、桔梗、柴胡、枳壳、甘草组成。

3. 心肾阳虚证

症见心悸气喘,动则尤甚,面白无华,畏寒肢冷,腰酸,纳差,腹胀便溏,下肢水肿,按之没指,小便短少,舌淡,脉沉细无力。治以温阳利水。常用《济生》肾气丸(《济生方》),由熟地黄、炒山药、山茱萸、泽泻、茯苓、牡丹皮、官桂、炮附子、川牛膝、车前子组成。

4. 阳虚水泛证

症见心悸,喘息不得卧,咳吐白色泡沫痰,神疲倦怠,下肢水肿,小便短少,形寒肢冷,舌胖苔白,脉沉滑或结代。治以温阳化饮,益气定喘。常用真武汤(《伤寒论》),由茯苓、芍药、白术、生姜、附子组成。

5. 心阳虚脱证

心悸气喘,张口抬肩,不能平卧,肢冷汗出,周身浮肿,面色青灰,尿少,舌黯,苔白滑,脉细欲绝。治以益气复脉,回阳救逆。常用参附汤(《正体类要》),由附子、人参组成。

验方妙用

1. 自拟强心汤

药物组成　附片10~20g(先煎30分钟),红参6~10g,丹参20~30g,葶苈子20~30g,玉竹10~15g,茯苓10~20g,车前子15~20g,泽泻10~15g,枳实10~15g。

加减运用 夏天去红参改西洋参 6～10g,酌情减少附片用量;冠心病加川芎、红花、茜草各 12g;肺心病加桑白皮 10～20g,细辛 3～5g,白芥子 10g;高血压性心脏病加桑寄生、夏枯草各 20～30g;心律失常者加炙甘草 10g,太子参 20～30g;食欲差者加鸡内金 10～15g,山楂 15g;睡眠差者酌加五味子、合欢皮各 10～15g。

用药方法 每日 1 剂,每剂煎 3 次,混合后视病情及食欲情况分 3～6 次口服,病情好转后减少西药强心甙、利尿剂及血管扩张剂用量,直至停用,一般服药 10～20 剂,最多服 30 剂。

适用病证 本方适用于心力衰竭,证属阳虚水泛。其症胸闷心悸,气急不能平卧,双下肢浮肿,食欲睡眠均差,舌胖苔白,脉滑。

病案举例 张某,男,72 岁。胸闷心悸 10 年,气急反复发作 2 年,加重 1 周入院。患者 10 年来,常感胸闷心悸,2 年来轻微体力活动后即感气急,1 周来加重,气急不能平卧,双下肢浮肿,食欲睡眠均差,在当地医院治疗,症状加重而来我院。查体:神志清,精神萎,呼吸急促,口唇微绀,颈静脉轻度怒张,心界向左扩大,心率 126 次/分,心律不齐,呈房颤律,两肺可闻散在哮鸣音,两肺底部可闻较多细湿啰音,肝上界右锁骨中线第五肋间,肋下 3.5cm,剑突下 5.5cm,质中轻压痛,肝颈回流征阳性,双下肢浮肿。入院诊断:冠心病,快速型心房纤颤,心功能Ⅳ级(全心衰)。入院后经强心、利尿,扩血管及对症处理 1 周,双下肢浮肿稍减轻,但仍然气急,夜间阵发性呼吸困难,上腹部饱胀,心率 110 次/分,房颤律,两肺哮鸣音及肺底湿啰音同前。加服强心汤加川芎 12g,红花 10g,炙甘草 10g,5 剂后,夜间阵发性呼吸困难消失,上腹饱胀减轻,食欲进步,两肺底湿啰音减少,服 15 剂后,自觉精神明显好转,食欲增加,心率 90 次/分,房颤律,肺部哮鸣音及肺底部细湿啰音消失,肝脏回缩至肋下 1.5cm,双下肢浮肿消失,轻微活动不气急,心功能达Ⅱ级,停服利尿剂,强心甙量减半,再服 5 剂后出院。随访 1 年,病情稳定,能从事轻微体力活动。

验方来源 刘建平.自拟强心汤治疗顽固性心力衰竭 30 例.南京中医药大学学报,1996,12(3):56～57

临证阐释 作者认为本型心力衰竭,病机为心气不足,心肾阳气不振。故用附片温壮心肾之阳,祛除寒湿之邪;葶苈子泻肺行水,强心、利尿,解除瘀血症状;玉竹滋养心肺;红参大补元气,补益脾肺;辅以丹参活血化瘀,改善心肌微循环;佐以车前子、泽泻、茯苓利水消肿,起利尿作用;加枳实增加胃肠蠕动,减轻消化道症状。诸药合用起强心、利尿、扩张血管,营养心肌作用,从而使心脏功能逐步恢复。

2. 二根双参救心汤

药物组成 万年青根12g,老茶树根24g,丹参24g,党参24g,桂枝15g,炒白芍15g,泽泻30g,瓜蒌皮24g,薤白头10g,炙甘草15g。

加减运用 心阳虚衰加附子,或易党参为别直参;心阴心阳俱衰型:加麦冬、五味子或西洋参;心肾阳虚加黑附子、炒熟地等;痰浊瘀阻加贝母、地龙、淡竹沥等;水液内停加茯苓皮、生姜皮、葶苈子等;外邪束表加麻黄、苏梗、杏仁等;气机失畅加旋复花、降香、橘红络等。

用药方法 每日1剂,水煎,早晚2次分服。

适用病证 本方适用于心力衰竭,证属心阳不振,气虚血瘀。症见心悸气喘,张口抬肩,不能平卧,肢冷汗出,下肢水肿,纳呆,爪甲略黯,舌质紫黯有瘀斑,苔薄白,脉沉涩而无力或结代。

病案举例 叶某,女,69岁,退休,2001年10月22日初诊。患者年迈古稀,素患咳喘及下肢水肿已五六年,西医诊为"肺源性心脏病"、"心力衰竭"而历年来多次住院,虽然缓解一时,但生活长期不能自理。遍投中西药物,收效甚微。近周来因外感风寒致病情加剧,由家属抬至而就诊本科。症见形寒心悸,咳嗽气急,端坐呼吸,面色黯灰,全身浮肿,胸闷尿少,唇绀,舌淡黯而偏紫,苔白滑,脉浮细滑数而带结。心电图提示:快速型房颤,不完全性右束支传导阻滞。此即外感风寒引动伏饮,心肾阳衰而痰湿阻肺之本虚标实证,治当解表温阳肃肺化饮为先,故予"二根双参汤"加减。(原方去党参加葶苈子、桑皮、麻黄、杏仁、鱼腥草)处方:老茶树根24g,万年青根12g,血丹参30g,桂枝9g,炙麻黄10g,光杏仁10g,瓜蒌皮15g,葶苈子15g,桑白皮24g,泽泻30g,鱼腥草30g,炒白芍12g,炙甘草9g,3剂。二诊时,患者步行而至,喜告该药服后甚舒,形寒除而咳喘平,诸恙大瘥,其唇舌则转呈红活之势,脉束细滑而结象显减,唯尚感胸闷、纳呆、少寐而已,故仍"二根双参汤"加沉香曲、合欢皮二味,叠进14剂而诸症悉平。日后已能自操家务。

验方来源 孙建宇. 运用常氏自拟"二根双参救心汤"治疗心力衰

竭的临床体会．光明中医，2005，20(4)：34～35

临证阐释 作者认为心衰的产生，莫不由于气衰、阳遏、血瘀、水阻所致。病机为心阳遏阻，心血瘀滞。故方中万年青、老茶树根"二根"相须为用，通阳之功颇强。另伍党参之益气，丹参之活血，正可赖以补益心气，化散血瘀。上药二组配合，相须而相得益彰，可使阳气通达而血得温运。如此则气血和畅，自无心阳遏阻之虑。再配桂枝以助二根通阳之力；伍白芍以制二根搜刮之过。且桂、芍等量最能调和营卫，贯通脉气。用瓜蒌皮、薤白头则在于宽胸理气化痰，辅桂枝以增强通阳宽胸之功。泽泻者，乃利水通淋补阴不足之品，得"二根"及桂枝之温通，可导水湿从小便而去。重用炙甘草则能甘温益气，缓急养心，并以调和诸药而兼制二根之毒。如此配伍，则"二根"之力因"双参"、桂枝之助而益强，"二根"之毒因芍药、甘草之制而尽除。综观全方，诸药合力，通其阳，壮其气，化其瘀，利其水，从而从不同环节打破"心衰"之恶性病理循环，着力于建立新的良性循环，以冀正复邪除，气血通畅而起"心衰"之沉疴。

3. 心衰合剂

药物组成 桑白皮20g，葶苈子20g，生黄芪30g，太子参30g，车前子20g，泽泻10g，麦冬15g，五味子10g，丹参15g，当归10g，白术10g。

用药方法 每日1剂，水煎，早晚2次分服。

适用病证 本方适用于心力衰竭，证属心气虚衰，水饮犯肺，血脉瘀阻。症见咳嗽气喘，呼吸急促，口唇紫绀，端坐呼吸，下肢水肿，纳呆，爪甲略黯，舌质紫黯有瘀斑，苔薄白，脉滑濡数。

病案举例 姜某，女，67岁。2005年12月3日入院。咳嗽吐痰二十余年，每遇感冒受寒时加重，稍后缓解。近十年来咳嗽吐痰，时时伴发下肢水肿。今年入冬以来咳嗽吐痰加重，痰呈粉红色泡沫样，心悸气短，不能平卧。口服地高辛、双氢克尿噻，静点酚妥拉明、多巴酚丁胺等治疗，症状不缓解。现仍咳嗽气喘，呼吸急促，口唇紫绀，端坐呼吸，神疲乏力，食欲不振，心率110次/分。双肺可闻及干湿性啰音，肝肋下二指，双下肢及下垂部位指凹性水肿，舌淡有齿痕，脉滑濡数。证属心气虚衰，水饮犯肺，血脉瘀阻。方用心衰合剂，水煎服，一日2次。15剂后已能平卧，水肿已基本消失，咳嗽较前减轻，继续服5剂后，食量增，精神好,肝肋下未及,带药5剂出院。

验方来源 宗淑云.心衰合剂治疗难治性心衰2例报告.个案报道,2007,45(2):61

临证阐释 作者认为本型心衰发病机理主要是脾肾亏虚,心气不足,血脉瘀阻,水饮停滞,肺气壅塞。故用黄芪、太子参、当归补益气血,麦冬、五味子养阴生津,桑白皮、葶苈子、泽泻泻利水气,丹参活血化瘀,全方配合共使水气除,心气复,血脉通,水道利。

4. 强心利尿方

药物组成 红参8g,熟附片20g,桂枝、大腹皮各10g,白术12g,茯苓、楮实子各30g,甘草6g。

加减运用 兼痰阻者加瓜蒌、薤白、半夏;兼气滞重者加郁金、降香;血瘀明显者加三七、红花、益母草、丹参。

用药方法 每日1剂,水煎2次,红参另炖。共取煎汁300ml,早晚各服1次。15天为1个疗程。服药期间,停用洋地黄制剂和利尿制剂,根据发病情况给予适当的病因治疗。

适用病证 本方适用于心力衰竭,证属心阳亏虚,心气不足,阳虚水泛。症见心慌、胸闷,咳白色泡沫痰,气喘、动则尤甚,双下肢浮肿,体倦乏力,畏寒肢冷,尿少,舌胖苔白,脉沉滑或结代。

病案举例 钟某,男,71岁,1997年12月18日入院治疗。诉心慌胸闷气促反复发作8年,加重1个月。曾先后在本院住院治疗7次,诊断为扩张型心肌病,长期服用强心利尿扩血管药物。此次因感冒诱发,经上述治疗,病情反而加重。中医四诊摘要:心慌、胸闷、咳白色泡沫痰、喘息、动则尤甚,双下肢浮肿,体倦乏力,畏寒肢冷,尿少,舌质紫暗,苔白腻,脉沉细。EKG提示:窦性心动过速,左心室肥厚并心肌受损。超声心动图提示:左右心室腔扩大。胸部后前位片:心影呈普大型并肺瘀血。西医诊断:扩张型心肌病,慢性充血性心力衰竭,心功能Ⅳ级。中医诊断:心悸,水肿,心气不足、阳虚水泛型。治疗:停用西药强心利尿剂,拟中药补益心气、温阳利水。予强心利尿方加瓜蒌20g,薤白、法夏各10g,三七6g,益母草30g。3剂后,心慌、喘气、浮肿明显减轻。服7剂后,临床症状改善,生活能够自理。然后以红参6g,附片15g,隔日煎服,以巩固疗效。

验方来源 高曼霞.强心利尿方治疗充血性心力衰竭30例.湖北中医杂志,1998,20(5):34

临证阐释 作者认为难治性心衰患者心气不足、阳虚水泛是其主要病理基础,瘀血、痰浊、水饮为其标实之证。据此,自拟强心利尿方中以红参、白术为君药,红参补益心气、温通血脉,白术健脾益气、燥湿行水,参术配伍,则益气行水作用尤强。附子、桂枝为臣,附子大辛大热,温肾助阳,古人云"欲温心阳必助肾阳"。桂枝温阳化水,且兼平冲降逆;茯苓健脾渗湿,以利水邪;枳实子化湿利水而不伤阴;大腹皮行气化湿;使以甘草调和诸药。诸药合用,达到补益心气,温阳利水的治疗效果。

5. 补阳还五汤

药物组成 黄芪30g,当归10g,川芎10g,赤芍10g,桃仁10g,红花10g,防风10g,茯苓10g,牛膝20g。

加减运用 胸闷明显加瓜蒌20g,薤白10g,头昏重者加天麻、钩藤各10g,双下肢水肿者加泽泻、茯苓、白术各10g。

用药方法 每日1剂,水煎,早晚分2次服。

适用病证 本方适用于心力衰竭,证属心阳亏虚,气虚血瘀。症见心悸气喘、动则尤甚,畏寒肢冷,腰酸,爪甲略黯,下肢水肿,小便短少,舌质紫黯有瘀斑,苔薄白,脉沉涩而无力或结代。

病案举例 张某,女,64岁,退休工人。有冠心病病史5年,素有胸闷,体力活动能力减退。近3个月来胸闷加重,上一层楼梯即胸闷、气促明显,伴有夜间阵发性呼吸困难,双下肢凹陷性水肿,午后明显,大便干结,胃纳减退,舌黯红,苔薄白,脉弦细。实验室检查:肝肾功能、血、尿、大便常规均正常。心电图:T波改变。胸片:心衰改变。心脏B超:左室间壁节段性运动减弱。考虑到该患者病因乃心阳虚,血行无力,瘀阻血脉,故予补阳还五汤加薤白、瓜蒌等治疗10天,胸闷等症状明显减轻,夜间能平卧,胃纳好转。

验方来源 徐欣欣.补阳还五汤治疗心力衰竭32例.吉林中医药,2006,26(3):23

临证阐释 作者认为心力衰竭其病机为心气心阳衰微,推动无力,血脉瘀阻,导致心悸、怔忡、胸痹等症。补阳还五汤功能补气活血、祛瘀通络,生用黄芪大剂量则力专而行走,周行全身,大补元气,配其它6味活血祛瘀药不在逐瘀,而在于活血通络,使用于本型心衰。

6. 强心合剂

药物组成 人参6g(或太子参30g),麦冬15g,五味子10g,附子10g,北五加皮6g,葶苈子30g,车前子20g,茯苓12g,白术10g,丹参20g。

加减运用 水肿甚加泽泻;紫绀甚加桃仁、红花;心阳不振加桂枝甘草汤;汗出肢冷重用附片加龙骨、牡蛎;阴虚内热者加沙参、生地;气喘者加炙麻黄、厚朴;失眠加远志、枣仁、夜交藤。

用药方法 每日1剂,煎2遍,温服,早、午、晚各服1次,每次60～70ml,半个月为1疗程,服药期间应注意预防感染,卧床休息,限制钠盐摄入。

适用病证 本方适用于心力衰竭,证属气虚血瘀,阳虚水泛。症见心悸气短,口唇发绀,劳则气喘,疲乏无力,下肢水肿,小便短少,形寒肢冷,舌胖苔白,脉沉滑或结代。

病案举例 李某,女,70岁。心悸、气短15年,水肿8年,加重3天入院。患者15年前因心悸、气短,曾多次就诊,诊为:风湿性心脏病,心力衰竭。经治疗好转出院。以后病情反复发作,多次住院治疗。本次发病仍以心悸,气短,双下肢水肿,不能平卧住院治疗。入院体检:T 37℃、P 114次/分、R 26次/分、BP 110/70mmHg,患者端坐呼吸,口唇紫绀,颈静脉怒张,心律不齐,心率120次/分,肝肋缘下3cm,腹水征(+),双下肢指凹性水肿,尿少。X线胸片示:心脏扩大,肺门阴影增宽,右侧胸腔积液。心电图示:房颤,心室率120次/分。诊断:风心病,二尖瓣狭窄伴关闭不全。心衰Ⅲ°,心功能Ⅳ级。入院常规给予抗感染、强心、利尿、扩血管,治疗1周后,症状无明显改善,后加用"强心合剂"每日1剂,日服3次。服药1周后心悸,气短,水肿等症明显减轻,服经2个疗程,心衰症状基本得以控制,并能在室内轻微活动。服上方3个疗程后,症状明显改善,后出院带药在家中治疗。

验方来源 赵金忠.强心合剂治疗难治性心力衰竭.天津中医,2000,17(2):7～8

临证阐释 作者认为心力衰竭其病机为心气虚衰,无力运血,血脉

瘀阻，水饮停聚，上凌心肺。故方中生脉散，以人参补气生津，麦冬养阴清热，五味子敛肺止汗，补益心气，三药合用，药性平和，具有补虚，固脱，复脉，救逆作用；葶苈子，辛、苦、寒，有小毒，入肺、膀胱经，具有泻肺定喘，行水消肿之功；附子，大辛大热，入心、脾、肾经，既温通心肾之阳，又温运脾阳，力专温阳强心；北五加皮，重在强心利水；白术、茯苓具有健脾利水之功，车前子清热利尿，丹参活血通经，祛瘀止痛，诸药合用，有益气活血，泻肺利水之效。

（蔡琳琳）

第三章 消化系统疾病

第一节 老年功能性消化不良

功能性消化不良是一种比较常见的功能性胃肠疾病,常有胃动力障碍。临床上表现为上腹不适、疼痛、早饱、恶心、食欲减退等,但有关检查无明显器质性疾病的证据。其病因不清,可能与多种因素有关,部分患者伴有焦虑和抑郁。老年功能性消化不良以胃肠等消化道蠕动减弱,消化液分泌减少为特点。临床至少有12周存在下列症状:(1)持续或反复消化不良(中上腹部不适和疼痛);(2)无器质性疾病的证据,包括内窥镜检查;(3)无证据显示其与大便频率和形状有关。

辨证论治

功能性消化不良归属于中医"胃脘痛"、"痞证"、"嘈杂"范畴。其病因多由于情志失调、寒邪犯胃、饮食伤胃,脾胃虚弱等。病位主要在胃,涉及肝、脾两脏。临床辨证以虚证和虚实相兼证常见。病机为"不通则痛"或"不荣则痛"。临床辨证论治常分为寒邪客胃、饮食停滞、肝气犯胃、瘀血停滞、胃阴亏虚、脾胃虚寒 7 个证型。

1. 寒邪客胃证

症见胃痛暴作,恶寒喜暖,脘腹得温则痛减,遇寒则痛增,喜热饮,苔薄白,脉弦紧。治以散寒止痛。常用良附丸(《良方集腋》),由高良姜、香附组成。

2. 饮食停滞证

症见胃痛,脘腹胀满,嗳腐吞酸,或吐不消化食物,吐食或矢气后痛减,或大便不爽,苔厚腻,脉滑。治以消食导滞。常用保和丸(《丹溪心法》),由神曲、山楂、茯苓、半夏、陈皮、连翘、莱菔子组成。

3. 肝气犯胃证

症见胃脘胀满,攻撑作痛,脘痛连胁,嗳气频繁,大便不畅,每因情志因素而痛作,苔薄白,脉沉弦。治以疏肝理气。常用柴胡疏肝散(《景岳全书》),由柴胡、枳壳、芍药、甘草、香附、川芎组成。

4. 肝胃郁热证

症见胃脘灼痛,痛势急迫,烦躁易怒,泛酸嘈杂,口干口苦,舌红苔黄,脉弦或数。治以疏肝泄热和胃。常用化肝煎(《景岳全书》),由青皮、陈皮、芍药、丹皮、栀子、泽泻、贝母组成。

5. 瘀血停滞证

症见胃脘疼痛,痛有定处或拒按,或痛有针刺感,食后痛甚,或见吐血便黑,舌质紫黯,脉涩。治以活血化瘀。常用失笑散(《太平惠民和剂局方》)合丹参饮(《医宗金鉴》),由蒲黄、五灵脂、丹参、檀香、砂仁组成。

6. 胃阴亏虚证

症见胃痛隐隐,口燥咽干,大便干结,舌红少津,脉细数。治以养阴益胃。常用一贯煎(《柳州医话》)合芍药甘草汤(《伤寒论》),由沙参、麦冬、当归、生地、枸杞、川楝子、白芍、炙甘草组成。

7. 脾胃虚寒证

症见胃痛隐隐,喜温喜按,空腹痛甚,得食痛减,泛吐清水,纳差,神疲乏力,甚则手足不温,大便溏薄,舌淡苔白,脉迟缓。治以温中健脾。常用黄芪建中汤(《金匮要略》),由黄芪、白芍、桂枝、炙甘草、生姜、大枣、饴糖组成。

验方妙用

1. 陈平汤

药物组成　苍术12g,厚朴6g,陈皮10g,半夏12g,云茯苓12g,枳壳15g,砂仁12g,党参30g,白术30g,升麻3g,柴胡10g,甘草6g,生姜3片,大枣10枚。

加减运用 脾胃湿盛酌加藿香、佩兰、白豆蔻、木瓜、车前子、薏苡仁;腹胀满者酌加槟榔、炒莱菔子、大腹皮、枳实、砂仁;气滞者酌加木香、香附、枳壳、佛手;食欲不振或食积者,酌加鸡内金、枳实、炒莱菔子、焦三仙;痞痛者酌加川楝子、延胡索、白芍、郁金;泛酸者酌加乌贼骨、川黄连、吴茱萸;泄泻者酌加炒扁豆、炒薏苡仁、车前子;中气下陷者酌加升麻、柴胡、党参、白术、黄芪;恶心呕吐者酌加旋复花、竹茹、代赭石、藿香;嘈杂灼热者酌加黄连、石膏、蒲公英、山栀子;伴胃中虚寒者酌加高良姜、香附、肉桂、砂仁、吴茱萸、制附子等。

用药方法 水煎服,1日1剂。

适用病证 脾虚湿(痰)盛所致胃肠疾病。症见胃脘胀满,隐痛痞闷,倦怠乏力,气短欲睡,不思饮食,时吐酸水,恶心欲呕,舌淡苔白腻,脉虚弱。

病案举例 某女,59岁,农民,2005年6月29日诊。胃脘胀满,隐痛痞闷,倦怠乏力,气短欲睡,不思饮食,时吐酸水,恶心欲呕,舌淡苔白腻,脉虚弱。曾多处诊治为胃下垂。中医诊断:胃脘痛(脾胃气虚,湿邪内阻)。治法:健脾益气,升阳举陷。处方陈平汤加减。药用苍术12g,厚朴6g,陈皮10g,半夏12g,云茯苓12g,枳壳15g,砂仁12g,党参30g,白术30g,升麻3g,柴胡10g,甘草6g,生姜3片,大枣10枚。水煎服,日1剂。服药5剂后,自感胀满疼痛、痞闷诸症减轻,已不恶心。上方去半夏,加黄芪30g。6剂后再诊,诸症消失,食欲大增。改为隔日1剂。共服药16剂,病告痊愈。

验方来源 李艳萍,朱文元.陈平汤治疗胃肠疾病验案举隅.中医药临床杂志,2006,18(4):363

临证阐释 脾胃气虚,中阳下陷,升举无力,胃下垂。脾胃乃气血生化之源,后天之本,脾虚则生化不足,水湿失运,清阳不升而下陷。治宜健脾益气,升阳举陷,佐以化湿。故陈平汤中加入党参、白术、黄芪以增健脾益气之功,加升麻、柴胡以求升阳举陷之力,组方遣药,紧扣病机,故取效甚捷。

陈平汤即二陈汤与平胃散之合方,由苍术、厚朴、陈皮、半夏、云茯苓、甘草、生姜、大枣组成,水煎2次合并,分早晚温服。方中苍术燥湿健脾;厚朴下气燥湿;半夏燥湿化痰,和中降逆;云茯苓健脾燥湿,利水

化痰；甘草、大枣、生姜补脾和中止呕。适用于脾胃不和、痰湿内阻、不思饮食、胸膈痞闷、脘腹胀满等症。笔者多年来以之加减治疗胃肠疾患，每获捷效。

2. 养阴益胃汤

药物组成 沙参20g，麦冬、石斛、玉竹各15g，山药20g，焦山楂15g，乌梅10g，生石膏20g，知母10g，花粉20g，草决明30g，白芍、甘草各10g。

加减运用 见目干胁痛，急躁易怒者，可合入一贯煎加减；若胃肠津亏便秘者，合入增液汤加乌药、决明子；若伴胃痛甚，合入丹参饮以理气活血止痛；阴虚热盛，可酌加生石膏、花粉、知母等，以增强清热生津之功。

用药方法 将上药用水浸泡30分钟，生石膏先煎30分钟，与余药再共煎2次，将所得药液混合。每日1剂，分2次温服。服用本方时，忌食辛辣之品。

适用病证 阴津亏耗，虚火灼胃而致胃痛。症见胃脘灼热，痞满隐痛，嘈杂懊憹，似饥不纳，口干咽燥，吞咽不畅，五心烦热，大便秘结。舌红绛无苔，脉细数。

病案举例 陈某，男，82岁。近3个月胃脘灼热疼痛，犹如火炙，嘈杂泛酸，饥不能食，伴口咽干燥，大便干结，舌红绛苔老黄，脉弦细。四诊合参，辨属阴津亏耗，虚火灼胃之证。药用：沙参20g，麦冬、石斛、玉竹各15g，山药20g，焦山楂15g，乌梅10g，生石膏20g，知母10g，花粉20g，草决明30g，白芍、甘草各10g。水煎服。7剂后，胃脘灼热减轻，但仍感胃痛隐隐，绵绵不休。上方去石膏、花粉，加丹参30g，降香15g，继服。随症加减，治疗2月余，诸症均缓，病情稳定。

验方来源 于家军. 李寿山调理脾胃验方撷萃. 辽宁中医学院学报，2002，4(3)：206

临证阐释 方中沙参、麦冬甘而微寒，滋养肺胃之阴，生津止渴；石斛、玉竹偏于益胃生津，养阴清热；山药甘平，平补脾胃；佐以乌梅、焦山楂，味酸生津，消食健胃；芍药、甘草酸甘化阴，缓急止痛。诸药合用，共奏益胃生津，养阴和中之效。适用于阴津亏耗，虚火灼胃而致的胃痛。

3. 平胃散化裁

药物组成 苍术10g，厚朴10g，陈皮10g，莱菔子10g，白芍15g，黄芪30g，地龙10g，当归10g，川芎10g，丹参15g，甘草5g。

加减运用 食纳欠佳,上方加鸡内金 10g,焦三仙各 15g。

用药方法 将上药用水浸泡 30 分钟,煎 30 分钟,每剂煎 2 次,将所得药液混合。每日 1 剂,分 2 次温服。

适用病证 气滞血瘀证。症见胃脘刺痛,夜间为甚,痛连及背部,无法入睡,上腹部嘈杂感明显,反酸,时感腹胀胸闷,大便正常,食纳差。舌体胖大,舌质黯,苔白,脉弦细。

病案举例 李某,女,61 岁。胃脘痛 1 月。初诊日期:2003 年 6 月 2 日,1 年前被诊为"冠心病"在本院行冠脉支架,服阿司匹林已 1 年,近 1 月来,感胃脘刺痛,夜间为甚,痛连及背部,无法入睡,上腹部嘈杂感明显,晨起反酸,时感腹胀胸闷,大便正常,食纳差。舌体胖大,舌质黯,苔白,脉弦细。辨证治则:化瘀和胃,行气止痛。方药:苍术 10g,厚朴 10g,陈皮 10g,莱菔子 10g,白芍 15g,黄芪 30g,地龙 10g,当归 10g,川芎 10g,丹参 15g,甘草 5g。4 剂,水煎服。二诊:胃痛明显减轻,餐后感脘腹不适,时有胸闷,食纳欠佳,上方加鸡内金 10g,焦三仙各 15g。4 剂。三诊:胃痛脘腹不适等消失,食纳转佳,偶有胸闷,继服 4 剂。

验方来源 曹田梅. 夏洪生教授治疗胃脘痛验案. 深圳中西医结合杂志,2004,14(4):230

临证阐释 夏师认为胃脘痛一病其病因虽有气滞、寒凝、热郁、湿阻、血瘀、饮停、食滞、阴虚、肝火、气虚等,但其病机要点在于湿(食)、气、瘀、寒四端。因胃为五脏六腑之大源,主受纳腐熟水谷,其气以和降为顺。脾胃的受纳运化,中焦气机的升降,有赖于肝之疏泄,"土得木而达"。不论何种原因导致的胃脘痛,必然影响脾胃的正常功能而致停食停湿,影响气机的升降而出现气滞、气逆。因此提出治胃脘痛四大法则:一为治气,治气者一方面要疏肝解郁,行气止痛;另一方面要注意下气降气,使胃气和降。故理气是治疗胃脘痛的主要治法,正如张介宾在《景岳全书》中所述:"心腹痛胃脘痛证,多有因食、因寒、因气不顺者,然因食因寒,亦无不皆关于气,盖食停则气滞,寒留则气凝。所以治痛之要,但察其果属实邪,皆当以理气为主。"可见治气之重要。二为治湿消食,脾胃互为表里,脾胃失调常停湿停食,使中焦壅塞,气机不畅。故治湿消食之法,与行气解郁之法有异曲同工之妙,湿食既除,气机通畅,"通则不痛"。三为治瘀,胃脘痛气滞者多久病者多,气滞则血瘀,久病

必入络。《临证指南医案·胃脘痛》:"初病在经,久痛入络,以经主气,络主血,则可知其治气治血之当然也。凡气既久阻,血亦应病,循行之脉络自痹,而辛香理气,辛柔和血之法,实为对待必然之理。"四为治寒,胃为阳土,贪凉饮冷,过服生冷寒凉,常致气机凝滞,胃气不和,收引而痛,正如《素问·举痛论》所说:"寒气客于肠胃之间,膜原之下,血不得散,小络急引,故痛。"张介宾也认为胃痛一证,"因寒者常居八、九,因热者十惟一、二。"故夏师治胃痛多选辛散温中之品。常用治疗胃痛基本方由平胃散加减化裁而成:苍术、厚朴、陈皮、莱菔子、鸡内金、川楝子、香附、甘草。方中苍术、厚朴燥湿健脾治湿,鸡内金消食导滞;莱菔子下气降气,香附、川楝子理气疏肝。川芎、地龙、丹参化瘀止痛。全方性温,温中和胃辛香散寒。临床可根据寒热阴阳偏盛,正邪虚实,气血虚损等灵活加减。病例为一老年患者,气虚血瘀,以基本方加益气活血之品奏效。

4. 香砂六君子合小建中汤

药物组成　高良姜、桂枝、苏叶、苍术、川朴、陈皮、半夏、柴胡、元胡、枳壳各10g,香附、白芍、川楝子各12g,吴茱萸、砂仁、甘草各4.5g。

加减运用　泛水除,嗳气亦减。原方去吴茱萸、川楝子,更进3剂,诸恙消失。反酸者,加乌贼骨、煅瓦楞;痞满甚者,加焦三仙。

用药方法　水煎服,1日1剂。

适用病证　胃痛症,证系肝郁脾虚湿阻。症见胃脘痛而痞胀,嗳气泛水,不思纳食,苔白滑润,脉弦紧。

病案举例　齐某,女,60岁,1985年11月16日初诊。胃脘痛1周。患慢性浅表性胃炎6年,近年来频频发作。现胃脘痛而痞胀,嗳气泛水,不思纳食,苔白滑润,脉弦紧。药用:高良姜、桂枝、苏叶、苍术、川朴、陈皮、半夏、柴胡、元胡、枳壳各10g,香附、白芍、川楝子各12g,吴茱萸、砂仁、甘草各4.5g。每日1剂,水煎服。3剂后痛止,泛水除,嗳气亦减。原方去吴茱萸、川楝子,更进3剂,诸恙消失,纳食正常。再治以香砂六君子汤合小建中汤方5剂,一切正常。嘱服香砂六君子丸巩固,3个月后胃镜复查:未见明显异常。

验方来源　沈开金. 张德喜治疗胃脘痛经验. 山西中医,2001,17(5):2

临证阐释　《素问·举痛论》篇列举痛症凡13种,属寒者即有12

种,可见痛证以寒者居多。对于初痛患者,施以良附丸、桂枝汤、平胃散加吴茱萸、苏叶,达到温中散寒、理气止痛的目的;对于久痛虚寒病人,用香砂六君子合小建中汤,可起到温理脾胃、温中止痛的作用。张师谓:"温和药可治胃脘痛,就如同我们平时吃热东西胃就舒服,而吃冷食则总有些不适感一样。"《素问·举痛论》说"按之则热气至,热气至则痛止矣",讲的也正是这个道理。

5. 理气调胃汤

药物组成 香附15g,苏梗15g,苏叶15g,枳实15g,佛手10g,香橼皮10g。

加减运用 胃痞胀满者,加鸡内金、焦山楂、焦神曲、炒麦芽;胁痛胀甚,加柴胡、郁金;烧心嘈杂,加山栀子、淡豆豉或黄连、吴茱萸;疼痛剧,加延胡索、川楝子;偏于寒,加高良姜、毕澄茄;溃疡吞酸或有黑便,加白及、乌贼骨、三七粉等。

用药方法 将上药用水浸泡30分钟,煎20分钟,每剂煎2次,将所得药液混合。每日1剂,分2次温服。服用本方时,忌食辛辣之品。

适用病证 胃痛证,证系肝气犯胃兼湿热。症见胃脘胀痛,胸胁胀痛,胸闷嗳气,口干口苦,舌红苔黄薄腻,脉弦滑而数。

病案举例 王某,男,49岁。既往有胆囊病史3年。近因情志不畅而发病,曾于某医院肌注6542、平痛新等,痛未减,遂来本院就诊。刻下:胃脘胀痛,气冲胁背,右侧为甚,胸闷嗳气,泛恶欲吐,不敢进食,口干口苦,舌红苔黄薄腻,脉弦滑而数。四诊合参,证系肝气犯胃兼湿热。药用:香附、苏梗、苏叶、枳实各15g,山栀、淡豆豉、郁金各10g,延胡索15g,川楝子10g,炒白芍20g,甘草10g。水煎服,每100ml日2次口服。6剂后,疼痛全消,病已痊愈。

验方来源 于家军.李寿山调理脾胃验方撷萃.辽宁中医学院学报,2002,4(3):205

临证阐释 方中香附辛散苦降,微甘能和,性平芳香,为"气病之总司";苏梗、苏叶行气宽中,和胃止呕;枳实行气消痰,散结消痞;佛手芳香辛散,苦降温通;香橼辛苦酸温,宽中快膈。诸药合用,共奏疏肝解郁,理气和中,散结止痛之效。适用肝气犯胃兼湿热之胃痛证。

6. 芍药甘草汤合白芷甘草汤加减

药物组成 白芍 30g,甘草 15g,肉桂 10g,白芷 50g。

加减运用 酌情加减。

用药方法 水煎服,1日1剂。

适用病证 胃脘痛证属寒邪客胃。症见胃痛,每遇寒或食硬物易发胃痛,痛在剑突下及左上腹,伴胃胀、嘈杂、嗳气、反酸,胃肠间常有漉漉声,舌痛、口腔溃疡,舌淡紫、苔黄腻,脉细。

病案举例 周某,女,55岁,2005年11月15日初诊。患者素有胃痛,今年4月起加重。每遇寒或食硬物易发胃痛,痛在剑突下及左上腹,每天夜间疼痛甚剧,常因痛而醒,伴胃胀、嘈杂、嗳气、反酸,胃肠间常有漉漉声,舌痛、口腔溃疡,舌淡紫、苔黄腻,脉细。胃纤维镜检查示慢性萎缩性胃炎轻度,幽门螺杆菌阳性,病理检查示胃窦炎症:++,活动:++,萎缩:+。中医诊断胃脘痛,证属寒邪客胃。治宜缓急止痛,温中散寒,方用芍药甘草汤合白芷甘草汤加减。处方白芍30g,甘草15g,肉桂10g,白芷50g。3剂,每天1剂,水煎服。二诊服4剂,胃痛大减,近2天已不觉胃痛,嗳气止,口腔溃疡愈合,泛酸明显减少,继续调理而愈。

验方来源 金采映,朱蕾蕾. 蒋健教授治疗痛证验案1则. 新中医,2007,39(11):67

临证阐释 《伤寒论》之芍药甘草汤缓急止痛甚佳,"凡胃脘痛必用温药",蒋老师得此启示,每遇患者胃寒疼痛,常在芍药甘草汤基础上加白芷、肉桂,增强止痛之力。白芷甘草汤白芷、甘草是民间验方,《滇南本草》有"白芷能止胃冷腹痛寒痛"的记载,但未引起重视,蒋老师常重用30~50g,未见不良反应。《药性论》曰肉桂"主治九种心痛……止腹内冷气,痛不可忍……"。全方仅4味药,力专效宏,持续半年之胃痛竟在数日消失。蒋老师常以此方治疗十二指肠溃疡和慢性胃炎所致剧烈胃痛者,止痛效果甚佳。

7. 四逆散、四君子汤合金铃子散或活络效灵丹合方加减

药物组成 柴胡6g,白芍10g,枳壳6g,甘草3g,丹参12g,桃仁6g,当归身6g,三七5g,川楝子10g,元胡10g,党参15g,黄芪15g。

加减运用 胃痛减者,上方减党参,加乌药10g,郁金10g。胃脘刺

痛甚者,加乌药、郁金、赤芍等药;虚寒痛者,加乌药、干姜。

用药方法 水煎服,1日1剂。

适用病证 气滞血瘀阻滞胃络之胃痛。症见胃痛如针刺或刀割样,固定不移,拒按,舌黯紫或有瘀斑,脉弦涩。

病案举例 蔡某,女,66岁。胃脘痛反复发作10余年,近一周痛剧,痛如针刺,固定不移,拒按,舌黯紫或有瘀斑,脉弦细。俞老认为气滞血瘀阻滞胃络之胃痛,治以理气化瘀为主。处方:柴胡6g,白芍10g,枳壳6g,甘草3g,丹参12g,桃仁6g,当归身6g,三七5g,川楝子10g,元胡10g,党参15g,黄芪15g。服用5剂后,胃痛明显减轻,上方减党参,加乌药10g,郁金10g,又服用5剂胃痛消失。

验方来源 刘德荣.俞慎初教授从瘀论治内科杂病经验举隅.贵阳中医学院学报,1996,18(4):10

临证阐释 俞老认为气滞血瘀阻滞胃络之胃痛,临床常见胃痛如针刺或刀割样,固定不移,拒按,舌黯紫或有瘀斑,脉弦涩。治以理气化瘀为主。常用四逆散、四君子汤合金铃子散或活络效灵丹合方加减。用柴胡、白芍、枳壳、川楝子、元胡等药以疏肝理气,丹参、桃仁、当归身、三七以活血化瘀、疏通胃络,又配党参、黄芪以补脾益气。理气、祛瘀、补虚并治,效果较佳。

(郭仁真)

第二节 消化性溃疡

消化性溃疡指胃肠道黏膜被胃酸和胃蛋白酶等自身消化而发生的溃疡,其深度达到或穿透黏膜基层,直径多大于5mm。溃疡好发于胃和十二指肠,也可发生在食管下段、小肠、胃肠吻合口及其附近的肠袢,以及异位的胃黏膜。老年消化性溃疡是一常见病、多发病,有人认为其发病率可能占老年人的10%～12%,十二指肠溃疡多见于青壮年人,胃溃疡则多见于老年人。本病的病因尚未完全阐明,系药物、神经精神等因素对胃肠黏膜破坏超过黏膜抵御损伤和自身修复的能力所引起的综合结果。

第三章 消化系统疾病

辨证论治

消化性溃疡归属于中医"胃脘痛"、"痞证"、"嘈杂"、"吐酸"等范畴。其病因多由于情志失调、寒邪犯胃、饮食伤胃,脾胃虚弱等。病位主要在胃,涉及肝、脾两脏。临床辨证以虚证和虚实相兼证常见。病机为"不通则痛"或"不荣则痛"。临床辨证论治常分为寒邪客胃、饮食停滞、肝气犯胃、瘀血停滞、胃阴亏虚、脾胃虚寒7个证型。

1. 寒邪客胃证

症见胃痛暴作,恶寒喜暖,脘腹得温则痛减,遇寒则痛增,喜热饮,苔薄白,脉弦紧。治以散寒止痛。常用良附丸(《良方集腋》),由高良姜、香附组成。

2. 饮食停滞证

症见胃痛,脘腹胀满,嗳腐吞酸,或吐不消化食物,吐食或矢气后痛减,或大便不爽,苔厚腻,脉滑。治以消食导滞。常用保和丸(《丹溪心法》),由神曲、山楂、茯苓、半夏、陈皮、连翘、莱菔子组成。

3. 肝气犯胃证

症见胃脘胀满,攻撑作痛,脘痛连胁,嗳气频繁,大便不畅,每因情志因素而痛作,苔薄白,脉沉弦。治以疏肝理气。常用柴胡疏肝散(《景岳全书》),由柴胡、枳壳、芍药、甘草、香附、川芎组成。

4. 肝胃郁热证

症见胃脘灼痛,痛势急迫,烦躁易怒,泛酸嘈杂,口干口苦,舌红苔黄,脉弦或数。治以疏肝泄热和胃。常用化肝煎(《景岳全书》),由青皮、陈皮、芍药、丹皮、栀子、泽泻、贝母组成。

5. 瘀血停滞证

症见胃脘疼痛,痛有定处或拒按,或痛有针刺感,食后痛甚,或见吐血便黑,舌质紫黯,脉涩。治以活血化瘀。常用失笑散(《太平惠民和剂局方》)合丹参饮(《医宗金鉴》),由蒲黄、五灵脂、丹参、檀香、砂仁组成。

6. 胃阴亏虚证

症见胃痛隐隐,口燥咽干,大便干结,舌红少津,脉细数。治以养阴益胃。常用一贯煎(《柳州医话》)合芍药甘草汤(《伤寒论》),由沙参、麦冬、当归、生地、枸杞、川楝子、白芍、炙甘草组成。

7. 脾胃虚寒证

症见胃痛隐隐,喜温喜按,空腹痛甚,得食痛减,泛吐清水,纳差,神疲乏力,甚则手足不温,大便溏薄,舌淡苔白,脉迟缓。治以温中健脾。常用黄芪建中汤(《金匮要略》),由黄芪、白芍、桂枝、炙甘草、生姜、大枣、饴糖组成。

验方妙用

1. 理中汤加减

药物组成 白术15g,干姜10g,甘草6g,党参12g,小茴香10g,薏苡仁15g,陈皮12g,枳壳12g,厚朴10g,砂仁10g,云苓15g,元胡10g,乌贼骨15g。

加减运用 寒甚者,加味乌药、良姜;湿盛者,加味苍术;胀甚者,加味香附、郁金。

用药方法 水煎服,1日1剂。

适用病证 虚寒胃脘痛。症见胃痛喜按,反酸,脘胀,纳差乏味,四肢不温,口淡,舌淡、胖,苔薄白,脉沉迟。

病案举例 钟某,65岁,就诊日期:1992年4月16日。自述:每年冬春季节后食生冷之品,胃痛复作,曾三次做胃镜及钡餐造影均为:十二指肠球部溃疡,胃底糜烂。自服甲氰咪胍,乐得胃等药不能根除,近日工会组织外出春游,返回途中,吹风受凉,胃痛复发。诊见:胃痛喜按,反酸,脘胀,纳差乏味,四肢不温,口淡,察见舌淡,舌体略胖,苔薄白,脉沉迟。脉证合参,此乃年事已高,复感外寒直中脾胃,致使脾失健运,胃失和降,治宜温阳和胃,散寒止痛,方用理中汤加味。药用:白术15g,干姜10g,甘草6g,党参12g,小茴香10g,薏苡仁15g,陈皮12g,枳壳12g,厚朴10g,砂仁10g,云苓15g,元胡10g,乌贼骨15g。上药15剂后疼痛逐渐缓解,30剂后诸症消失,2个月后复查胃镜及钡餐报告:十二指肠球部溃疡基本愈合,胃底糜烂消失,后以六君子汤炼蜜为丸,以善其后。

验方来源 余永鑫.调治老年脾胃病验案琐谈.北京中医,1996,5(4):54~55

临证阐释 本例患者年事已高,元气充养脾胃功能下降,加之路途感受风寒与疲劳,以致脾胃受损,遵《内经》:"劳者温之","损者益之"之

原则,选用理中汤加味,方以干姜、小茴香温阳祛寒为主,四君加薏苡仁健脾祛湿为辅,陈皮、枳壳、厚朴、砂仁行气和胃,乌贼骨旨在治酸治疗溃疡,元胡意在止痛,全方不失为治疗老年阳虚型胃脘痛的一首良方。

2. 补中益气汤加减

药物组成 党参15g,白术15g,陈皮12g,升麻12g,柴胡12g,当归12g,黄芪15g,甘草6g,薏苡仁24g,云苓12g,藿香12g。

加减运用 加减:中气下陷者,加味葛根;气虚甚者,加党参、黄芪。

用药方法 水煎服,1日1剂。

适用病证 脾胃气虚之胃痛。症见胃脘坠胀不适,少气懒言,纳食乏味,便溏,头晕,舌淡,苔薄白稍腻,脉细弱。

病案举例 饶某,男,50岁,教师。患者素有胃病史三载,近日参加老年大学组织门球比赛,赛后自感体力不支,脘部隐痛不适,纳减,钡餐造影提示:胃下垂(胃小弯于髂脊连线9厘米),十二指肠球部溃疡。诊见:胃脘坠胀不适,少气懒言,纳食乏味,便溏,头晕,察见舌淡,苔薄白稍腻,脉细弱。细析脉证乃属脾胃气虚无疑,治拟调补脾胃,升阳益气,方用补中益气汤加减。药用:党参15g,白术15g,陈皮12g,升麻12g,柴胡12g,当归12g,黄芪15g,甘草6g,薏苡仁24g,云苓12g,藿香12g。服药10剂,胃痛渐除,食纳增加,肢体较前有力,共服62剂,诸恙悉平(钡餐造影复查示:胃小弯于髂脊连线2厘米处,十二指肠球部溃疡痊愈)。后嘱每天服用西洋参9克,开水加糖泡服半月,巩固疗效。

验方来源 余永鑫. 调治老年脾胃病验案琐谈. 北京中医,1996,5(4):54~55

临证阐释 久患胃疾,其气必虚,加之赛事过劳,更伤其气,遵《内经》:"虚者补之","陷者举之"之原则,选用补中益气汤,调补脾胃,升阳益气为主。脾胃气虚,运化吸收之能失职,日久水湿聚中,故见苔白腻,故加薏苡仁、藿香、云苓之属,一则芳香化湿健脾,二则清升浊降补而不腻。党参、白术、黄芪、云苓益气健脾,陈皮、柴胡以理气和中,升麻以升阳益气,藿香、云苓、薏苡仁以健脾利湿、化湿,共达脾健气升,湿化胃安之效。

3. 黄芪建中汤加减

药物组成 炙黄芪50g,桂枝6g,太子参12g,杭白芍12g,炙甘草

6g,当归12g,吴茱萸2g,川连3g,香附10g,甘松6g,佛手片10g,煅瓦楞子30g。

加减运用 加减:嘈杂者,加味石斛、玉竹;胀甚者,加味木香、郁金。

用药方法 水煎服,1日1剂。

适用病证 证属脾胃虚寒,运化失健。症见胃脘部疼痛反复发作,空腹尤甚,进食后缓解,喜温喜按,泛酸嘈杂,伴有恶心,大便溏,日1次,舌淡、苔薄白,脉沉细弦。

病案举例 岑某,男,75岁。2000年3月8日初诊。患者胃脘部疼痛反复发作4年,空腹尤甚,进食后缓解,喜温喜按,泛酸嘈杂,伴有恶心,大便溏,日1次,舌淡、苔薄白,脉沉细弦。半月前胃镜示:十二指肠球部溃疡;病理切片示:幽门腺黏膜慢性炎症。证属脾胃虚寒,运化失健。治拟补中益气,温运脾胃。取黄芪建中法。处方:炙黄芪50g,桂枝6g,太子参12g,杭白芍12g,炙甘草6g,当归12g,吴茱萸2g,川连3g,香附10g,甘松6g,佛手片10g,煅瓦楞子30g。24剂。日1剂,水煎服。药后,患者胃脘痛好转,有时仍感嘈杂,微嗳气饱胀,舌苔薄白,脉细弦,拟前方去香附加蒲公英30g、石斛30g,隔日1剂,调治2月余后,诸症皆和。胃镜复查:浅表性胃炎;病理切片示:幽门黏膜轻度浅表性炎症。

验方来源 张谈.张迪蛟辨治胃病验案5则.江苏中医药,2004,25(4):38～39

临证阐释 脾胃虚寒,运化失健。治拟补中益气,温运脾胃。取黄芪建中汤加减。黄芪、太子参以健脾益气,白芍、佛手、香附等药以疏肝理气,桂枝、吴茱萸温经止痛,当归以活血化瘀、疏通胃络,佐以川连清热,煅瓦楞以止酸。现代药理研究证实,黄芪建中汤有调整胃肠蠕动之功能,可抑制乙酰胆碱所致的胃痉挛现象,并能扩张胃内血管,改善局部微循环,还可不同程度地降低胃泌素水平,有利于炎症的消除和溃疡面的愈合。其中黄芪在治疗消化性溃疡时,用量须大,一般50～80g。本案是脾胃虚寒型,在温运脾胃的基础上,少佐清热药物,防止在服温胃散寒药物中出现"上火"现象。寒热并用,能相反相成,相得益彰,亦是药物配伍中反佐之需。

4. 小建中汤加减

药物组成 桂枝10g,白芍15g,炙甘草6g,生姜5g,吴茱萸3g,大枣5枚,饴糖60g(分冲)。

用药方法 水煎服,1日1剂。

适用病证 中阳不足、阴阳俱虚之胃痛。症见胃脘隐隐作痛,绵绵不休,得食稍减,喜温喜按,形寒倦怠,少气懒言,身体消瘦,面色少华。舌淡、苔白,脉涩而微弦。

病案举例 朱某,女,60岁,1995年4月26日初诊。胃脘疼痛10年。10年来反复发作胃脘部疼痛,中西药物迭进罔效。3天前行胃镜检查示:十二指肠球部溃疡。刻诊:胃脘隐隐作痛,绵绵不休,得食稍减,喜温喜按,形寒倦怠,少气懒言,身体消瘦,面色少华。舌淡、苔白,脉涩而微弦。药用:桂枝10g,白芍15g,炙甘草6g,生姜5g,吴茱萸3g,大枣5枚,饴糖60g(分冲)。每日1剂,水煎服。4月30日复诊:胃脘疼痛减轻,守方治疗,再进3剂痛止,唯感乏力少气,纳谷不香。此乃中气亏虚,生化乏源。原方稍有加减继服40剂后,体重增加,诸症消失。胃镜复查示十二指肠球部溃疡愈合良好。

验方来源 翟瑞柏.小建中汤新用.山西中医,2004,20(2):44～45

临证阐释 仲景云:"阳脉涩,阴脉弦,法以腹中急痛,先与小建中汤"。此例为小建中汤之证,治以小建中汤为主加吴茱萸散寒理气,可增强温中止痛的作用。小建中汤的应用,在仲景书中有五:①为心脾两虚,复感风寒的伤寒里虚悸烦证;②为邪陷少阳,土虚木乘的少阳兼腹痛证;③为阴阳两虚,气血失调的虚劳证;④为虚劳萎黄或发黄证;⑤为妇人腹痛证。观其病机都由中阳不足、阴阳俱虚所致。人体之阴阳,相互维持,相互平衡。虚劳病的发展,往往阴虚及阳,或阳病及阴,从而导致阴阳两虚之证。在治疗上,《内经》明训:"虚者补之,劳者温之",当甘温建中,缓急止痛,小建中汤最为恰当。此方为桂枝汤倍芍药重用饴糖而成,以桂、姜辛温通阳,芍、饴酸甘化阴,大枣、甘草缓中补虚,这样可建中气,调和阴阳,使中气得以四运,俾阴阳得以协调,寒热错杂诸症亦随之而解。尤在泾谓:"欲求阴阳之和者,必求于中气,求中气之立者,必以建中也"。加吴茱萸温胃散寒止痛,如李东垣所言"心下痛须用吴茱萸"。

5. 溃疡汤

药物组成　潞党参25g,紫丹参40g,北黄芪50g,仙鹤草20g,广郁金20g,五灵脂15g(包煎),汉三七10g(单包、冲服),广陈皮25g,缩砂仁15g,延胡索15g,醋香附15g,建神曲25g,煅瓦楞20g,杭白芍25g,炙甘草10g。

加减运用　胀甚者,加味青皮、木香、石斛;不欲饮食者加味内金、麦芽。

用药方法　水煎服,1日1剂。

适用病证　属气滞血瘀型胃脘痛。症见上腹疼痛,时作时止,偶有剧痛,入夜尤甚,食少腹胀,膈下痞闷,痛引两胁,窜及腰背,脘腹灼热,嗳气吞酸,偶有吐食,时而恶心,大便不调,或1日数次,或数日1次。舌质红紫,边尖瘀斑,苔薄黄、根部裂纹而少津,脉弦滑略数。

病案举例　赵某,男,51岁,干部,1990年3月17日初诊,自述上腹疼痛6年余,近半年多明显加重,时作时止,偶有剧痛,入夜尤甚。食少腹胀,膈下痞闷,痛引两胁,窜及腰背。脘腹灼热,嗳气吞酸,偶有吐食,时而恶心。大便不调,或1日数次,或数日1次,偶见黑便。面黄消瘦,舌质红紫,边尖瘀斑,苔薄黄、根部裂纹而少津,脉弦滑略数。经解放军某医院诊察,进行纤维胃内镜检查、做病理检验及便潜血试验,提示为胃小弯溃疡病灶二处,其大者为1.8cm×1.5cm,小者在0.5cm×0.7cm左右,并伴有胃黏膜异生,萎缩性胃炎。近3年共住院5次,此次住院2个月,疼痛缓解,饮食稍增而自动出院。经荐介就诊于余。据病史及症状,结合临床,辨其证系久痛入络,属气滞血瘀型胃脘痛。遂投"溃疡汤"12剂。方药:潞党参25g、紫丹参40g、北黄芪50g、仙鹤草20g、广郁金20g、五灵脂15g(包煎)、汉三七10g(单包、冲服)、广陈皮25g、缩砂仁15g、延胡索15g、醋香附15g、建神曲25g、煅瓦楞20g、杭白芍25g、炙甘草10g。上药水煎服,每日1剂,分3次服。4月2日二诊。前药尽,疼痛大减,饮食略增,夜痛明显减轻,食后稍有作胀,矢气较频,膈下痞闷消失。守上方将陈皮易为青皮20g,易香附为木香10g、易瓦楞子为石斛25g,继投12剂。4月16日三诊,唯夜间时有微痛,共服36付,改以"复健散"继服,每次2.5~3.0g,日3次冲服。

验方来源　马玉书.溃疡病验案3则.中医药学报,1994,5:

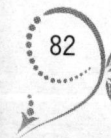

32～33

临证阐释 属气滞血瘀型胃脘痛,治以理气活血止痛。方药:潞党参、北黄芪、焦术益气养阴,鸡内金、炒麦芽、炙甘草、软柴胡、汉三七疏肝理气以活血,煎汤送服,上药除三七用1/2量外,其余各等份为细面吞服。用药2月,诸症皆无,体重增长4公斤。

6. 胃痛方(自拟方)

药物组成 黄芪30g,党参30g,白花蛇舌草30g,白芍30g,谷芽30g,麦芽30g,郁金15g,佛手15g,延胡索15g,川厚朴15g,乌梅15g,半枝莲20g,三七末(冲)3g。

用药方法 水煎服,1日1剂。

适用病证 证属脾胃气虚,湿郁化热,气滞血瘀。症见胃胀,纳差,消瘦,疲乏,口苦,舌黯红,苔黄厚,脉细弱。

病案举例 患者,男,65岁,干部。1989年3月因"胃胀痛反复5年、纳差、消瘦2个月"初诊。患者5年前因饮食不慎出现经常性胃胀痛,进食后明显。曾在某院做胃镜诊断为"慢性浅表性胃炎",口服维酶素等西药,效果不显,症状逐渐加重,纳差,体重减轻5kg。1周前在本院行胃镜复查并病检,诊断为"萎缩性胃炎伴肠上皮化生"。刻诊:胃胀,纳差,消瘦,疲乏,口苦,舌黯红,苔黄厚,脉细弱。梁老辨为胃痞,证属脾胃气虚,湿郁化热,气滞血瘀。治当健脾益胃,清热祛湿,行气活血诸法并用。处方:黄芪30g,党参30g,白花蛇舌草30g,白芍30g,谷芽30g,麦芽30g,郁金15g,佛手15g,延胡索15g,川厚朴15g,乌梅15g,半枝莲20g,三七末(冲)3g。连服4周,胃胀痛明显减轻,胃纳增进。舌苔薄白,脉细弱。改用健脾养胃,疏肝理气,活血祛瘀为法。处方:黄芪30g,党参30g,白芍30g,沙参15g,麦冬15g,郁金15g,佛手15g,延胡索15g,三七末(冲)3g。随症配服"胃乃安胶囊"(梁老经验方所制成药),连服半年,病人胃部症状消失,面色红润,体重增加6kg。复查胃镜及病理活检为"慢性浅表性胃炎"。嘱继续口服胃乃安胶囊以巩固疗效。

验方来源 穆雅丽.梁乃津慢性胃病治验.中国社区医师,2007,23(9):34～35

临证阐释 证属脾胃气虚,湿郁化热,气滞血瘀。治当健脾益胃,清热祛湿,行气活血诸法并用。梁老认为,慢性胃病的发病主要是情志

伤肝，肝失疏泄，木郁土壅，或饮食劳倦，损伤脾胃，土壅木郁，以致胃中气机阻滞。故胃病初起在气，气滞日久则影响血络通畅，以致血瘀胃络。慢性胃病多兼有血瘀，病人表现为胃痛固定、持续，时而刺痛，或有包块，舌黯红或有瘀斑、瘀点等。慢性胃病者多为病程迁延日久，或反复发作，致脾胃受损，出现面色萎滞，胃胀纳呆，腹胀便溏，体倦乏力，舌淡，脉弱等脾胃气虚症状，这些病人即使处于消化性溃疡或慢性胃炎的活动期，也不一定能表现出热象。但是，当病人出现口干口苦，舌苔变黄之时，此不必热象悉俱，亦属郁热。治疗可适当选用清热药，如蒲公英、黄芩、黄连、柴胡、天花粉等。但不能一概用清热之品，且要适可而止，因为这种热多在脾胃虚弱（气虚或阴虚）、气滞血瘀的基础上产生，过用苦寒，势必损伤脾胃，弊大于利。临床实践表明，清热药确能清除引起胃病的幽门螺杆菌，但对于体虚者配合使用益气养阴等扶正药，其疗效比单纯使用清热药者更佳。对于慢性胃病的"湿"，梁老认为此多因脾胃虚弱（气虚或阴虚），脾失健运，胃失和降，气机壅滞，水谷精微反变为湿，湿浊内生。对于虚实夹杂者，健脾养胃法可与行气活血或清热祛湿法等同用，这既可防止辛散药的伤津耗气和苦寒药的损气伤阳之弊，又可调整人体阴阳气血，增强抗病能力，对病情的恢复和防止其复发均非常有利。现代药理学研究表明，健脾益胃药能增强机体免疫功能，改善胃肠的消化、吸收、运动功能，从而改善人体自身营养状态，促进胃黏膜的修复与再生。

（郭仁真）

第三节　老年性便秘

肠内容物在肠内运行迟缓，排便次数减少，粪质坚硬，排便困难，超过2天无粪便排出者称便秘。通常以排便频率减少为主，一般每2～3天或更长时间排便1次即为便秘。便秘多发生于老年人。Poison等提出便秘者必须具备主观和客观的症状，多数学者认为老年人便秘含义有三：1. 排便次数减少，多数每2～3天以上排便1次；2. 粪便量不足或变得异常干燥；3. 排便费力伴有痛苦感、便后未尽感。与食物、医

源性、器质性病因、排空迟缓性、功能性出口梗阻等因素有关。

辨证论治

便秘是指便次太少,或排便困难、不畅,粪便干结、太硬、量少,是一种很常见的以便秘为主症的中医病症,严重时影响生活质量。便秘是老年人最常见的消化系统功能障碍表现。主要病机为大肠积热、气滞、寒凝、阴阳气血不足使大肠的传导功能迟缓。临床辨证为胃肠积热、气机郁滞、气虚、阴亏血虚、阳虚5个证型。

1. 胃肠积热证

症见大便干结、排便困难,间隔时间长,甚则肛裂出血,口苦口干,小便短赤,舌红,苔黄,脉滑数。治以清热润肠通便。常用麻子仁丸(《伤寒论》)加减,由麻子仁、麦冬、栀子、枳实、厚朴、杏仁、白芍、制大黄组成。

2. 气机郁滞证

症见排便费力,便后便意未尽,或艰涩不畅,胸胁痞满,腹中胀痛,嗳气频作,苔白,脉弦。病情与情绪密切相关。治以顺气导滞。常用六磨汤(《证治准绳》)加减,由乌药、枳实、槟榔、木香、沉香、制大黄组成。

3. 气虚证

症见大便燥结或软,有便意未尽,解时乏力,努则汗出气短,便后疲乏,倦怠懒言,面色无华,舌淡嫩,苔薄白,脉虚弱。治以益气健脾,润肠通便。常用补中益气汤(《脾胃论》)加减,由黄芪、党参、白术、当归、肉苁蓉、枳壳、陈皮、升麻、柴胡组成。

4. 阴亏血虚证

症见大便干结,排便困难,形体消瘦,面色不泽,心悸健忘,唇甲淡白,舌淡少津或舌红少苔,脉细弱或数。治以滋阴养血,润肠通便。常用润肠丸(《沈氏尊生书》)加减,由生地、当归、麻仁、桃仁、枳壳组成。

5. 阳虚证

症见大便干结或不干,排出困难,乏力气短,畏寒肢冷,腹中冷痛,腰膝酸软,小便清长,夜尿频多,舌淡嫩,苔白润,脉沉迟。治以温补脾肾,润肠通便。常用济川煎(《景岳全书》)加减,由当归、牛膝、肉苁蓉、泽泻、枳壳、升麻、肉桂组成。

验方妙用

1. 老人便秘方

药物组成 黄芪30g,银花20g,威灵仙10g,白芍20g,麻仁20g,肉苁蓉20g,厚朴10g,当归20g,酒大黄10g。

加减运用 大便连日得畅,可减免酒大黄;便燥严重加元明粉3~5g冲入;气虚重加党参20g;腹胀重加木香10g;腰腿酸软加杜仲10g,牛膝10~15g。

用药方法 水煎服,1日1剂,酒大黄不后下,此方可连服,待大便调顺再停药。

适用病证 老年便秘,证属气血阴液不足,燥热蕴六腑。大便干燥不畅,数日一行,腹满而痛,气短。舌嫩赤,苔黄浊。脉弦大,涩而少力,代止不匀。

病案举例 张某,男,81岁,原患糖尿病及冠心病、心房纤颤多年,现两病较稳定,但大便干燥不畅,数日一行,腹满而痛,曾用麻仁润肠丸有效,近日无效。如用泻药则便泻不止,虚惫气短。脉弦大,涩而少力,代止不匀。舌嫩赤,苔黄浊不均,证属气血阴液不足,燥热蕴六腑,宜标本兼治,补气养阴药中,辅以清降之品,以"老人便秘方"加元明粉3g,服药后大便得下,下后腹中舒泰,气力精神转佳。减去元明粉连服此方月余,大便1~2日一行,糖尿病及冠心病较前好转,脉仍代止,较前柔和有力,苔渐趋正常。改配丸剂,巩固疗效,两月后停药病愈。

验方来源 张丰强,郑英. 名老中医效验秘方精选. 北京:国际文化出版公司,1999,103

临证阐释 老年人便秘与一般习惯性便秘不同,因为年事已高,多有阴虚血燥、气虚不运等基本问题。所以单纯润肠药用久作用不大,而承气汤等泻法易引起正气愈虚等问题。此方以黄芪之补气,归芍之养血,麻仁、肉苁蓉之润燥以补虚治本。厚朴行气,酒大黄缓降,不后下免其致泻伤中等弊,方从"青麟丸"等方化裁而来;威灵仙通气利脏腑以治标,佐以银花清脏腑之热而不伤正。若大便数日不下,燥热明显,可加元明粉3~5g冲服,得便下即止,不可过量。威灵仙"宣通五脏,去腹内冷滞,心腹痰水",故胸腹不利,痰水气滞,脏腑不通之证皆有良效。此方之特点,一为重用黄芪健运中气;一为大黄不后下免其致泻,且可连服以缓调六腑功能;一为威灵仙可自胸腹至下腹通闭解结,三焦畅达,虽有痰水气滞等亦均得以疏导而解。

2. 当归润肠汤

药物组成 生熟地各10g,当归15g,桃红各10g,升麻5g,炙甘草6g,炒槟榔10g,火麻仁15g,熟大黄10g。

加减运用 幽门不全梗阻者加三七、丹参;癌症患者加土鳖虫。

用药方法 水煎服,1日1剂。

适用病证 肠燥便秘。大便干燥不畅,两三日一行,甚者干结如羊粪,伴有呕吐,吐出不消化之物,吐后为快。苔白腻,脉弦。

病案举例 李某,男,56岁,近3个月大便干燥不畅,两三日一行,甚者干结如羊粪,伴有呕吐,吐出不消化之物,吐后为快。体型消瘦,面色无华,苔白腻脉弦。此属反胃,瘀血内阻,阴津不得下润大肠,故腑气不行,大便干结难下,治宜活血润燥,用当归润肠汤。生熟地各10g,当归15g,桃红各10g,升麻5g,炙甘草6g,炒槟榔10g,火麻仁15g,熟大黄10g。水煎服,1日1剂,共5剂。服用3剂后大便通畅,食后不再呕吐,厚腻苔减退,又服用5剂,改用丸剂调理善后。

验方来源 邱德文.中国名老中医药专家学术经验集.贵州:贵州科技出版社,1999,275

临证阐释 本病大体属中医反胃范畴,多责之于瘀血内阻,胃气不得下降,阴津不得润肠,故腑气不行,大便干结难下,治宜活血润燥,用当归润肠汤有效。中医理论认为,六腑以通为顺,由于幽门不通,浊气不得下降,不独大便艰难不行,还会引起胃气上逆而反胃,故方中用二地、当归身养血润燥,桃仁、红花活血祛瘀,升麻升清,槟榔降浊,甘草和中,再加大黄、火麻仁,其活血祛瘀,润肠通下之力更强,使瘀血去幽门通,清升浊降,吐逆便秘自然蠲除。

3. 补中益气汤加减

药物组成 生黄芪30g,党参25g,肉苁蓉15g,陈皮6g,升麻3g,柴胡、白术、当归、杏仁、阿胶(烊)、枳壳各10g。

加减运用 虚寒甚,加味肉苁蓉。阴津不足者,加味阿胶、当归、火麻仁。

用药方法 将上药用水浸泡30分钟,煎30分钟,每剂煎2次,将所得药液混合。每日1剂,分2次温服。服用本方时,忌食辛辣之品。

适用病证 脾胃虚弱,血虚津亏便秘。症见面色萎黄,常感头晕,体倦乏力,饮食不思,气短乏力,自汗时作,大便6～7天一解,便后肛门下坠。舌胖、质淡苔薄白,脉细弦。

病案举例 陈某,女,49岁。教师。2002年2月10日初诊。因饮食不节,纳谷不佳,渐至大便秘结,排便不畅,便如球状,常以润肠通便之剂(麻仁丸、通便灵胶囊等)治疗5年,疗效渐减,深以为苦。诊见:面色萎黄,常感头晕,体倦乏力,饮食不思,气短乏力,自汗时作,大便6～7天一解,便后肛门下坠。察其舌胖、质淡苔薄白,脉细弦。证属脾胃虚弱,生化不足,血虚津亏。治从补益气血,润燥通便。方用补中益气汤加减:生黄芪30g,党参25g,肉苁蓉15g,陈皮6g,升麻3g,柴胡、白术、当归、杏仁、阿胶(烊)、枳壳各10g。7剂。常规煎服,每日1剂。服后便秘及诸症大减,后守法再进,治疗月余后,便通症除。

验方来源 陆维宏. 临床新用验案举隅. 河北中医,2005,25(4):181

临证阐释 补中益气汤出自《脾胃论》,历来被推崇为补中益气的代表方,临床应用广泛。此例为饮食不节,损伤脾胃,气血生化无源,气虚则大肠传送无力,血虚则津少不能滋润肠道,以致大便秘结。用补中益气汤加阿胶养血润燥,加肉苁蓉润肠通便,枳壳理气,杏仁宣肺润肠。药证相符,而获效也。

4. 茯苓甘草汤

药物组成 茯苓30g,当归30g,桂枝30g,生姜15g,炙甘草10g,制附子8g。

加减运用 便秘甚者,加味番泻叶;水肿甚者,加味白术;寒象甚者,加味附子、肉苁蓉。

用药方法 将上药用水浸泡30分钟,先煎制附子30分钟,再与余药共煎30分钟,每剂煎2次,将所得药液混合。每日1剂,分2次温服。服用本方时,忌食辛辣之品。

适用病证 心脾阳虚证便秘,症见气短,胸闷乏力,不欲进食,舌淡,齿痕明显,脉沉弱。

病案举例 申某,女,73岁,长春市人,2001年7月30日初诊,便秘30余年,浮肿、心悸10余年,加重2周。30余年前因生活操劳、作息不规律引起便秘,自认为是正常现象未在意,以后形成习惯性便秘,一般5～7天,长则10天以上1次。10余年前因劳累、心情不畅出现双下肢浮肿、心悸,随劳动、活动量大小加重或减轻,经省级医院诊为冠心病。2周前因过怒、过累、不欲进食而至今未大便,心悸加重,常觉气短、胸闷乏力,双腿沉重,行走困难。伴颜面发紧,双手胀痛,饮食减少。身体略瘦,颜面虚浮,面色晦黯,双手不温,微肿。唇舌淡,齿痕明显,脉沉弱。中医诊断:便秘、心悸、水肿,证属心脾两虚,治宜补益心脾,温阳化气。处方:茯苓30g,当归30g,桂枝30g,生姜15g,炙甘草10g,制附子8g,番泻叶代茶,便通为度。7剂,每日1剂,水煎温服,每日3次。2001年8月6日二诊:浮肿、心悸明显减轻,服药当天大便,至今大便3次。自觉面色好转,饮食量增,能做轻微家务。唇舌淡红,脉沉。调方:茯苓30g,当归30g,桂枝30g,生姜8g,炙甘草5g,制附子5g,大黄5g。7剂,每日1剂,水煎温服,每日3次。2001年8月13日三诊:大便每日1次,心悸胸闷气短消失,饮食正常。除行走时间长踝部稍见浮肿外,余无不适。继服7剂,10天服完停药。嘱平时常食鲫鱼汤。同年12月随访,未再复发。

验方来源 金东明.茯苓甘草汤治疗顽固性便秘验案.中国中医基础医学杂志,2004,10(4):50

临证阐释 本案便秘既有共性又有个性,其个性在于患者年事高,疾病症状多。便秘、心悸、水肿,证候不同,机理则一,均由心脾阳虚、温运失职,而致肠失传导,胸阳不振,水邪泛滥,故用茯苓甘草汤为主调治,加当归补血并润肠,现代药理研究证明能纠正心肌缺血;加附子壮元阳以温脾阳,加番泻叶代茶以利年高病体较快起效。以此扶正祛邪兼顾,脏腑同调,刚柔并进,而收良效。

5. 加味二陈汤

药物组成 陈皮15g,半夏15g,茯苓15g,甘草6g,枳实10g,槟榔9g,白术15g,柴胡10g,白芍10g。

加减运用 湿热甚者,加味黄芩、厚朴;气虚甚者,加柴胡、升麻、人参适量。

用药方法 将上药用水浸泡 30 分钟,煎 30 分钟,每剂煎 2 次,将所得药液混合。每日 1 剂,分 2 次温服。服用本方时,忌食辛辣之品。

适用病证 痰湿阻滞之便秘。大便黏腻不爽,里急后重感,形体肥胖,素喜食肥厚油腻,舌淡黯,苔厚腻,脉弦滑。

病案举例 黄某,女,74 岁。初诊:2003 年 5 月 18 日。有习惯性便秘史 10 年余,排便困难,或 4~5 天 1 次,或 6~7 天 1 次,大便时干结时质软;有便意时,多有胁腹胀痛,里急后重之感,而解时量少。大便色泽正常,无脓血便。患者形体肥胖,平素喜食肥腻,近年来排便困难、易激动。来我院就诊前曾在多家医院诊治,多用麻仁丸、番泻叶或小承气汤、大黄饮子加减组方,短期内疗效尚可,停药后依然如故。体检:体胖,面色晦黯,胸胁部有压痛、叩击痛,腹膨隆,左下腹可扪及肠型包块,无压痛,舌苔厚腻,脉弦。中医辨证:痰湿阻滞,通降失常。处方:陈皮 15g,半夏 15g,茯苓 15g,甘草 6g,枳实 10g,槟榔 9g,白术 15g,柴胡 10g,白芍 10g。每日 1 剂,早晚温服,服 10 剂。二诊,大便 2 天 1 次,通便顺利,体爽,胁腹胀痛消失,苔白腻,脉滑。治守前法,上方去柴胡、白芍,加黄芩 10g,瓜蒌仁 6g,服 7 剂。三诊,大便日 1 次,每日晨解,质软,苔薄,脉细数。患者自觉痊愈,要求出院,医嘱在上方基础上,去枳实、槟榔、黄芩,加大白术剂量至 25g,升麻、柴胡、人参各 10g,服 10 剂。电话随访,通便定时、正常。

验方来源 丰荣胜.加味二陈汤治疗习惯性便秘验案 3 则.成都中医,2004,16(4):372

临证阐释 便秘辨证虽分实秘、虚秘,但该患者疏于运动,身胖体虚,属痰湿阻滞气机,虚实相结。三焦气机不畅,清气不升,浊气不降,肠道运动不力,大肠传导失职,糟粕内停而为便秘。肺与大肠相表里,肺热、肺燥与痰湿均移于大肠,导致大肠传导失职亦成便秘。气滞于内,故胸胁痞闷胀痛。脉弦为肝脾不和,舌苔厚腻为内有痰湿,气滞湿阻之象。方用二陈汤理气化痰;枳实、槟榔破气攻下;柴胡、白芍疏肝解郁。便通则从虚着手,扶正祛邪。以升麻、柴胡、人参升提中气,加大白术剂量,是因该品自有通便之妙用。从该方服用效果看,诊治便秘,从治"痰"入手,往往产生意外之喜。

6. 运脾汤加味

药物组成 党参、白术各30g,茯苓30g,石菖蒲15g、麦芽15g、佛手15g,枳壳30g。

加减运用 脘胀甚者,加味厚朴、枳壳;虚寒明显者,加味肉苁蓉;便秘不通甚者,加味郁李仁、大黄。

用药方法 将上药用水浸泡30分钟,煎30分钟,每剂煎2次,将所得药液混合。每日1剂,分2次温服。服用本方时,忌食辛辣之品。

适用病证 证属脾虚不运,气机不畅之便秘。症见:大便秘结,3~5天1次,甚者7~8天1次。头晕纳差,脘腹胀痛,舌淡胖,苔白厚,脉细弱。

病案举例 段某,男,68岁,1997年5月17日初诊。患者大便秘结5年,便如羊矢,色黑,常3~5天1次,甚者7~8天1次。诊见:头晕纳差,脘腹胀痛,舌淡胖,苔白厚,脉细弱。证属脾虚不运,气机不畅。用自拟运脾汤加味。处方:党参、白术各30g,茯苓30g,石菖蒲、麦芽、佛手、肉苁蓉、郁李仁各15g,枳壳30g,大黄1g,甘草6g。水煎服,每天1剂。服3剂后,脘胀减轻,肠鸣漉漉,但大便秘结仍旧,头晕纳差仍在。上方枳壳量增至45g,以行气导滞,白术增至60g以健脾润肠,继服4剂后大便隔天一行,色黑而干,头晕减轻,纳食渐增。又服6剂,大便正常,色黄便软。再服6剂而愈。

验方来源 李文艳.王自立老中医验案3则.新中医,2003,35(9):61

临证阐释 脾以运为健、以运为补是王老对脾胃病治疗的指导思想,以健脾先运脾、运脾必调气为治疗原则创立了运脾汤。方用四君子汤补脾益气,枳壳、佛手调气促运,石菖蒲芳香醒脾化浊,麦芽消食化积。诸药合用,寓理气于补益之中,寓调气于健胃之间,共奏健脾促运、调气和胃之效。方中枳壳为运脾调气之关键,王老临床用此药最大量达80g,该药性味苦、微寒,入肺、脾、肝经,具有行气导滞、理气宽中之功效,既调节脾胃升降,又促进脾胃运化。根据脾运失健的程度,有小、中、大运之分,枳壳分别用量为10~15g,20~30g,35~60g。

(郭仁真)

第四章 内分泌与代谢系统疾病

第一节 老年人糖尿病

糖尿病是由于胰岛细胞不能正常分泌胰岛素,或靶细胞对胰岛素的敏感性降低,而引起糖、蛋白、脂肪和水、电解质代谢紊乱的一种疾病。老年糖尿病包括60岁以后发生的糖尿病或者是60岁以前发病延续到60岁以后者,具有发病率高,病程长,症状多不典型,并发症多,致残致死率高等临床特点。糖尿病病因及发病机制十分复杂,目前尚未完全阐明,传统学说认为与遗传、肥胖、饮食及精神紧张等因素有关。

辨证论治

老年糖尿病与成人糖尿病一样,属中医"消渴"等病范畴,其主要病机为本虚标实之证,虚为肝脾肾虚损,主在脾肾;实为湿浊瘀血,关键在瘀。临床辨证论治多将老年糖尿病辨证分为阴虚热盛、气阴两虚、阴阳两虚证3个证型。

1. 阴虚热盛证

此型较多见,症见烦渴多饮,多食易饥,尿频量多,大便干结,尿色混黄,舌红少津,苔黄而燥,脉滑数。治以滋阴清热。常用增液汤(《温病条辨》)合白虎汤(《伤寒论》)合消渴方(《丹溪心法》)加减。由生地、元参、麦冬、生石膏、知母、葛根、花粉、黄连、枳实组成。

2. 气阴两虚证

多饮、多尿、多食等不明显,症见口咽干燥,神疲乏力,气短,腰膝酸软,大便干结,或兼心悸自汗,或眩晕耳鸣,或肢体麻痛,或视物模糊,舌体胖或有齿印,舌苔白,脉沉细。治以益气养阴。常用生脉散(《内外伤辨惑论》)合增液汤(《温病条辨》)加味。由生黄芪、黄精、太子参、麦冬、五味子、生地、玄参、葛根、花粉、山药、山萸肉组成。

3. 阴阳两虚证

症见腰膝酸软,气短乏力,口干饮水不多,畏寒肢冷,颜面或下肢水肿,食欲减退,大便溏泻或泄泻便秘交替出现,小便混浊如膏,面色苍黄晦暗,耳轮干枯,齿摇发脱,阳痿,舌淡暗,苔白而干,脉沉细无力。治以育阴温阳、补肾活血。常用金匮肾气丸(《金匮要略》)合水陆二仙丹(《洪氏集验方》)加减。由熟地、山药、山萸肉、泽泻、茯苓、猪苓、芡实、金樱子、桂枝、附片、丹参、葛根组成。

验方妙用

1. 健脾益肾方

药物组成 生黄芪30~60g,山药9g,生地黄、枸杞子各9~15g,山茱萸9g,女贞子12~15g,补骨脂9g,葛根15g,丹参、鸡内金各9g,甘草6g。

加减运用 伴有畏寒者加肉桂;肢体麻木疼痛者加桃仁、红花、苏木、水蛭;泄泻者加苍术、薏苡仁、罂粟壳等;大便秘结者加大黄、当归;视物昏花者加白菊花、石斛、白芍药;皮肤瘙痒者加红花、白鲜皮、地肤子;疮疖痈肿者加金银花、忍冬藤、蒲公英、紫花地丁、马齿苋;呕恶不欲食者加黄连、佩兰、陈皮等。

用药方法 水煎服,每日1剂,早晚分服,3天为1个疗程。服药期间停用其他药物。

适用病证 本方适用于脾肾双亏证,其症为神疲懒言,倦怠乏力,腰膝酸软,多汗,夜尿频。舌体胖大,边有齿痕,舌质略黯,苔白稍腻,脉沉。

病案举例 李某,男,72岁。神疲乏力,腰膝酸软1年余,加重1个月。于1998年3月2日就诊。1年前查体时,空腹血糖11.1mmol/L,尿糖(++~+++),曾口服消渴丸等药物治疗,仍时有头晕、心慌,病情不稳定。刻下:神疲懒言,倦怠乏力,腰膝酸软,多汗,夜尿频,偶有口渴。查体:体态肥胖,面色略黯,舌体胖大,边有齿痕,舌质略黯,苔白稍腻,脉沉。化验检查:空腹血糖12.4mmol/L,尿糖(++),血肌酐与尿素氮正常,胆固醇6.8mmol/L,甘油三酯2.3mmol/L。血压150/95mmHg。西医诊断:糖尿病(2型);中医诊断:消渴。辨证为脾肾双亏。治宜健脾益肾,兼以活血化瘀。处方:生黄芪30g,山药9g,山茱萸9g,女贞子15g,补骨脂9g,葛根15g,苍术15g,玄参9g,丹参9g,佩兰9g,鸡内金12g,甘草6g。水煎服,每日1剂。半月后复诊,诸症明显减轻,舌质黯,苔白,脉沉。上方去佩兰,加水蛭3g,继服半个月,复查血糖8.1mmol/L,尿糖(+),诸症均明显减轻。后继服上方,每服3剂,停服1日,以巩固疗效。

验方来源 张洪,崔德芝,魏之玉.程益春教授健脾益肾法治疗老年糖尿病经验.河北中医,1999,21(6):359~360

临证阐释 方中黄芪甘温,补气升阳,山药甘平,补脾益肺肾,二药配伍,脾之气阴双补,肺、脾、肾三脏得益,又得葛根助脾升清阳之力,输津灌布全身,脾得健运则气血充足,运化通畅,四肢百骸、五脏六腑得养;生地黄、山茱萸、枸杞子、女贞子、补骨脂均为补肾药物,配伍滋阴养血,涩精固肾,益元气,补真精,固肾气,体现了阴阳双补的思想,达到阴中求阳、阳中求阴的目的;丹参活血以通行血脉,鸡内金运脾健胃固精除积滞,此二味药主要针对老年人体弱病久、易生瘀生湿停积的特点而设置。全方共奏健脾益肾、补气涩精之功,以达到脏腑得健、阴阳平衡、气血通畅、消渴自止的目的。

2. 健脾补肾化瘀方

药物组成 黄芪、淮山药各45g,苍术、玄参各10g,生地黄30g,山茱萸15g,牡丹皮10g,茯苓15g,五味子10g,枸杞子、地骨皮、丹参各20g。

加减运用 燥热偏盛者加生石膏、天花粉各30g,葛根15g,川芎10g,全瓜蒌15g,太子参20g;视物模糊者加石斛30g,谷精草15g,菊花15g;肢麻疼痛者加全蝎、川芎、赤芍药各10g;痈疽者加蒲公英20g,金银花、菊花、紫花地丁各15g;偏阳虚者加附子6g,淫羊藿15g;偏阴虚者加龟板、何首乌各15g。

用药方法 水煎服,每日1剂,分2次温服。

适用病证 本方适用于脾肾亏虚,瘀血阻络证,其症为口干、口渴,喜饮,尿频、量多,以夜尿多尤甚,小便混浊如脂膏,腰膝酸软,气短神疲,虚胖无力或日渐消瘦等正气虚弱之象,舌质黯红或有瘀斑,苔薄白或少苔,脉沉细。

病案举例 姚某,男,70岁。1994年10月19日就诊。查空腹血糖15.8mmol/L,尿糖(+++)。症见口干、口渴,喜饮,尿频、量多,混浊如脂膏,头晕神疲,气短无力,腰膝酸软,伴四肢麻木,舌黯红,边有瘀斑,少苔,脉沉细。证属脾肾亏虚,瘀血阻络。治宜健脾补肾,活血化瘀。投以基本方加全蝎、川芎各10g。未加胰岛素治疗。服药10剂后,自觉症状明显减轻,空腹血糖降至8.2mmol/L,尿糖(++)。首方连服1个月后,诸症消失,血糖正常。后以基本方巩固疗效,随访1年未复发。

验方来源 罗宏. 从脾肾论治老年糖尿病30例. 河北中医,1999,21(6):351~352

临证阐释 脾肾亏虚是老年糖尿病的主要病因病机,为病之本,而瘀血阻滞是其主要标证。消渴的治疗多从三消分治。但根据老年糖尿病的特点,可从脾肾论治,不必究其上、中、下三消,故择健脾补肾、活血化瘀之法治疗。健脾补肾化瘀方中重用黄芪补中益气而止渴,淮山药益脾阴固肾精,补脾之力尤著,二者配伍,气阴兼顾,脾气健旺,下元固壮;苍术燥湿健脾,有"敛脾,治精不禁、小便漏浊不止"之功;玄参能壮肾水以制浮游之火,为滋阴降火之要药,能制苍术辛燥之性,又能健脾而滋阴。以上两对药系施今墨先生药对经验,一阴一阳,一脾一肾,相互促进,共达降血糖之效。山茱萸补肾益精,为一味平补阴阳之要药;生地黄既能养阴生津,又可清热凉血;牡丹皮清热凉血而化瘀;茯苓健脾利湿;五味子益气生津,补肾固涩,是治疗老年人消渴之要药;枸杞子滋补肝肾,《汤液本草》载"主渴而引饮,肾病消中";地骨皮泻肾经浮火而止烦渴;丹参活血化瘀,使血行瘀去,以助肾复其能。据药理分析,黄芪、枸杞子、生地黄等有降血糖的作用。诸药合用,脾肾互济,阴阳并调,清热凉血,化瘀行血,达到标本同治目的。

3. **降糖止泻方**

药物组成 潞党参15g,怀山药30g,炒白术、石榴叶、补骨脂、肉豆蔻、诃子肉各10g,川黄连5g,生黄芪20g。

加减运用 冠心病者加丹参10g,降香5g;肾功能不全者重用黄芪60g,加连皮茯苓30g;血脂高者加葛根10g,炒苍术10g;有肝损害者加炒白芍10g,生山楂20g。

用药方法 每日1剂,水煎取300ml,每次服150ml,每日2次,30天为1个疗程,空腹血糖>12mmol/L者加用达美康80mg,每日2次,口服。

适用病证 本方适用于气虚血瘀证,其症形体消瘦,面色少华虚浮,舌质紫暗,舌苔薄白略腻,脉沉细弱。

病案举例 柳某,男,85岁,2005年1月3日就诊。患糖尿病30余年,间断性腹泻史5年,近1月来加重,大便日行7~8次,稀便量少含不消化食物,便中无红白黏冻,无里急后重感,多次大便培养均无细菌生长。症见:形体消瘦,面色少华虚浮,脉沉细弱,舌苔薄白略腻,舌质紫暗。空腹血糖12.4mmol/L。心电图示左前分支传导阻滞。尿素氮10.2mmol/L。中医诊断:腹泻,证属脾肾两虚,清气下陷,气虚血瘀。处方:潞党参15g,怀山药30g,炒白术、补骨脂、肉豆蔻、诃子、丹参各10g,川黄连、降香各5g,生黄芪20g。治疗1个月,腹泻停止,空腹血糖3.9~6.2mmol/L,随访6个月,大便正常,血糖稳定。

验方来源 何有为.降糖止泻方治疗老年糖尿病性腹泻临床观察.湖北中医杂志,2007,29(7):37

临证阐释 老年糖尿病病程较长,缠绵难愈,脾失健运,肾气不化而导致糖尿病性腹泻反复发作。降糖止泻方具有健脾益肾止泻,调节肠道功能,并有降血糖的作用。方中党参补中气,和脾胃,除烦渴;黄芪为降血糖之良药,《医学衷中参西录》中玉液汤以黄芪配山药、葛根、知母等药,主治消渴症;山药入肺脾肾三脏,《本草纲目》记载其有益肾气,健脾胃,止泻痢之功;黄芪配山药也是当代名医施今墨先生用于降血糖的有效对药;白术健脾运中,燥湿止泻;补骨脂、肉豆蔻同用亦即《本事方》中二神丸之义,补脾肾,涩肠止泻;诃子肉酸收固涩、止泻降糖作用尤著;石榴叶固涩止泻;黄连清热止泻,全方共用,配伍严谨,相得益彰,久服未发现有副作用。

4. 温肾健脾方

药物组成 黄芪、党参、熟地、枸杞子、仙灵脾、菟丝子各15g,炒山药20g,茯苓、山萸肉、牛膝各12g,炒白术、杜仲、当归各10g。

加减运用 若四肢发凉,麻木较甚,加桂枝12g,附片6g;气滞血瘀者,加陈皮12g,丹参15g,桃仁10g。

用药方法 水煎300ml,每次150ml,每日2次,20天为1疗程。

适用病证 本方适用于脾肾阳虚,瘀血内阻证,其症口干,口黏,多尿,畏寒怕冷,乏困无力,四肢发凉,有时麻木,食纳差,食后腹胀,大便调,舌暗淡、体胖边有齿痕、舌底脉络迂曲,脉沉细。

病案举例 王某,男,76岁。有糖尿病病史5年余,血糖波动在8~10mmol/L,尿糖(+++~++++),症见口干,口黏,多尿,畏寒怕冷,乏困无力,四肢发凉,有时麻木,食纳差,食后腹胀,大便调,舌暗淡、体胖边有齿痕、舌底脉络迂曲,脉沉细,辨证为脾肾阳虚,瘀血内阻,治以温肾健脾,佐以活血化瘀,方用:炒山药20g,熟地、黄芪、党参、菟丝子、丹参、牛膝各15g,当归、山萸肉、茯苓各12g,炒白术、杜仲、桂枝、桃仁各10g,水煎300ml,每次150ml,每日2次,连服20剂,口干、怕冷等症状明显减轻,空腹血糖8.9mmol/L,后将此方配成丸药,连服2月,口干、口黏、多尿、怕冷等症完全消失,空腹血糖6.8mmol/L。

验方来源 白丽君,张赛莉,贾芝珍.温肾健脾法治疗老年糖尿病56例.陕西中医,2004,25(3):203~204

临证阐释 消渴病的病机本属阴虚燥热,但老年患者常多种疾病共存,脏腑功能亏虚,加之病程较长,缠绵难愈,病久燥热耗气伤津,导致五脏亏损,而以脾肾阳虚为主,阳气亏虚,血液运行不畅,瘀血阻滞,常出现口干、口黏但不欲多饮,畏寒怕冷,颜面虚浮肿胀,四肢麻木等症,作者采用温补脾肾,活血化瘀,使脾肾阳气得以温煦,肢体得以温养。先贤云:善补阳者,必于阴中求阳。方中熟地、山药、山萸肉、枸杞子,培补肾精,是为阴中求阳之用;杜仲,菟丝子,补益肝肾,壮腰益精;肾为先天,脾为后天,两脏相济,温运周身,肾虚日久,不能温煦脾土,致脾气亏虚,甚则下陷;作者在临床实践中体会到脾气虚弱,中气不足,贯穿于老年糖尿病的全过程,久而久之,又加重肾阳亏损,因此对于久病肾虚者,在补肾的基础上,佐以健脾益气的黄芪,党参,白术。党参补中气,和脾胃,除烦渴;黄芪为降血糖之良药,《医学衷中参西录》玉液汤以黄芪配山药,葛根,知母等药主治消渴病,山药入肺脾肾三脏,《本草纲目》记载其有益肾气,健脾胃之功;黄芪配山药也是当代名医施今墨先生用于降血糖的有效对药;白术健脾运中,现代医学证实白术有降血糖的作用,诸药配伍应用,使先天得补,后天得养,两者相得益彰。对于消渴病的治疗,始终应不忘阴虚燥热的根本,即使出现畏寒怕冷,面色苍白等阳虚之证,也应"谨查阴阳而调之,以平为期",致"阴平阳秘,精神乃治",而且在治疗的过程中往往阴损及阳,故在治疗中滋阴不忘补气,固涩有赖壮阳,在补阴药中加用参,芪,桂,附等补气温阳,使五脏温煦,阴阳平和。久病多瘀,同样存在于消渴病中,治疗时,运用活血化瘀,切忌行气活血太过,应在养阴药中稍佐化瘀之品,量宜小,祛瘀而不耗阴,活血而不伤正,使正气得复,诸症得除。

5. 金匮肾气丸

药物组成 肉桂3g,附子10g,生熟地(各)10g,枸杞子10g,生山药20g,麦冬10g,花粉10g,五味子4g,茯苓10g,党参10g,甘草6g。

加减运用 其中燥热炽盛,多饮、多食症状偏重,烦躁易怒,溲赤便秘,基础方加石膏30g,制大黄10g;血瘀,舌紫暗,舌体瘀斑,舌下脉络迂曲,加丹参10g,地龙10g;气虚,倦怠乏力,加黄芪30g。

用药方法 水煎服,日1剂。以15天为1个疗程,连续治疗3个疗程。同时控制饮食,适当运动。

适用病证 本方适用于阴阳两虚证,其症腰膝酸软,气短乏力,口干饮水不多,畏寒肢冷,颜面或下肢水肿,食欲减退,大便溏泻或泄泻便秘交替出现,小便混浊如膏,面色苍黄晦暗,耳轮干枯,齿摇发脱,阳痿,舌淡暗,苔白而干,脉沉细无力。

病案举例 张某,女,68岁,入院日期1995年11月20日,患者糖尿病病史16个月,经饮食控制,服磺脲类、双胍类降糖药疗效不显,入院诊治。查空腹血糖11.7mmol/L,尿糖+++,症见:口渴喜饮,尿多频数不痛,多食而饥,面色黧黑,伴腰膝酸软无力,四肢欠温,畏寒怕冷,舌红苔白而干,脉沉细,重按无力。治疗用上述基本方,服药1个疗程后,复查血糖8.2mmol/L,尿糖(±),上述症状均明显缓解,继服2个疗程,血糖5.8mmol/L,尿糖(一),诸症消除。汤药每日1剂改为1周

3剂巩固疗效,出院后以消渴丸10粒晨服维持,随访至今未复发。

验方来源 孙飞,贾宝玲.温阳滋阴法治疗老年糖尿病115例.内蒙古中医药,2002,(10):5～6

临证阐释 方中生熟地、枸杞子、生山药滋补肾阴、兼补肺脾之阴;花粉入肺胃经、生津止渴;麦冬养阴润肺、益胃生津;五味子敛肺滋肾生津;茯苓利水渗湿,与温补肾阳药相配,补中寓泻,以使补而不腻;党参益气生津,甘草解毒泻火和诸药。全方温肾阳、补肾阴、兼补肺脾胃之阴,诸药合用,可谓药证合拍。

6. 益补肝肾活血方

药物组成 西洋参粉6g(冲服),当归10g,白芍10g,生地15g,丹参15g。

加减运用 阴虚燥热甚者加花粉、沙参、栀子;胃热甚者加石膏、知母;胸闷痛者加元胡、郁金、枳壳、川楝子;心悸者加枣仁、远志、柏子仁、元肉;眩晕者加天麻、钩藤、夏枯草;视物昏花加菊花、枸杞子、石决明;肥胖者或高脂血症者加泽泻、山楂、草决明;双下肢浮肿者加苍术、汉防己、牛膝;肢体麻木不遂者加地龙、全蝎、蜈蚣、鸡血藤。

用药方法 服药1个月为1疗程,服药期间控制饮食,并适当进行体育锻炼和心理疗法。

适用病证 本方适用于肝肾阴亏,脉络瘀阻证,其症口干渴喜饮,尿频量多,神疲乏力,腰膝酸软,舌质暗红少津,脉沉细。

病案举例 赵某,男性,64岁。患者以尿频、乏力、口干渴5年余,胸闷痛阵作1周,于1992年7月19日以2型糖尿病并发冠心病收入院。入院时患者尿频量多,口干喜饮,肢软乏力,腰酸痛,胸闷痛阵作,气短,动则尤甚,夜寐不安,舌质暗红,苔薄白而少津,脉沉细。化验空腹血糖11.2mmol/L,餐后2小时血糖16.3mmol/L。尿糖(++)。心电图提示:冠状动脉供血不足(ST段:V_3～V_5下移0.05mV)。T波:Ⅰ、AVL、V_2～V_5双向)。中医辨证属气阴两虚型消渴,气阴两虚、脉络瘀阻之胸痹。西医诊断:2型糖尿病并发冠心病。治法:益气补肝肾、活血通络。方药:西洋参粉6g(冲服),当归10g,白芍10g,生地10g,川楝子15g,郁金10g,丹参15g,花粉15g,枣仁30g,远志10g,水煎服日1剂。服药1周后症状明显减轻,查空腹血糖8.9mmol/L,尿糖（＋）。继服前方1月后诸症悉除。化验空腹血糖5.6mmol/L,餐后2小时血糖7.2mmol/L,尿糖阴性。心电图示冠状动脉供血不足（ST段：V_4,V_5下移0.05mV）。将原方浓缩制成颗粒6g,每日2次服,以巩固疗效,准予出院。半年后复查空腹血糖6.2mmol/L,尿糖阴性,胸痛未作。

验方来源 赵刃,包巨太．益补肝肾活血法治疗老年糖尿病84例．黑龙江中医药,1996,(6):6～7

临证阐释 糖尿病属祖国医学"消渴"范畴,其病变脏腑与肺、胃、肾有关,主要病机为阴虚燥热内生而致消渴,而中医认为老年人体虚正气不足,肝肾阴亏,气虚则血运无力,必致瘀血阻络,正如王清任所说"无气即虚,必不能达于血管,血管无力,必停留而瘀"。故老年型糖尿病以气虚肝肾阴亏,虚火内生,瘀血阻络为主要病机,属本虚标实之证。治疗当以益气补肝肾活血之法,方中西洋参味苦微甘性寒能益气养阴;当归、白芍、生地,滋补肝肾、敛阴柔肝、消降虚火,且当归能补血养肝、又能行血,为血中之气药;丹参活血化瘀通络。诸药合用具有益气扶正,补肝肾,活血通络之功效。

7. 玉液汤

药物组成 山药20g,黄芪20g,天花粉30g,知母20g,葛根20g,五味子20g。

加减运用 肺胃阴虚加百合、石斛;肺肾阴虚加女贞子、菟丝子;阴阳两虚加仙灵脾、鹿角胶、补骨脂;阴虚热盛加石膏、知母;兼络脉瘀阻者加丹参、山楂、三七粉(冲)。

用药方法 每日1剂,水煎服,早、晚各1次。

适用病证 本方适用于气阴两虚证,其症乏力,腰酸,口渴,尿多,头晕,耳鸣,胸闷,心悸,便秘,消瘦,舌质红,苔少,脉沉细无力。

病案举例 尚某,女,63岁。乏力腰酸半年,伴口渴尿多5个月,兼见头晕耳鸣,胸闷心悸,便秘,消瘦(体重由64kg降至56kg),舌质红,苔少,脉沉细无力。化验:空腹血糖13.7mmol/L,餐后2h血糖15.8mmol/L,24h尿糖定量40g,血胆固醇6.8mmol/L,甘油三酯3.1mmol/L,心电图示:冠状动脉供血不足。诊断为老年糖尿病,证属气阴两虚,遂投玉液汤加减以益气养阴。处方:山药20g,黄芪20g,天

花粉30g,太子参15g,知母20g,葛根20g,熟地20g,山茱萸20g,枸杞子20g,黄精20g,麦冬20g,丹参15g,山楂15g。每日1剂,水煎早晚2次分服。服7剂后,乏力口渴症状减轻,复查空腹血糖10.9mmol/L,服20剂后临床诸症基本消失,大便正常,查空腹血糖6.5mmol/L,餐后2h血糖8.4mmol/L,24h尿糖定量500mg,心电图冠状动脉供血不足较治疗前明显好转。嘱停服汤药后改服六味地黄丸每日2次,每次1丸。

验方来源 崔颖,李志云. 玉液汤为主治疗老年糖尿病104例. 吉林中医药,2006,26(6):26

临证阐释 笔者认为,老年糖尿病以阴虚为发病关键,初始多见阴虚热盛,阴虚在肺肾,热盛在肺胃;随着疾病的进展及正气的消耗,呈现气阴两虚证。此时气虚以脾气虚为主,阴虚以肾阴虚为主。因此,气阴两虚是老年糖尿病的病理生理特点。基于上述认识,故以玉液汤为基本方益气健脾,滋肾养阴,临床随症加减。方中天花粉、知母、麦冬、葛根养阴生津;熟地、山茱萸、枸杞子、黄精滋补肾阴;黄芪、山药、太子参益气健脾;诸药合用共奏益气养阴之功,使脏腑滋润,气血充足则诸症消失。现代药理研究也证实,熟地、山药、枸杞子、黄精、葛根均有较好的降糖作用,丹参、山楂有扩张血管改善微循环、降血脂作用。因此上药共用既可调整糖代谢,又可预防各种并发症的发生,是治疗老年糖尿病较为理想的方药。

(吴 敏)

第二节 老年骨质疏松症

老年骨质疏松症是一种渐进性的以骨组织退行性改变为主的全身代谢性骨骼疾病。其发生发展常常呈潜在性,早期可无任何症状或症状轻微,中后期则可出现明显的症状,如骨痛、骨关节功能障碍,甚至驼背和骨折等,严重影响生活质量。本病女性较男性多见,常见于绝经后妇女和老年人。与老年人性激素分泌减少、钙调节激素的分泌失调及营养缺乏等因素有关。

辨证论治

老年骨质疏松症属中医"骨痿"、"骨痹"等病范畴,其主要病机为脾肾两虚。临床辨证论治常分为肝肾阴虚证、脾气虚衰证、肾阳虚衰证、肾精不足证、风邪偏盛证5个证型。

1. 肝肾阴虚证

症见腰膝酸痛,眩晕耳鸣,失眠多梦,患部痿软微热,关节僵硬。男子阳强易举,遗精,妇女经少经闭,或崩漏,形体消瘦,潮热盗汗,五心烦热,咽干颧红,溲黄便干,舌红少津,脉细数。治以滋阴壮骨,益肾填精。方选左归丸(《景岳全书》)。由熟地、山药、枸杞、山茱萸、川牛膝、鹿角胶、龟板胶、菟丝子组成。

2. 脾气虚衰证

症见腰背酸痛,双膝行走无力,甚则轻微运动就引起胸背剧痛,或腰弯背驼,纳少腹胀,饭后尤甚,大便溏薄,肢体倦怠,少气懒言,面色萎黄或㿠白,或浮肿,或消瘦,舌淡苔白,脉缓弱无力。治以健脾益气,温阳补肾。方选参苓白术散(《太平惠民和剂局方》)。由莲子肉、薏苡仁、砂仁、桔梗、白扁豆、茯苓、人参、白术、山药、陈皮、炙甘草组成。

3. 肾阳虚衰证

症见腰膝酸软而痛,畏寒肢冷,尤以下肢为甚,头晕目眩,精神萎靡,面色苍白或黧黑,或阳痿,或大便久泻不止,完谷不化,五更泄泻,或浮肿,腰以下为甚,按之凹陷不起,舌淡胖,苔白,脉沉弱。治以温肾助阳补虚。方选右归丸(《景岳全书》)。由熟地、制附子、肉桂、山药、菟丝子、鹿角胶、枸杞、杜仲、山茱萸、当归组成。

4. 肾精不足证

症见患部酸楚隐痛,筋骨痿弱无力,表现为早衰,发脱齿摇,健忘恍惚,舌红,脉细弱。治以滋肾填精补血。方选河车大造丸(《本草纲目》)。由紫河车、熟地黄、天冬、麦冬、杜仲(盐炒)、牛膝(盐炒)、黄柏(盐炒)、龟甲组成。

5. 风邪偏盛证

症见患部瘙痒,红斑,游走性关节疼痛,肢节屈伸不利,手足麻木不仁,舌淡,苔薄白,脉浮。治以祛风通痹止痛。方选防风汤(《宣明论

方》)。由防风、当归、赤茯苓、杏仁、官桂、黄芩、秦艽、葛根、麻黄、甘草组成。

验方妙用

1. 独活寄生汤

药物组成 独活15g,桑寄生、杜仲、牛膝、秦艽、茯苓、桂心、防风、川芎、人参、当归、白芍、熟地、红花各10g,细辛、甘草各6g,蜈蚣1条。

加减运用 脾肾阳虚,风寒湿邪偏盛,疼痛较重者,加制川乌8g,鹿角霜10g;脾虚湿困纳呆者,加砂仁、木香各10g,生姜3片;肝肾阴虚、虚火内扰者,去细辛、人参、桂心、白芍,熟地改用赤芍、生地各10g,加鳖甲、龟板、桂枝各10g;气血亏虚较重者加大枣10枚,黄芪30g;瘀血较重者加玄胡10g。

用药方法 每日1剂,每天服3次,连服12剂为1疗程。

适用病证 本方适用于脾肾双亏证,其症为腰背酸痛,轻微转身则疼痛剧烈,面色晦暗,精神差,舌质淡胖,边有齿印,苔白,脉沉细。

病案举例 黄某,女,82岁,于2005年12月18日初诊。患者自1999年2月1日开始出现腰部疼痛,逐渐加重,每年冬季尤甚。7天前病情加重,卧床不起,轻微转身则疼痛剧烈,无法入睡。生活不能自理,纳差,大小便可。X线表现为:胸腰椎重度骨质疏松。入院予以乐力钙,尼尔雌醇,安宫黄体醇,降钙素治疗15天无效。诊见:面色晦暗,精神差;胸腰椎广泛压痛,叩击痛;神经检查正常;舌质淡胖,边有齿印,苔白,脉沉细。诊断:老年性重度骨疏松症,剧烈腰背痛。证为:脾肾阳虚,风寒湿邪偏盛,脾虚湿困。治法:补肾健脾,祛风除湿,活络止痛。处方:独活15g,桑寄生,杜仲,牛膝,秦艽,茯苓,桂心,防风,川芎,人参,当归,白芍,熟地,红花,鹿角霜,砂仁各10g,制川乌8g,细辛,甘草各6g,蜈蚣1条,生姜3片。服1剂后腰部疼痛好转;2剂后床上坐起;3剂后由他人帮助撑扶下地行走;5剂后,自扶手杖行走。

验方来源 况光荣,黎伟燕.独活寄生汤加减治疗老年性骨质疏松症腰背痛182例疗效观察.云南中医中药杂志,2007,28(8):23~24

临证阐释 治疗本病如只从补法入手,一味补益,则有"闭门留寇"之弊,难以达到改善疼痛的目的。独活寄生汤首载于《备急千金要方》,

至今仍是治疗痹证日久,肝肾不足,气血两虚之常用方。张秉成在《成方便读》中解释本方:熟地,牛膝,杜仲,寄生补肝益肾,壮骨强筋;归、芍、川芎和营养血;参、苓、甘草益气扶脾;独活,杜仲,细辛入肾经,能搜伏风,使之外出;桂心能入肝肾血分而祛寒,秦艽、防风为祛风药,周行肌表,且又风能胜湿。方加红花,蜈蚣助搜风通络,活血止痛之功。正好满足治疗本病需补肝,益肾,健脾,祛风,除湿,散寒,活血,化瘀,止痛的要求;去细辛、人参、白芍、熟地改用赤芍、生地,加鳖甲,龟板,可治疗肝肾阴虚,虚火内扰者。再根据肾、肝、脾亏虚,风、寒、湿、瘀血内阻的具体程度适当加减,可更好地发挥独活寄生汤治疗骨质疏松症腰背部疼痛的作用。

2. 二仙坚骨汤

药物组成 仙茅、仙灵脾各12g,当归15g,知母9g,川柏6g,巴戟天9g,生芪30g,熟地24g,炙自然铜、生龙骨、生牡蛎各24g(先煎),炙内金9g。

加减运用 阴虚者加龟板、杞子;阳虚者加鹿角胶、苁蓉;气血二虚者加党参、茯苓、阿胶、紫河车;血瘀者加地鳖虫、参三七。

用药方法 每日1剂,水煎服,7剂为1疗程。

适用病证 本方适用于脾肾亏虚证,其症腰部酸冷疼痛,引背彻骶,下肢麻木,弯腰欠利,伴眩晕耳鸣,四肢欠温,纳差,大便溏薄,小便清长。舌淡胖苔薄,脉沉细。

病案举例 杨某,女,62岁,1993年2月15日初诊。腰部酸冷疼痛,引背彻骶,下肢麻木,弯腰欠利,伴眩晕耳鸣,四肢欠温,纳谷不馨,大便溏薄,小便清长。症见形体羸弱,精神萎顿,动作迟缓,步态欠稳,胸腰段椎体呈圆背畸形,$T_9 \sim L_4$椎体棘突叩击痛(+),舌淡胖苔薄,脉沉细。X线摄片提示:$T_7 \sim L_5$椎体骨质普遍疏松,$T_{11} \sim L_1$椎体楔状改变,$L_1 \sim L_5$椎体后缘唇样增生。症属腰背痛。端由脾肾亏虚,骨失温养。治拟补肾益脾,强筋壮骨,方用二仙坚骨汤加鹿角胶12g,肉豆蔻6g(后下)。二诊:药进7剂,腰背部酸冷疼痛十去其五,下肢麻木,眩晕耳鸣,形寒肢冷显见转机,胃纳有加,二便近常,舌淡苔薄,脉虚细。法奏著效,治不更章。前方去肉豆蔻加川断再进14剂。三诊:二投补肾益脾,强筋壮骨之剂,腰背部酸冷疼痛,下肢麻木基本消失,形寒肢

冷,眩晕耳鸣,精神萎顿近愈,活动近常,T_9～L_4棘突叩击痛(一),舌淡苔薄,脉弦细。守上方再进14剂,以收全功。

验方来源 张贵有.二仙坚骨汤治疗老年性脊椎骨质疏松所致腰背部疼痛65例报告.中国中医骨伤科杂志,1999,7(2):28～29

临证阐释 实验证明,仙灵脾具有雄性激素样作用,既能抑制骨吸收,又能刺激衍化增生成骨细胞,产生较多的骨基质,使骨代谢转为正平衡,在有效地维持病骨骨量的同时,还能使已丢失的骨质得以一定程度的恢复。熟地补肾填精,龙骨、牡蛎壮骨益髓,黄芪补气培元,鸡内金健脾固精,自然铜为接骨疗伤之要药,现代药理学证明,其为一个丰富的人体必需微量元素补给库,富含的铜、铁、锌、锰等有利于病骨组织骨胶原合成,钙磷代谢及骨矿的沉积,从而增强骨骼的生物力学的强度。诸药合用,使肾脾得以补益,骨体得以营养,骨骼得以修复,疼痛趋愈。

3. 骨痿汤

药物组成 熟地黄25g,山药20g,淫羊藿、枸杞各15g,骨碎补、自然铜、菟丝子、党参、白术各12g,当归、川芎、茯苓各10g,地龙、甘草各6g。

加减运用 肾阳虚畏寒者,加肉桂8g,杜仲12g;肾阴虚盗汗者,加龟板12g,黄柏8g;气血两虚者,加黄芪20g,首乌20g;有外伤史,疼痛剧烈者,加鸡血藤12g,赤芍10g。

用药方法 水煎服,日1剂。

适用病证 本方适用于脾肾阳虚证,其症腰膝酸软,关节疼痛,食少乏力,气短倦怠,不耐久劳,劳则加重,脊柱侧弯,舌质淡胖有齿痕,脉虚细。

病案举例 徐某,女,63岁。1993年11月28日初诊。腰痛酸软10年,伴神疲畏寒,头晕目眩,食少乏力。2天前不慎扭伤腰部,疼痛增加。查:躯体俯仰、转侧困难,双下肢屈伸不利,腰肌压痛,面色苍白,舌质淡胖有齿痕,边有少许瘀点,脉虚细。X线片示$L_{2～5}$椎体骨质疏松。证属脾肾阳虚,瘀阻脉络。治宜补肾健脾,活血止痛。方用骨痿汤加肉桂8g,杜仲、赤芍各12g。4剂后疼痛减轻。续治1月生活可自理,3月后诸症悉除,随访至今未复发。

验方来源 孙文山.骨痿汤治疗老年性骨质疏松症50例.四川

中医,1995,(11):45

临证阐释 本方中,熟地、淫羊藿补肾中真阴真阳,菟丝子、枸杞子入肾益精填髓,山药合党参、白术、茯苓、甘草四君益气健脾,自然铜、骨碎补入骨补骨,当归、川芎、地龙活血通络。诸药合用,使肾气充盈而骨得滋养坚实,脾气健旺则气血生化有源,充养先天之精,濡养筋脉及滑利关节,血脉和畅则通则不痛。

4. 培本祛瘀化痰汤

药物组成 补骨脂、菟丝子、山药各20g,熟地、山茱萸、杜仲、枸杞子、独活、鸡血藤、桃仁各15g,牛膝12g,陈皮9g。

加减运用 阴虚火旺,骨蒸潮热,眩晕耳鸣者,去杜仲,加麦冬、知母、龟板、鳖甲;命门火衰,畏寒肢冷,气怯神疲,加肉苁蓉、黄芪、骨碎补、仙灵脾;病久阴阳两虚,五心烦热,神疲乏力,加炮附子、鹿角胶、黄精;腰膝酸痛,行动困难,加丹参、苏木、伸筋草、土鳖虫;气短乏力,纳呆,舌淡,边有齿印,加党参、茯苓、生谷芽;胸脘痞闷,咳吐痰涎,加法夏、砂仁、苍术;阴雨寒冷而症状加剧,得暖减轻,加制川草乌、细辛。

用药方法 熟地杵膏,余研末,炼蜜为丸,弹子大小(6~9g),每服2~3丸,一日2~3次,热水送服。

适用病证 本方适用于肝肾阴虚,痰瘀阻络证,其症全身酸痛无力,腰膝酸困,耳鸣目涩,头昏头晕,便干难解,面色㿠白,舌体瘦小,舌苔白微腻,脉沉细涩。

病案举例 王某,女,65岁,于2002年4月3日初诊。患者自诉近5年来常感腰腿酸软无力,久行、久立后更甚。近日因用冷水洗衣后疼痛加重。刻下:全身酸痛无力,腰膝酸困,耳鸣目涩,头昏头晕,便干难解,面色白,舌体瘦小,舌苔白微腻,脉沉细涩。超声骨密度示:骨密度丢失峰值量2.7。诊断为老年性骨质疏松症。诸症相参,此乃肝肾阴虚,痰瘀阻络之证。治当培本扶正,化痰祛瘀。处以基本方加味:川芎、当归各30g,补骨脂、菟丝子、山药各20g,熟地、山茱萸、杜仲、枸杞子各15g,独活、鸡血藤、地龙、桃仁、法夏各10g。3剂,水煎服,日1剂,顿服温服。4月8日二诊:述全身酸痛明显减轻,但行走仍无力,耳鸣目干,舌苔薄白,脉细涩。效不更方,上方去地龙、桃仁,加羌活、桑枝各15g,5剂,水煎服。4月14日三诊:疼痛不甚,但头晕耳鸣,目干发

涩,大便干燥,知是痰瘀胶结已缓解,而本虚仍存之故,故加强补肝肾阴虚之力,兼顾化痰祛瘀,上方去羌独活、杜仲、山药,加龟板胶、鹿角胶各 15g,猪骨 240g,黄芪 25g,5 剂,水煎服。4 月 20 日四诊:述诸症明显好转,为巩固疗效,嘱其将三诊之方碾末,炼蜜为丸,每次 6g,日服 2～3 次,淡盐水送服,并多喝牛奶,加强运动和日晒。2 月后随访,诸症好转,站立、行走可持续较长时间,超声骨密度示:骨密度丢失峰值量 2.2。继服上方,嘱多运动和注意饮食调护。随访 1 年未发身痛。

验方来源 董滟.培本祛瘀化痰法治疗老年性骨质疏松症.四川中医,2003,21(11):14～15

临证阐释 方中补骨脂、菟丝子、杜仲、山茱萸、枸杞子、熟地、牛膝补肝肾,强筋骨,填精益髓;山药健脾益气,补后天之本;鸡血藤、桃仁活血化瘀、陈皮行气化痰;独活长于驱下焦寒湿之邪,蠲痹止痛;牛膝有引药下行之功。诸药合用,共奏补肾活血祛痰之功。

5. 益肾填髓汤

药物组成 鹿角片(先煎)10g,生牡蛎(先煎)、生黄芪各 50g,当归身、熟地、龟板各 12g,淫羊藿、杞子、补骨脂各 15g,杜仲 20g。

加减运用 如肾阴偏虚者加女贞子、阿胶、鳖甲等;肾阳偏虚者加仙茅、巴戟肉、锁阳、紫河车等;胸腰部痛甚者加炙乳香、没药、元胡、细辛等。

用药方法 每日 1 剂,水煎 400 毫升,分 2 次服用,连服 30 剂为 1 疗程,连续服用 3～5 个疗程。

适用病证 本方适用于肾阴亏虚证,其症胸腰酸胀疼痛以腰背为显,转侧及伸屈功能受限,行动不便,神疲乏力。舌偏红、苔薄白,脉细数。

病案举例 蔡某,女,72 岁,1992 年 12 月 21 日初诊。胸腰酸胀疼痛 1 年余,无外伤史,近几天症状加重,胀痛以腰背为显,转侧及伸屈功能受限,行动不便,久立或久坐时诸症更甚,卧床休息后诸症减轻,下肢伴麻木感,时有"吊脚筋"现象,神疲乏力。舌偏红、苔薄白,脉细数。查见脊柱棘突有压痛及叩击痛,屈伸受限,脊柱轴压痛明显,双腿抬高约 50°,下肢无放射痛。X 线摄片示:胸腰椎骨密度减低,骨皮质变薄,胸$_{8,9,12}$、腰$_2$ 椎体压缩 1/3～2/3,呈楔形改变,胸腰椎边缘伴骨质增生,确诊为老年性胸腰椎骨质疏松,并发胸$_{8,9,12}$、腰$_2$椎体压缩性骨折。证属肾阴亏虚,生化无源,髓腔空虚,筋骨失养所致。治拟补骨滋阴,养血生髓。予益肾填髓汤加阿胶、女贞子、紫河车,10剂后复诊,症状较前减轻,续服20剂后症状已基本消失,又续服30剂,症状全部消失,为巩固疗效,继续服用1疗程,随访2年多未见复发。

验方来源 吴鹏强,徐花兰,周嘉福.益肾填髓汤治疗老年性胸腰椎骨质疏松症34例.浙江中医杂志,1995,(10):401

临证阐释 益肾填髓方中,鹿角片、淫羊藿具有补肾助阳作用,川断、杜仲、杞子、补骨脂温补肝肾、强壮筋骨、填髓化血,熟地补血填髓、生黄芪补气活血,生牡蛎补骨益髓,龟板益肾健骨,紫河车补精血、益元气。诸药合用,共奏益肾填精,化血生髓,强壮筋骨之功。

6. 补骨汤

药物组成 鹿角胶10g,仙灵脾10g,龟板15g(先煎),熟地20g,枸杞子10g,骨碎补10g,川断15g,陈皮10g,蛇床子10g。

加减运用 肾阴偏虚者加女贞子、阿胶、鳖甲等;肾阳偏虚者加仙茅、巴戟肉、锁阳、紫河车等。

用药方法 加水煎煮,每日1剂,分2次煎服。1个月为1个疗程,服药过程中不服用其他相关药物。

适用病证 本方适用于肾精不足证,其症突发腰腿疼痛,且逐渐加重,伴畏寒,双下肢乏力。舌淡,脉沉弦细。

病案举例 李某,女,63岁。患者无明显诱因突发腰腿疼痛,且逐渐加重,行路困难已3个月,伴畏寒,双下肢乏力。纳食正常,二便调。舌淡,脉沉弦细。骨钙、磷测定低于正常值;血清钙1.8mmol/L,磷0.85mmol/L;X线片示髋关节骨质疏松。诊断为骨质疏松症。辨证为肾精不足,治宜填补肾精,方药用补骨汤。共服37剂疼痛消失,骨钙、磷及血清钙、磷均恢复正常。

验方来源 韩洪.补骨汤治疗老年性痛性骨质疏松症.北京中医药大学学报,19997,(3):27

临证阐释 中医认为,肾藏精,主骨,生髓,肾精充足,则骨髓生化有源,骨骼得以充养而坚固有力。随着年龄的增长,则不可避免地出现肾精衰少,骨髓化源不足,不能营养骨骼,造成骨骼脆弱无力,关节疼

痛,行走困难甚或骨折等病症。因此补骨汤从补肾入手,填补肾精,阴阳同补,达到精足骨坚之目的。方中鹿角胶、仙灵脾、蛇床子补肾壮阳;龟板、枸杞子、熟地滋阴填精;骨碎补、川断补肝肾、强筋骨、止痹痛;佐以陈皮以运脾气,使补而不腻。全方共奏填精补髓、强健筋骨之功效。

(吴 敏)

第三节 围绝经期综合征

绝经是妇女生命进程中必然发生的生理过程,绝经提示卵巢功能衰退,生殖能力终止。围绝经期指围绕绝经的一段时期,包括从接近绝经出现与绝经有关的内分泌、生物学和临床特征起至最后一次月经后一年,即绝经过渡期至最后一次月经后一年。围绝经期综合征指妇女绝经前后由于性激素减少所致的一系列躯体及精神心理症状。围绝经期的最早变化是卵巢功能衰退,表现为卵泡对卵泡刺激素(FSH)敏感性下降,对促性腺激素刺激的抵抗性逐渐增加,然后才表现为下丘脑和垂体功能退化。主要表现为月经紊乱及一系列雌激素下降引起的相关症状。包括月经周期不规则、持续时间长及月经量增加,潮热、汗出等血管舒缩症状,激动易怒、焦虑不安或情绪低落、抑郁寡欢、不能自控等情绪症状,泌尿生殖道萎缩引起的阴道干燥、排尿困难、尿急及反复发生的尿路感染,动脉粥样硬化、心肌缺血、心肌梗死、高血压和脑出血等心脑血管病变,以及骨矿含量改变、骨质疏松引起的骨骼压缩、身材变矮甚至骨折等症状。

辨证论治

围绝经期综合征属中医"绝经前后诸症",亦称"经断前后诸症"范畴。其主要病机为肾阴不足,脏腑失养,肾阳虚衰,天癸渐竭。临床辨证论治常分为肾阴虚证、肾阳虚证、肾阴阳俱虚证3个证型。

1. 肾阴虚证

症见绝经前后,月经紊乱,月经提前,量少或量多,或崩或漏,经色鲜红;头目眩晕,耳鸣,头部面颊阵发性烘热,汗出,五心烦热,腰膝酸疼,足跟疼痛,或皮肤干燥、瘙痒,口干便结,尿少色黄;舌红少苔;脉细数。治以滋养肾阴,佐以潜阳。常用左归丸(《景岳全书》)合二至丸(《医方集解》),由熟地黄、山药、山茱萸、菟丝子、枸杞子、川牛膝、鹿角胶、龟板胶、女贞子、旱莲草组成。

2. 肾阳虚证

经断前后,经行量多,经色淡黯,或崩中漏下;精神萎靡,面色晦暗,腰背冷痛,小便清长,夜尿频数,或面浮肢肿;舌淡,或胖嫩边有齿印,苔薄白,脉沉细弱。治以温肾扶阳。常用右归丸(《景岳全书》),由熟地黄、山药、山茱萸、枸杞子、杜仲、菟丝子、附子、肉桂、当归、鹿角胶组成。

3. 肾阴阳俱虚证

经断前后,月经紊乱,量少或多;乍寒乍热,烘热汗出,头晕耳鸣,健忘,腰背冷痛;舌淡,苔薄,脉沉弱。治以阴阳双补。常用二仙汤(《中医方剂临床手册》)合二至丸(《医方集解》),由仙茅、仙灵脾、巴戟天、当归、盐知母、盐黄柏、女贞子、旱莲草组成。

❖ 验方妙用

1. 百合龙牡汤

药物组成 百合50g(后下),牡蛎30g,龙骨30g,煅龟板15g,阿胶10g(烊化)。

加减运用 经血不止加藕节、三七,心悸怔忡或情志失常重者可加枣仁、夜交藤。

用药方法 水煎服,每日1剂,分早、晚2次服用。

适用病证 围绝经期综合征。证属肝肾阴虚者,其症见:头晕目眩,耳鸣,胸胁胀满,心烦易怒,五心烦热,面部潮红,心悸失眠,腰膝酸痛,口苦咽干,便秘,小溲赤痛,月经周期紊乱,量少色红,舌质红少苔或无苔,脉象弦细或细数。

病案举例 孙某,女,54岁。1995年2月20日初诊。自述近半年头晕耳鸣,阵发性面部潮红,烦躁、易怒、失眠、多梦、手足发热、口干、大便干、尿黄,月经周期延长,经量少色红。曾用谷维素、安定治疗效果不明显,舌质红,苔少,脉弦细略数。证候分析:肾阴不足,水不养肝,肝火上逆,故面红、烦热、忧郁、易怒、多汗;髓海空虚,则头晕耳鸣;肾水不能

上济心火,心肾不交,见失眠多梦;阴虚内热,故口干、便秘、尿短赤;舌红少苔,脉细数为阴虚之象。处以上方3剂,水煎服。二诊(2月23日):服药后烦躁潮热发作次数减少,忧郁症状消失,有笑声,睡眠好,舌渐润,脉象同前,继服原方3剂,水煎服。三诊(2月28日):服6剂药后症状基本消失,要求再服3剂巩固,原方3剂,水煎服。之后继续以原方巩固治疗,至病人痊愈。

验方来源 梁爱云,王蓓,刘力拂.自拟百合龙牡汤治疗肾阴虚型绝经前后诸症60例.中医药学报,1996,4:29

临证阐释 本方是齐齐哈尔市中医医院自拟方。妇女在绝经前后,是"任脉虚,太冲脉衰少,天癸竭"以致月经停经。从西医理论讲是内生殖器逐渐萎缩,生殖机能衰退的一个过程。在这个时期,出现烦躁、易怒、情志失常、耳鸣心悸、阵发性面潮红等证候,西医称为更年期症候群(现称为围绝经期综合征),在治疗手段上采用更年康、谷维素、安定等,效果不良且副反应较多。中医称为绝经前后诸证,产生本病原因,主要是肾气衰弱,冲任虚损所致,根据证候,分肾阴虚、肾阳虚,对肾阴虚患者采用自拟百合龙牡汤治疗。百合有清心安神作用,龙骨、牡蛎平肝潜阳、镇静安神、软坚散结,对阴虚阳亢所致烦躁不安、心悸失眠、头晕耳鸣有较好效果,龟板滋阴潜阳、益智健骨、养血补心,阿胶补血止血、滋阴。全方共奏滋养肾阴,佐以潜阳之功效。经过60例临床观察收到良好的效果。

2. 更年饮

药物组成 熟地黄25g,枸杞子、山药各20g,制首乌15g,白蒺藜12g,山茱萸、茯苓、黄芪、当归、鹿角胶各10g。

加减运用 阴虚甚者加女贞子、旱莲草;阴虚阳亢者加知母、黄柏、龟板、地骨皮;阳虚者加附子、肉桂、杜仲;肝气郁者加柴胡、香附、川楝子;心肾不交者加酸枣仁、夜交藤、龙眼肉;月经过多者减当归加仙鹤草、杜仲炭、阿胶。

用药方法 水煎服,每日1剂,分早、晚2次服用。10天为1疗程。

适用病证 围绝经期综合征。证属肾阴虚者,其症见:眩晕耳鸣,心悸而烦,失眠多梦,潮热多汗,腰膝酸软,舌红少苔,脉细数。

病案举例 患者,女,48岁,2004年2月10日就诊。患者自诉经停3个月,渐感头晕目眩,心烦易怒,阵发性面部烘热汗出,腰膝酸软,心悸失眠,口燥咽干,倦怠乏力,近一个月来上述症状不断加重。舌红少苔、脉细数。查体无异常,生化检查、血常规、心电图、腹部及妇科B超均正常,诊为围绝经期综合征。证属肾阴不足,肝阳偏亢,治以滋阴补肾,益气健脾,调节阴阳。予更年饮加龟板15g,女贞子、旱莲草、夜交藤、酸枣仁各10g。5剂后,上述症状缓解。继服原方10剂,身和神舒,余症亦瘥,随访半年未复发。

验方来源 夏崇芳,王明亮.自拟更年饮治疗围绝经期综合征60例.广西中医药,2006,29(4):43

临证阐释 围绝经期综合征是指妇女在绝经期前后出现的一些与绝经有关的证候。《内经》曰:"七七任脉虚,太冲脉衰少,天癸竭,地道不通"。认为妇女四十九岁左右,即绝经前后,肾气渐衰,肾精不足,冲任脉虚,天癸将竭。此时由于某种因素如环境、情志、体质的影响,导致肾之阴阳平衡失调,累及五脏则会引起脏腑之间的失调;随即产生一系列症状和体征。由于体质及致病因素的差异,临床又有肾阴虚亏、心肝火旺、肾阳衰惫、脾失温煦或肾中阴阳俱虚等不同病理表现,其中以肾虚肝旺及肾阴、肾阳两虚者多见。治疗上关键要抓住肾气虚弱、冲任功能衰竭以致脏腑阴阳失调的本质,进行益肾调冲,但必须顾及精血、肾气生成之源,即后天之本的脾胃,采用滋阴补肾,健脾以调冲,恢复机体的阴阳平衡,使之能够适应从任通冲盛天癸充过渡到任虚冲衰而天癸竭的生理变化。更年饮方中熟地黄、枸杞、制首乌、当归、山茱萸、鹿角胶滋阴补肾、强体增精;白蒺藜平肝潜阳;茯苓、黄芪、山药益气健脾,诸药合用滋阴补肾、健脾益气、调节阴阳,从而达到治疗此病的目的。

3. 滋肾清心汤

药物组成 钩藤15g,丹皮10g,莲子心5g,怀山药、山萸肉、茯苓、紫贝齿(先煎)各10g,熟地10g,浮小麦30g(包煎)。

加减运用 夜寐不宁者,加炒枣仁、夜交藤;胸闷不舒、时欲叹气者,加广郁金、合欢皮;汗出甚多者,加煅牡蛎(先煎);大便偏溏者加炒白术、砂仁(后下);口干口苦、心烦尤著者,加黄连、炒竹茹。

用药方法 水煎服,每日1剂,分早、晚2次服用。1个月为1个

疗程。

适用病证 围绝经期综合征。证属肾阴不足、心肝郁火偏旺者,其症见:阵发性潮热、汗出为主,兼有心悸、失眠、情绪不稳定、易激动、抑郁、焦虑、腰酸痛等表现。

病案举例 汪某,女,49岁。2000年9月22日初诊。患者绝经2年,近1年来烘热汗出,烦躁易怒,血压偏高不稳定,胸闷,时感憋气,心电图大致正常。失眠多梦,头晕耳鸣,腰膝酸痛,口燥咽干,大便干结,舌尖红、苔薄少,脉细弦。证属肾阴偏虚、心肝郁火偏旺、神魂失于安宁。治以滋肾清心、疏肝宁神,予以滋肾清心汤加煅牡蛎30g,广郁金9g,枣仁9g,黄连5g。7剂,每日1剂。9月28日二诊,烘热汗出发作减少,睡眠略有改善,头晕已减,血压150/80mmHg,胸闷亦轻,二便调,舌质略红,脉象同前。再依前法,原方煅牡蛎减为15g,予14剂,每日1剂,水煎服。10月13日三诊,烘热汗出已1周未作,性情平和,睡眠向和,余症亦皆有减轻。诊脉弦缓,舌淡红、苔薄白。再依前法,每日1剂。共服药2个月,诸症除。

验方来源 刘建华. 滋肾清心汤治疗更年期综合征86例. 江苏中医药,2002,23(11):38

临证阐释 本方是江苏省中医院夏桂成教授治疗更年期综合征的临床经验方。更年期综合征属中医学"经断前后诸症"的范畴,中医认为妇女49岁前后,肾气由盛渐衰,天癸由少渐至衰竭,冲任二脉也随之而衰少。"肾为先天之本",又"五脏相移,穷必及肾",肾阴阳失调,每易波及其他脏腑,而其他脏腑病变,久则必然累及于肾,故病本在肾。肾阴不足,阴不维阳,虚阳上越,故烘热汗出;水亏不能上制心火,心神不宁,故失眠多梦。所以治疗的关键重在补肾宁心,达到治病求本的目的。本方适用于更年期综合征阴虚心肝郁火偏甚之证型,也是更年期疾病中的主要证型。本方清心滋肾,主要还在于养心血安心神。方中熟地、山药、山萸肉、茯苓滋阴补肾、强体增精;钩藤、丹皮、莲子心、紫贝齿、浮小麦清降心肝气火,心肝气火降则神魂自宁。全方补肾滋阴、心肾合治,对改善和控制更年期综合征有良好的作用。

4. 固表定悸饮

药物组成 附子10g,砂仁15g,龟板10g,黄柏10g,炙甘草15g,

赤芍15g、白芍15g、桂枝15g、龙骨30g、牡蛎30g、丹参25g、檀香10g、合欢花15g、神曲15g、生姜10片、大枣10枚。

加减运用 脾弱少运，纳差加淮山药、茯苓；浮肿便溏加白术、车前子、肉豆蔻、五味子；倦怠乏力，加党参、黄精；形寒肢冷加仙茅、仙灵脾；腰酸骨楚加杜仲、牛膝、菟丝子。

用药方法 水煎服，每日1剂，分早、晚2次服用。

适用病证 围绝经期综合征。证属肾阳虚衰者，其症见：心悸、气短、胸闷心烦、烘热汗出或但头汗出阵作，头晕耳鸣，腰膝酸软，全身乏力，或畏寒怕冷，面色无华，声低语怯，舌体胖大有齿痕，苔白润，脉沉细无力。

病案举例 王某，女，60岁。自述10年前即出现心悸、胸闷、气短、汗出等证，服谷维素（5~10片不等）、刺五加片、尼尔雌醇等药物后缓解。但稍有劳累或情绪不稳即再发，10年来间断出现不缓解，近半年来无明显诱因症状加重，以致夜晚睡觉时烘热汗出致醒2~3次，口服上述药物后效果不显，故来门诊求治。现症状：心悸而烦，时有空虚感，善惊易恐，偶遇响声则心中惕惕然，胸闷气短喜太息，全身乏力，烘热汗出以夜晚为甚，夜寐不安，畏风怕冷，腰酸无力，夜尿3~5次，大便可，纳差，舌淡胖苔根部黄腻，脉滑软尺弱。辨为阴盛阳虚所致，治宜温肾潜阳、固表定悸为主，方用固表定悸饮，其中砂仁20g，龙骨50g，牡蛎50g，丹参30g，余药用原方剂量，并加葱白寸段3段。3剂水煎服，日1剂早晚分服。服上述药物后，自述心悸、胸闷气短及烘热汗出明显好转，夜间汗出及身热减为1次，且汗出量明显减少，不用换衣晒被，余证也均好转。治守上法，加炙黄芪20g，5剂水煎服。5日后复诊，诸证明显好转，现精神状态良好，精力大增，夜能安寐，继续服上药5剂，其中2剂用作水丸，3剂隔日1剂水煎服后，再续服水丸，每次6g，日2次以巩固疗效。

验方来源 王晓红，任素玉，周亚丽．固表定悸饮治疗更年期综合征验案举隅．辽宁中医杂志，2007，34（12）：1800

临证阐释 固表定悸饮是作者临床根据经方和时方化裁而来，方由清代名医郑钦安的潜阳丹、《医宗金鉴》的封髓丹、《伤寒论》的桂枝甘草龙骨牡蛎汤和《时方歌括》的丹参饮4个方剂化裁组成，该方既具此

四方之义,又蕴含有"桂枝加附子汤"之旨,因此既可温肾潜阳,温通胸阳,又可活血祛瘀,行气止痛,固表止汗。更年期综合征现代医学认为是植物神经功能紊乱所致,历来中医大都认为属于阴虚火旺或气血两亏所致,治疗不外滋阴清热、补气养血或加退虚热之品,临床以滋阴清热药物治疗为多。作者在临床工作中经学习清代名医郑钦安"火神派"的学术思想后,细思其中所论真气上浮和虚阳外越的理论,对更年期患者的临床表现进行四诊合参,确属阴盛阳虚之证,为阴盛逼阳外越和元气上浮所致,故用潜阳封髓丹合桂枝加龙骨牡蛎汤等治疗此类患者,不但见效快,而且不易复发,临床疗效准确,可见覆杯之效,将郑氏的理论用于临床从而为临床治疗更年期综合征又增加一个新思路。固表定悸饮中附子大辛大热能补坎中真阳;砂仁能宣中宫一切阴邪,又能纳气归肾;龟板得水之精气而生,有通阴助阳之力;黄柏味苦入心,禀天冬寒气而入肾,色黄入脾,故能调和水火之枢;甘草补中,有培土伏火互根之秘,此五药共奏温肾潜阳之功,为主药。辅以桂枝温通心阳而解肌,与芍药合用则调和营卫。桂枝汤与附子同用则固表止汗,治阳虚汗出如漏证。龙骨、牡蛎重镇安神而定悸,丹参活血化瘀、清心除烦,檀香宽胸理气,合欢花解郁安神,神曲开胃健脾化食消积,全方共奏温肾潜阳、固表定悸、宽胸解郁之功。

5. 甘麦大枣汤合右归丸

药物组成 炙甘草9g,陈小麦30g,红枣7枚,熟地24g,山药12g,山茱萸9g,枸杞子9g,菟丝子12g,鹿角胶12g,杜仲12g,肉桂6g,当归9g,制附子6g。

加减运用 心悸失眠甚者加百合、珍珠母;形寒肢冷加仙茅、仙灵脾;气短乏力加党参、黄芪;面目四肢浮肿者加桂枝、泽泻;腰酸乏力加川断、桑寄生;小便频数甚者加益智仁;大便泄泻重者加肉豆蔻。

用药方法 水煎服,每日1剂,分早、晚2次服用。

适用病证 围绝经期综合征。证属脾肾阳虚、命门火衰者,其症见:面色少华,头晕腰酸,夜寐欠安,表情呆滞,精神疲软;伴形寒肢冷,大便溏薄,小便清长,舌苔薄腻,脉来沉细。

病案举例 卢某某,女,52岁,干部。患者因子宫肌瘤行子宫全切术后5年。近半年来时感腰酸乏力,晨起大便溏泻次多,带下清稀,小

便频数,夜寐不宁,精神萎靡,面色萎黄,脉沉细,苔薄白。证属脾肾阳虚,运化无权,督脉空虚,带脉不固。治宜扶脾温肾,助运束带。药用肉桂、附子各3克,太子参、焦白术、怀山药、桑螵蛸各12克,补骨脂、益智仁、肉果炭、仙灵脾各10克,化龙骨、茯神木各15克,陈小麦30克,红枣7枚,炙甘草5克。服药7剂,大便转正,精神稍振,腰酸略减,原方去附子、肉果炭、桑螵蛸,加山萸肉、杜仲、夜交藤、远志,调理月余,诸证悉去。

验方来源 胡康洁,徐新亚.陈少春主任中医师围绝经期综合征证治探析.光明中医,2008,23(4):431

临证阐释 更年期综合征本因体内卵巢功能衰退,雌激素分泌减少,又或情志损伤,导致一系列类似植物神经功能障碍之病症,甚则悲伤欲哭、如有神灵所作。《金匮·妇人杂病脉证并治》曰:"妇人脏躁,喜悲伤欲哭,象如神灵所作,数欠伸,甘麦大枣汤主之"。对围绝经期综合征有治疗作用的诸如滋补肾阴、益助肾精的中药对下丘脑-垂体-卵巢轴能产生明显影响。因此,采用补肾中药为主促使达到新的内分泌水平基础上的阴阳平衡,维持脏腑正常功能活动,预防和治疗与围绝经期相关的各种病症颇有成效。此处陈少春主任中医师采用中医经典方剂甘麦大枣汤养心安神、和中缓急,右归丸温补肾阳、填精益髓,二方合用以治疗围绝经期综合征肾阳虚衰者,疗效显著。

6. 补元汤

药物组成 熟地、淫羊藿、黄芪、怀牛膝各15g,当归、枸杞子、杜仲、茯苓、丹皮各12g,炒白术9g,知母、炙甘草各10g。

加减运用 失眠多梦者加夜交藤、酸枣仁;多汗者加麻黄根、浮小麦;心悸、烦躁者加远志、柴胡;浮肿者加桂枝、泽泻;夜尿多频加益智仁。

用药方法 水煎服,每日1剂,分早、晚2次服用。15天为1个疗程。

适用病证 围绝经期综合征。证属肾阴阳俱虚者,其症见:眩晕耳鸣,烘热汗出,心悸失眠,烦躁易怒,月经紊乱,面目和下肢浮肿,腰膝酸软,小便频数,大便溏,舌红少苔,脉细数或见舌淡苔薄,脉沉细无力等。

病案举例 王某,女,48岁,1998年4月14日来诊。诉一年来月

经周期紊乱，或2个月一潮，或3个月一至，经量中等，色红无块，无痛经，伴头晕目眩，面部潮热，胸闷心悸，烦躁易怒，腰酸乏力，下肢浮肿，纳差，大便时干时溏。在外院诊为更年期综合征，用激素治疗效果不理想。诊见舌淡红、苔薄白、脉沉细。即予补元汤加远志、泽泻各9g，柴胡、桂枝各6g。7剂，水煎服。1周后症状明显改善，半月后获愈。随访一年未见复发。

验方来源 闵正，杨林春．补元汤治疗更年期综合征28例．湖北中医杂志，2002，24(10)：44

临证阐释 本病患者常因肾气渐衰，冲任二脉亏虚，天癸渐竭，加之素体差异及生活环境的影响，难以适应更年期的生理过渡，导致体内阴阳失衡，脏腑气血不相协调，因而出现与绝经有关的证候，如眩晕耳鸣、烘热汗出、心悸失眠、烦躁易怒、月经紊乱、面目和下肢浮肿等。治宜补肾扶阳、滋肝养阴、调理冲任。药用熟地、淫羊藿、黄芪、枸杞子、杜仲、怀牛膝益肝肾、补气血，以滋先天；当归温润养血；丹皮活血化瘀，调和冲任；知母泻相火以养阴；茯苓、炒白术、炙甘草健脾和中。药与症合，故而屡获良效。在治疗过程中，患者应做到起居有节，心情舒畅，并要加强体育锻炼，保持生理和心理健康。

7. 二仙汤加减化裁

药物组成 仙茅10g，仙灵脾10g，巴戟天10g，杜仲10g，肉苁蓉20g，生、熟地各10g。

加减运用 更年期以高血压为主证者，加知母、黄柏、天麻、钩藤；更年期以宫血为主者，加黄芪、煅龙牡、乌贼骨、山茱萸；更年期以肾阴虚为主者加丹皮、山茱萸、五味子；更年期脾肾阳虚者，加附片、党参、白术；绝经期反复感冒者，加柴胡、半夏、黄芩；并风湿证者，加桑枝、威灵仙、金毛狗脊；并肝气郁结者加柴胡、香附、枳壳。

用药方法 水煎服，每日1剂，分早、晚2次服用。

适用病证 围绝经期综合征。证属肾阴阳俱虚者，其症见：月经先期，量多色淡，甚则如崩，或淋漓不尽，精神萎靡，面色晦黯，头晕耳鸣或头痛，腰膝酸软，失眠，盗汗，口干不饮，食少便溏，舌淡苔薄，脉沉细缓。

病案举例 崔某，女，48岁。主诉：情绪焦虑不安，严重失眠，自觉阵阵热气上冲，面红耳赤，头晕耳鸣。查其舌质淡红，苔少，脉沉细。证

属肾气已乏,天癸将竭。宜补肾气益阴精。处方:仙茅9g,仙灵脾9g,生地9g,丹皮9g,山茱萸9g,生龙、牡各10g,肉苁蓉20g。5剂。半月后复诊,情绪稳定,焦虑失眠已明显好转;遂以前方去生龙、牡,续服3剂,以固疗效。后经追访已痊愈。

验方来源 王续武.二仙汤加减治疗女性更年期综合征40例小结.甘肃中医,2000,6:41

临证阐释 女性更年期综合征,其病机为《素问·上古天真论》所说:"女子七岁,肾气盛,齿更发长。二七而天癸至,任脉通,太冲脉盛,月事以时下,故有子……七七,任脉虚,太冲脉衰少,天癸竭,地道不通……",明确指出肾通过冲任二脉管理月经与生殖,在七七以后肾气虚衰,月经停止,围绝经期所出现的症状,都与肾的阴阳盛衰有密切关系,治当审其虚实,辨其阴阳,随症加减。作者认为本证以肾阴阳俱虚为其基本病因,治宜阴阳双补,用药宜阴平阳秘,二仙汤加减化裁方中仙茅、仙灵脾、巴戟天、杜仲温补肾阳,肉苁蓉、生熟地滋阴养血,和血润肠,诸药相辅相成,共同达到阴阳双补之功效。

(官 杰)

第四节 高脂血症

由于脂肪代谢或运转异常使血浆一种或多种脂质高于正常称高脂血症。在血浆中脂质与蛋白质结合为脂蛋白的形式存在,因此本病又称为高脂蛋白血症。高脂血症可表现为高胆固醇血症、高甘油三酯血症或两者兼有。临床上可分为原发性和继发性两大类。前者较少见,为遗传性脂代谢紊乱疾病,后者发生于糖尿病、甲状腺功能减低、肾病综合征等。高脂血症的诊断依据目前根据电泳可分成Ⅰ、Ⅱa、Ⅱb、Ⅲ、Ⅳ、Ⅴ等六型,各型的原因、临床表现及治疗原则也不一致。高脂蛋白是动脉粥样硬化的主要原因,动脉粥样硬化可引起心、脑、血管疾病;高脂血症又可引起胆石症,所以危害很大。

第四章 内分泌与代谢系统疾病

辨证论治

高脂血症虽未见于古代文献,但可归属于中医"眩晕"、"头痛"、"胸痹"、"中风"、"血瘀"、"痰湿"等病症范畴。其主要病机为湿热痰阻、瘀血阻滞、脾肾气虚、肝肾阴虚等。临床辨证论治常分为以下6个证型:

1. 脾虚湿困证

患者常伴肥胖症,乃饮食不节,恣食肥甘厚味;或饮酒过量,损伤脾胃,运化失司,痰浊滋生;或脾失健运,浊阴弥漫。症见:乏力嗜睡,头目眩晕,大便溏泄,脘胀痞闷,呕恶食少,苔薄腻、舌质淡或有齿痕,脉弦细或滑。治当健脾利湿,胃苓汤(《丹溪心法》)或五苓散(《伤寒论》)加减,由甘草、茯苓、苍术、陈皮、白术、官桂、泽泻、猪苓、厚朴等组成。

2. 气滞血瘀证

此类高血脂症伴冠心病者居多。乃七情五志过极,肝气郁结,气滞血瘀,阻塞脉络,痰瘀内阻而成。症见:胸闷憋气,胁痛易怒,肢麻乏力,在女子则月经量少,夹有血块色暗,舌质紫暗,或有瘀点、瘀斑,舌苔薄,脉弦或沉涩,治当理气活血,桃红四物汤(《医宗金鉴》)加减,由桃仁、红花、赤芍、川芎、当归尾、生地等组成。

3. 肝肾阴虚证

此类高血脂症患者大多有家族史,先天禀赋不足,肝肾阴虚,虚火上炎,炼液为痰,或水不涵木,肝失疏泄,津液代谢紊乱,内生痰浊,形成本症。形体反瘦而不胖,多伴有高血压。症见:肢麻腰酸、心烦口燥、失眠健忘、眩晕耳鸣,或潮热盗汗,在女子则月经先期,量多色红,舌红少苔,脉细数。治当滋肝养肾,六味地黄丸(《小儿药证直诀》)加减,由熟地、山药、山茱萸、茯苓、牡丹皮、泽泻等组成。

4. 气阴两虚证

此类患者常合并糖尿病或心功能不全。气虚则水精难于四布,水津停而为饮,凝聚成痰,或阴虚化热伤津,脏腑功能受损,水液代谢失调,均能精化为浊,痰浊水湿内聚,则血脂升高。多见心悸气短,头晕耳鸣,口干燥热,腰膝酸软,舌红少苔,脉弦细。治当益气养阴,生脉散(《医学起源》)加减,由人参、麦冬、五味子等组成。

5. 脾肾阳虚证

老年伴冠心病者多见。脾肾阳虚,血滞脉涩,津液不能温化蒸腾,则痰聚湿生,久则瘀血内阻,精化为浊,形成高脂血症。症见:腰膝酸软,畏寒肢冷,善忘神呆,耳鸣心悸,大便稀溏,或视物昏花,急躁失眠,舌苔白腻,脉沉弦或细。治当温补脾肾、活血通络,右归丸(《景岳全书》)加减,由熟地黄、山茱萸、附子、鹿角胶、菟丝子、山药、当归、肉桂、枸杞子、杜仲等组成。

6. 痰瘀交阻证

多见于体胖嗜食肥甘厚味者,或伴高血压、糖尿病。酒食内伤,滋生痰浊,痰浊阻滞,使气机不畅。进而血脉瘀阻,致气、血、痰、浊互相搏结,聚滞为积,血脂升高。症见:胁腹胀满,时有泛恶。纳食减少,面色淡暗,大便或溏或秘结,舌质淡,苔白腻浊,舌下见瘀筋,脉弦滑。治当化浊行瘀、消积疏理,通窍活血汤(《医林改错》)合二陈汤(《太平惠民和剂局方》)加减,由赤芍、川芎、桃仁、红花、老葱、鲜姜、红枣、茯苓、半夏、陈皮、甘草等组成。

验方妙用

1. 神仙服饵方

药物组成 制首乌、熟地各20克,枸杞子15克,黄精、仙灵脾、生山楂各30克,泽泻40克。

加减运用 若肾阴偏虚,心烦失眠,口燥咽干,舌红少苔,脉细数者,加女贞子15克,并重用熟地;肾阳偏虚,畏寒肢冷,舌淡苔白,脉沉细者,加肉苁蓉15克;脾虚偏重,脘腹胀满,倦怠乏力者,加党参、黄芪各10克,半夏12克。

用药方法 每日1剂,水煎两次,混合,早晚分服。

适用病证 老年高脂血症。以血脂升高为主要表现,但自觉症状不明显,病势较缓或病情较轻者;或偶有头晕耳鸣,肢重乏力,舌淡红或暗红,苔白,脉沉弦细。上方适当加减,亦可用于治疗病势较急、病势较重者,症见头晕目眩,胸闷胸痛,肢麻沉重,舌质紫暗或有瘀点瘀斑,苔滑腻,脉弦或涩。

病案举例 张某某,男,52岁。高脂血症病史一年,平时无不适感

觉,近两周来,手中心热,两目干涩,大便时干,舌红少苔,脉弦细数。血脂:总胆固醇8.56mmol/L,甘油三酯2.8mmol/L,证属肾阴不足,且累及肝阴。治宜滋补肝肾为主。处方:制首乌、熟地、黑芝麻、黄精各30克,枸杞子、女贞子、菊花各15克,泽泻40克,大黄(后下)3克。连服10剂,症状明显减轻。续再服10剂,诸证消除。复查血脂:总胆固醇6.7mmol/L,甘油三酯1.52mmol/L,高密度脂蛋白1.16mmol/L。

验方来源 张继东.陈克忠治疗高脂血症经验.山东中医杂志,1995,14(3):123～124

临证阐释 本方为全国名老中医陈克忠主任医师经验方。陈老认为,高脂血症是脂质代谢紊乱状态所致,中医视为痰浊,血瘀,脏腑虚损所产生的病理产物。其病机为本虚标实,虚实夹杂。本虚,主要为肾虚,波及肝脾;标实,是指痰浊,血瘀。故治当益肾固本,佐以化痰祛瘀。方中首乌、熟地、仙灵脾益肾填精,黄精补益脾气,泽泻助脾渗湿,生山楂消食化瘀。现代药理证实首乌是一味理想的抗动脉硬化的良药;枸杞子、仙灵脾均有降低血脂的作用;黄精有降低密度脂蛋白(LDL)的作用;泽泻能减少胆固醇的合成;山楂能加快对血浆总胆固醇(TC)的清除。

2. 降脂排毒汤

药物组成 水蛭15g,川芎12g,茯苓10g,瓜蒌15g,半夏10g,泽泻12g,山楂20g,香附10g。

加减运用 若偏肝肾阴虚者,加枸杞子、黄精;偏脾肾阳虚者,加巴戟天、仙灵脾;偏痰浊阻遏者,加胆南星、竹茹;偏气滞络瘀者,加川芎、丹参、三七;偏阴虚阳亢者,加天麻、牡蛎。

用药方法 每日1剂,水煎两次,混合,早晚分服。

适用病证 老年高脂血症。症见头晕肢困,胸闷脘痞,腰膝酸软,舌红,或有瘀斑瘀点,脉滑或涩。

病案举例 包某,男,57岁。2003年3月24日初诊。主诉:头晕头胀反复发作4年。症见:头晕头胀,手足心热,腰膝酸软,记忆力减退,胸闷心悸,全身不适,饮食尚可,大便秘结,夜寐欠安,舌质红,边有瘀斑,苔薄腻,脉弦滑。血压:160/100mmHg,血脂检查:总胆固醇(TC)7.63mmol/L,甘油三酯(TG)8.78mmol/L,高密度脂蛋白(HDL-

C)0.41mmol/L,低密度脂蛋白(LDL-C)7.71mmol/L。辨证:肝肾阴虚、痰瘀阻络。治宜补肝益肾、化痰祛瘀。药用枸杞子15g,熟地黄12g,山药15g,山茱萸12g,水蛭15g,川芎12g,茯苓12g,瓜蒌18g,半夏12g,泽泻12g,山楂20g,香附10g,7剂,水煎服。另嘱每天坚持用少量荷叶、菊花、金银花水煎后,代茶饮用,饮食宜清淡,适当增加运动,保持愉悦的心情,避免精神长期处于紧张状态。经过半年的调治,患者症状消失,精力充沛,舌淡红,苔薄白,脉细,复查血脂各项指标均属正常范围。

验方来源 王国华.符为民教授治疗高脂血症撷拾.实用中医内科杂志,2007,21(10):22~23

临证阐释 本方是江苏省无锡市中医医院符为民教授经验方。符师认为,高脂血症属脾虚痰湿、瘀血证范畴。脾运失健是高脂血症(痰证)最关键的病理基础。而老年患者,肾精肾气逐渐衰退,五脏六腑随之转衰,脾胃的运化功能日渐衰微,继而导致血脂代谢异常,亦说明高脂血症与肾精肾气的亏虚密切相关。高脂血症导致人体脏腑组织功能失调,致病因素并不是血脂本身,而是由异常血脂引发的病理产物——湿浊、痰凝、瘀血所为。本方中重用水蛭、川芎破血逐瘀,以荡涤脉道之瘀浊;瓜蒌、半夏共奏化痰消浊之功;"脾为生痰之源",故以茯苓健脾化痰;泽泻能渗泻水湿而湿去痰化;香附为血中之气药,能通行血气,增强化痰祛瘀之力;山楂则具有行气散瘀、化痰消食之效。诸药共奏活血化痰、降脂通脉之功。

3. 降脂汤

药物组成 半夏10g,陈皮10g,甘草3g,泽泻10g,薏苡仁30g,茵陈20g,瓜蒌15g,焦山楂10g,荷叶10g,郁金10g。

加减运用 脾虚者加人参、白术、黄芪健脾益气;肾虚加何首乌、黄精、杜仲补肾益精;肝气郁结、肝阳上亢加决明子、钩藤清泄肝胆郁热;气滞血瘀加香附、丹参、赤芍、桃仁理气活血。

用药方法 每日1剂,水煎两次,混合,早晚分服。

适用病证 老年高脂血症。症见头身困重,胸脘痞闷,或形体丰腴,头晕目眩,或口中黏腻,肢体麻木,舌苔白腻,脉弦滑。

病案举例 患者,男,55岁。1996年2月初诊。近2年自觉头晕

目眩,头身困重,口中黏腻发甘,右臂麻木不适,食欲欠佳,大便黏滞不爽,多次查血脂高于正常。查体:舌苔白厚腻,脉弦滑,血压23/15kPa。胆固醇8.05mmol/L,三酰甘油2.02mmol/L。诊断:高脂血症,高血压病。给予降脂汤:陈皮、半夏、泽泻、郁金各10g,瓜蒌、茯苓、茵陈、焦山楂各15g,薏苡仁30g。水煎服,日1剂。停用其他降脂药,降压药继用。连服6剂,感周身舒适,口中黏腻感消失,仍肢体麻木,苔稍腻。上方加丝瓜络10g,连服18剂,自觉症状消失,纳食增加。复查胆固醇6.28mmol/L,三酰甘油1.46mmol/L。

验方来源 赵世珂,郭立华.浦家祚从痰论治高脂血症经验.山东中医杂志,1999,18(1):33

临证阐释 本方为浦家祚老中医治疗老年高脂血症验方。浦老认为,本病的形成与痰浊凝聚有关。血脂犹如营血津液,为人体水谷化生之精微物质,输布全身,贯注血脉,以温煦肌肤,濡养五脏百骸。煦濡相得,水精四布,五经并行,痰浊无从产生。如果脏腑功能失调,水津停滞成饮,精化为浊,痰浊内聚,则成本症。总之,脾虚、肾虚是高脂血症的病理基础,痰浊是脾虚、肾虚的病理产物。降脂汤中,半夏、陈皮燥湿化痰,陈皮尚能行气,使气顺痰降,气行痰化;茯苓、薏苡仁健脾化湿;泽泻利水渗湿;荷叶芳香化湿;茵陈利胆祛湿;郁金活血行气、利胆解郁,共奏祛痰化湿、升清降浊之功。

4. 通脉降脂汤

药物组成 葛根、草决明、山楂、首乌各30g,红花15g,泽泻、姜黄、仙灵脾各20g。

加减运用 偏肝肾阴虚者,加知母、黄精各15g,枸杞子20g;偏痰湿内生者,加藿香、茯苓、半夏各15g,陈皮12g;偏气滞者,加枳实、香附、木香、厚朴各15g;偏血瘀者,加丹参30g,当归、桃仁、赤芍各15g;偏脾虚湿胜者,加苍术、茯苓、莲子肉各15g,苡米20g;偏脾肾阳虚者,加黄芪30g,白术15g,巴戟天20g,制附片6g;偏气阴两虚者,加黄芪30g,麦冬、五味子、生地各15g。

用药方法 每日1剂,水煎3次,将药液混合后,分早、中、晚温服。30天为1个疗程,复查血脂,连用2个疗程。

适用病证 老年高脂血症。症见头晕肢困,倦怠乏力,腰膝酸软,舌红,苔白腻或黄腻,脉弦滑。

病案举例 张某,男,62岁,2001年5月初诊。自诉:头晕、目眩、嗜睡、体倦乏力,舌质黯红、有小瘀点,苔黄白厚,脉弦。患高血脂症已3月余,近日症状加重,肝功正常,血脂:TC 6.99mmol/L,TG 2.86mmol/L,HDL1.15mmol/L。通脉降脂汤治疗。处方:葛根、草决明、首乌、黄芪各30g,红花、白术、天麻各15g,泽泻、姜黄、山楂、仙灵脾各20g。每日1剂,水煎3次,将药液混合后,分早、中、晚温服。连服8剂后,诸症大减;继服22剂后,症状消失;再用1疗程,复查血脂正常。

验方来源 庞春枫. 王多让治疗高脂血症的经验. 新疆中医药,2003,21(3):41~42

临证阐释 本方为全国名老中医王多让主任医师经验方。王老认为,本病的发生是由于外源性脂质进入过多(膏粱厚味),或因体内脂质代谢紊乱所致。若患者素体有肝肾虚损,再加之,胃失和降,脾失健运,肝失疏泄条达之职,均可使脂质代谢紊乱,而致本病。在此基本方的基础上,辨证加减运用,均可取得较为满意的疗效。在运用时重用首乌、黄精、枸杞子、仙灵脾、巴戟天滋肝补肾;重用白术、黄芪健脾益气;合用红花、山楂、丹参、当归、桃仁、赤芍活血化瘀,促血运行;配用姜黄、枳实、香附、木香、厚朴疏肝行气,使气机调畅;用苍术、茯苓、泽泻、苡米、藿香等健脾燥湿、化痰浊。诸药合用,祛邪扶正,祛瘀化浊而不伤正,滋肝补肾健脾而不留邪。

5. 化瘀泄浊汤

药物组成 桃仁、红花、生地、赤芍、川芎、当归、丹参、泽泻、地鳖虫。

加减运用 随症酌情加减。

用药方法 每日1剂,水煎两次,混合,早晚分服。

适用病证 老年高脂血症。症见形体肥胖,头晕肢困,倦怠乏力,胸闷脘痞,舌淡苔白腻或黄腻,或有瘀点瘀斑,脉弦滑。

病案举例 患者,男,39岁,2003年9月12日。初诊:患者形体肥胖,喜食肥甘,倦怠乏力,动则气急,伴脘痞胸闷,嗜睡泛恶,头目眩晕,苔薄腻,舌质淡胖边齿印,脉细滑。查血脂示:TC 10.12mmol/L;TG 6.23mmol/L。证属脾肾气虚,痰浊瘀阻。治拟化瘀泄浊。处方:桃仁

12g,红花6g,生地黄12g,当归12g,川芎10g,白芍12g,丹参15g,泽泻12g,地鳖虫7g。二诊:服上方7剂之后,脘痞胸闷、动则气急减,头目眩晕依然,苔薄白腻质淡脉滑。乃痰湿凝滞,脾虚湿困,清浊升降失司,嘱尽量节制肥甘腥腻及动湿生痰之品。继以原方再进。三诊:上方连服10剂后,诸症均明显减轻,检测血脂全套结果示:TC 4.56mmol/L,TG 2.81mmol/L,HDL-C 1.62mmol/L,舌淡苔润脉细。证属痰湿渐化,清浊渐分,脾肾功能逐渐恢复,治拟健脾和胃,调理善后。处方:半夏10g,陈皮12g,太子参15g,茯苓10g,白术12g,甘草6g,当归10g,白芍12g,生山楂15g,生麦芽15g,白扁豆15g,鸡内金6g。

验方来源 马伟民,陈笑腾.王晖教授治疗高脂血症经验.浙江中医学院学报,2004,28(5):48

临证阐释 本方为浙江省余姚市中医医院王晖教授经验方。王教授喜从化瘀泄浊、养肝健脾、健脾和胃三个阶段治疗高脂血症,但痰浊瘀阻于心脉,久则易成胸痹,阻于脑络,易成中风,故唯以化瘀泄浊为要。故拟化瘀泄浊汤,紧扣高脂血症病机。膏脂湿浊留滞于脉络,此邪未去,新血难生,方中桃仁破瘀力强,红花行血力胜,二药伍用,相互促进,活血通络,祛瘀生新;生地黄入肾,壮水补阴,白芍入肝,敛阴益血,二味为补血之正药;当归性柔而润,活血补血,祛瘀调经,川芎辛温香窜,行气活血,二药配伍,互制其短而展其长,气血兼顾,养血活血,行气祛瘀;泽泻甘淡,渗湿泄浊,丹参苦寒,活血祛瘀;地鳖虫搜剔通络,活血散瘀。全方共奏化瘀泄浊、祛瘀生新之功。

6. 颜氏降脂方

药物组成 黄芪、生蒲黄、海藻、水蛭、苍术、虎杖等。

用药方法 煎取浓汁,文火熬糊,入龟甲胶、鹿角胶白文冰,熔化收膏。每晨以沸水冲饮一匙。

适用病证 老年高脂血症。症见头晕肢困,倦怠乏力,腰膝酸软,动则气短,舌红或有瘀点瘀斑,苔白腻或黄腻,脉弦或滑。

病案举例 蔡某,男,己卯冬至订膏。始则劳其筋骨,继之忘我写作,脾肾两亏,左下肢酸楚。脾胃之运化失司,遂致血脂、血黏度、血压均增高,动辄胸闷气促,目眵。苔腻,脉弦紧。体重日增,痰瘀内壅,清不升而浊不降,生化无权,亟为健脾益肾、利气化瘀。制膏常服,以期康壮。

吉林人参60g(另煎)、川断、杜仲各90g、灵芝120g、西洋参60g(另煎)、金毛狗脊90g、胎盘100g、苍术、白术各90g、紫菀90g、炒枳壳90g、炙黄芪300g、鸡血藤150g、云茯苓150g、决明子300g、桑寄生150g、苍草150g、生山楂150g、淮牛膝90g、太子参90g、法半夏90g、广郁金90g、清炙甘草45g、青皮、陈皮各45g、木贼草90g、当归90g、生蒲黄90g(包)、生麦芽300g、独活90g、紫丹参150g、檀香15g、红花60g、杏仁、桃仁各90g、仙茅90g、淮山药90g、川芎90g、菟丝子90g、虎杖150g、炒升麻45g、巴戟天90g、制首乌150g。上味煎取浓汁，文火熬糊，入龟甲胶90g、鹿角胶90g、白文冰500g，熔化收膏。每晨以沸水冲饮一匙。

验方来源 杨志敏，谢东平．颜德馨膏方治疗高脂血症经验．上海中医药杂志，2005，39(12)：8～9

临证阐释 本方为颜德馨教授治疗高脂血症经验方。颜老认为高脂血症多因饮食不节，过食肥甘厚味，少劳过逸，脏腑功能失调，致使浊脂留滞于血脉所致，临床上多表现为本虚标实之证。其"本"多为肝脾肾三脏之虚，调养总以补肾、柔肝、健脾为贵，其中又尤为重视健脾，认为高脂血症"病涉五脏，独重于脾"；而"实"者多为气滞、痰湿、血瘀三者，尤其强调重视痰瘀，认为痰瘀交困是高脂血症的病理基础。因此在治疗高脂血症时，重视从补益肝肾、运脾化痰、气血双调三方面进行论治，并注重祛瘀化浊、通气活血。颜氏降脂方，体现了颜老从脾虚、痰浊、瘀血三方面为主论治高脂血症的学术思想。黄芪为补气之要药，补气健中，气行则血行，现代研究表明，黄芪有扩张血管，促进血液循环，降低血液黏滞性等作用；丹溪谓苍术能治"六郁"乃治脾要药，《本草正义》说其善行"能彻上彻下，燥湿而宣化痰饮"，黄芪伍苍术补气健脾，复脾升清降浊之能，且补而不滞，可谓治本；生蒲黄活血化瘀，药理研究证实，含有较多的植物固醇，可与胆固醇竞争脂化酶，减少胆固醇的吸收；虎杖化瘀泄浊；海藻软坚化痰，三者配合能使瘀去痰消，可谓治标；水蛭逐瘀通络而不伤血，引诸药直入血分可谓佐使，全方体现了标本兼治的治疗思路。

（姚明江）

第五节 老年痛风

痛风是尿酸代谢异常所引起的全身疾病,主要表现为血尿酸增高和反复发作的关节炎,其中约75%在拇趾的关节,其他为膝关节。由于关节、肾脏或其他组织中尿酸盐沉积,而引起这些器官的损害和痛风石的形成。本病可分为原发性痛风和继发性痛风两种,原发性痛风10%~60%有家庭遗传特点,继发性痛风常继发于血液病、肾脏病、恶性肿瘤等,多见有突然发作的关节疼痛,关节红肿,剧痛难忍,伴关节渗液、体温升高、皮下静脉怒张,外观上和蜂窝织炎相似,皮肤暗红,肿胀范围常超过关节的解剖范围。近年来,国内先后在不同地区对老年前期及老年期2847例人群高尿酸血症发病情况的调查,检出率为20.4%,患病年龄以50~59岁年龄组为多见;70岁以上随着增龄,血清尿酸值有下降趋势,男性明显高于女性,女性多在绝经后发病。

辨证论治

痛风病属于中医学"痹证"、"历节"、"白虎历节"或"脚气病"等范畴。一般认为,外因为感受风寒湿热之邪,侵袭人体,痹阻经络关节所致;内因则为素体亏虚或病后、劳倦过度而耗伤正气,腠理空虚,卫外不固,外邪乘虚而入。根据临床表现,初起多为实证,久则正虚邪实、虚实夹杂。中医辨证治疗有较好效果,可分以下4个证型辨治。

1. 风寒湿痹证

症见关节肌肉疼痛,风邪偏胜者关节呈游走性窜痛;寒邪偏胜者关节剧痛,得温则舒;湿邪偏胜者,患处重着疼痛,甚或肿胀,在阴雨天病情加重,舌淡苔薄白,脉沉紧或濡缓。治宜祛风散寒、除湿通络。方选薏苡仁汤(《类证治裁》)加减,药用羌活、独活、制川乌、川芎、当归、桂枝、麻黄、防风、薏苡仁、甘草等。寒邪偏甚者,加细辛;湿邪偏甚者,加防己、茯苓;上肢为主者,重用羌活,加姜黄、桑枝等;下肢为主者,加牛膝、木瓜。

2. 风湿热痹证

症见病来急骤,关节红肿热痛,伴口干口渴,发热但汗出不解,小便黄短,心烦胸闷,舌质红,苔黄或腻黄,脉滑数或濡数。治宜祛风除湿,清热通络。方选白虎桂枝汤(《金匮要略》)加减,药用桂枝、生石膏、知母、生甘草、生地黄、秦艽、忍冬藤、威灵仙等。发热伴关节红肿明显者,加金银花、连翘、黄柏;关节热痛有红斑者,加牡丹皮、赤芍、虎杖;关节肿大者,重用薏苡仁,加防己、蚕砂;大便秘结者,加大黄、芒硝;邪热伤阴出现低热者,加青蒿、白薇、地骨皮。

3. 痰瘀痹阻证

症见关节疼痛反复发作,经久不愈,关节肿大,甚则畸形,屈伸不利,时轻时重,舌淡胖大有紫斑,苔白薄或腻,脉细涩或濡滑。治宜搜风剔痰、化瘀通络。方选身痛逐瘀汤(《医林改错》)加减,药用桃仁、红花、当归、川芎、羌活、牛膝、地龙、没药、秦艽、白芥子等。关节肿胀屈伸不利者,加僵蚕、络石藤、防己;痰瘀久留经络者,加制天南星、蜈蚣、乌梢蛇。

4. 气血亏虚证

症见病久迁延,反复不愈,患处酸楚重着,活动无力,伴神疲乏力、气短自汗,腰酸背痛,舌淡苔薄白,脉细或细弱。治宜补益气血、调补肝肾、祛风散寒、除湿通络。方选独活寄生汤(《备急千金要方》)加减,药用独活、防风、当归、川芎、干地黄、杜仲、牛膝、秦艽、人参、芍药、桑寄生、细辛。寒甚者,加附子、肉桂;热甚者,去细辛;湿重者,去干地黄,加苍术、白术;腰膝酸软无力者,加续断、狗脊、补骨脂;气虚肌肤不仁者,加黄芪、白芍、鸡血藤。

验方妙用

1. 化浊清热通络止痛方

药物组成 苍术10g,白术10g,黄柏9g,生苡仁20g,泽兰10g,泽泻10g,川牛膝15g,鸡血藤20g,元胡10g,制乳香5g,制没药5g,伸筋草10g,车前草10g,生甘草6g。

用药方法 先将药物用冷水浸泡15分钟,浸透后煎煮。首煎沸后文火煎30分钟,二煎沸后文火煎20分钟。煮好后两煎混匀,总量以200ml为宜,每日服1剂,早晚分服。嘱服药期间低嘌呤、低脂饮食,适当多饮水,增加尿量,促进尿酸排泄,并用药渣煎汤泡脚没踝为度。

适用病证 可用于治疗因湿浊内蕴、湿浊郁久化热、下注关节、阻滞筋脉骨节而导致的急性痛风性关节炎。

病案举例 某女,74岁,初诊日期:2003年6月17日。素有高尿酸血症,6月16日家庭聚餐吃少许海鲜,17日凌晨突发右脚拇趾跖趾关节处红肿热痛,不能覆盖衣被,晨起即裸足被家人送到门诊部。就诊时症见:痛苦面容,呻吟不止,右脚不能着地,右拇趾跖趾关节肿胀、色红、触之痛甚,肤温略高,伴有头部晕沉,情绪烦躁,口干口苦,不欲饮水,纳差,夜不能寐,胃脘堵闷不适,小便黄赤,大便黏腻不爽。查:舌红,苔黄垢腻,脉濡滑,指血速查 UA 528μmol/L。诊为痛风性关节炎急性发作。中医辨证属湿热内蕴、阻滞经络、气血不通,遂拟清热利湿、活血通经止痛之法。用化浊清热通络止痛方加减治疗。处方如下:黄柏9g,苍术10g,白术10g,生薏仁20g,川牛膝20g,泽兰10g,泽泻10g,车前草10g,威灵仙20g,鸡血藤20g,地龙10g,元胡10g,制乳香5g,制没药5g,路路通6g。嘱其内服汤药,保留药渣加水大量煎煮后,置温浸泡足部20分钟。1剂后痛减,2剂后肿消,3剂而愈,继守上方加减调治,随访2年,未曾复发。

验方来源 丁京生,高宇,曹建舫.化浊清热治疗急性痛风性关节炎.中国中医基础医学杂志,2006,12(4):311~312

临证阐释 痛风多湿浊内蕴、湿浊郁久化热、下注关节、阻滞筋脉骨节诱发,急性期宜清热利湿、活血通经止痛。方中苍术、白术、生薏仁共为君药,芳香化浊、健脾利湿,针对本病的病因进行治疗。辅以黄柏、泽泻、车前草燥湿清热,加强君药的治疗作用。另有泽兰、川牛膝、鸡血藤、伸筋草,以活血化瘀、通经络行气血;以元胡、制乳没行气活血止痛,取急则治标之意;以车前草利水逐湿,共为佐药。生甘草清热利湿为使,调和诸药,合方共奏化浊清热、通经络、行气血、止疼痛之功。

2. 黄连解毒汤合升降散

药物组成 黄芩6g,黄连6g,黄柏12g,栀子6g,忍冬藤30g,大黄6g,僵蚕15g,蝉衣15g,姜黄15g,车前子15g,砂仁6g,元胡6g,甘草3g。

加减应用 肿痛明显者加芒硝20g外敷。

用药方法 先将药物用冷水浸泡15分钟,浸透后煎煮。首煎沸后文火煎30分钟,二煎沸后文火煎20分钟。煮好后两煎混匀,总量以200ml为宜,每日服1剂,早晚分服。

适用病证 适用于湿热痹阻、壅遏气机、脉络不畅所致的老年痛风病。

病案举例 男,49岁,2001年4月24日初诊。患者右足拇趾肿痛1个月,加重3天。患者一个月前,因食海鲜并饮酒后于夜间突发右足拇趾肿痛,在市某医院查血尿酸566μmol/L,考虑为痛风性关节炎,给予"痛风骨康喷剂"及秋水仙碱治疗,症状有所改善,3天前无明显诱因右趾肿痛加重,遂来就诊。症见:右足拇趾红肿热痛,局部触痛,不敢踩地行走,纳差,舌红,苔黄腻,脉弦滑,查血尿酸534μmol/L,西医诊断为"急性痛风性关节炎",中医诊断为"痹证",辨证属湿热痹阻。治以清热祛湿、泻火解毒、行气止痛为主,处方如下:黄芩6g,黄连6g,黄柏12g,栀子6g,大黄6g,忍冬藤30g,车前子15g(包煎),姜黄15g,僵蚕15g,蝉衣15g,元胡6g,砂仁6g,甘草3g。5剂,1剂/天,水煎分2次服。服药期间禁食含嘌呤类的食物。5天后复诊,肿痛减轻,可行走,效不更方,继服15付,症状均消失。复查血尿酸364μmol/L。随诊2年未复发。

验方来源 张希洲.黄连解毒汤合升降散治疗痛风性关节炎21例.时珍国医国药,2006,17(10):2045

临证阐释 痛风多由湿热痹阻、壅遏气机、脉络不畅所引起,黄连解毒汤合升降散以黄芩、黄连、黄柏清热燥湿、泻火解毒,分清三焦之火;栀子通泻三焦之火,车前子清热利尿,二者配伍使湿热毒邪自小便而出;大黄通腑泻热,使热毒之邪从大肠而出;忍冬藤清热解毒、通络止痛,僵蚕、蝉衣活血散风、泄热止痛,姜黄破血行气、消肿止痛,砂仁芳香化湿、健脾开胃、佐制苦寒药物败胃之弊,元胡活血祛瘀、行气止通,甘草调和诸药。诸药配伍,共奏清热祛湿、泻火解毒、行气止痛之功。

3. 清热定痛汤

药物组成 生石膏30g,知母30g,土茯苓20g,薏苡仁25g,猪苓15g,萆薢15g,威灵仙10g,黄柏10g,连翘12g,丹皮10g,山慈姑12g,泽泻10g,生地12g,赤芍12g。

用药方法 先将药物用冷水浸泡15分钟,浸透后煎煮。首煎沸后

文火煎 30 分钟,二煎沸后文火煎 20 分钟。煮好后两煎混匀,总量以 200ml 为宜,每日服 1 剂,早晚分服。

适用病证 适用于湿热内蕴、痹阻经络为主的老年痛风。

病案举例 刘某,男,47 岁。2002 年 4 月 13 日就诊。左第 1 跖趾关节红、肿、热、痛 2 天。2 天前饮酒后出现上述症状。查局部发红、发热,触之痛剧,活动受限。伴口干纳呆,心烦,胸闷,小便黄,大便干结,舌暗红,苔黄厚腻,脉弦滑。实验室检查:血尿酸值 746μmol/L,血沉 33mm/h,诊断为急性痛风性关节炎。辨证为湿浊流注关节、瘀阻化热。治宜清热利湿、通络止痛。口服清热定痛汤,每天 1 剂,水煎分 2 次服。服药 3 天,疼痛明显减轻。经 7 天治疗,红、肿、热、痛全部消失,行走自如,余症明显减轻。标证之湿热瘀阻基本缓解,治当图本,改用自拟补肾定痛汤。经治 1 个月后,复查血尿酸 383μmol/L,血沉 17mm/h。随访 2 年余未见复发。

验方来源 徐克武.宋贵杰教授治疗痛风性关节炎的经验.中医正骨,2006,18(7):70

临证阐释 本病的发生虽为湿浊内蕴、痹阻经络关节为患,但湿浊为标、正虚为本,脾肾亏虚乃为发病关键。"肥人肢节疼,多是风湿痰流注"。肾主骨生髓,为水脏,主藏精,司开合,为先天之根;脾主运化,腐熟水谷精微,为后天之本。脾肾亏虚,水液不运,日久影响气血运行,使气血痰湿结聚关节经络而为患。脾肾精虚血亏,则骨失所养,髓空骨疏。结合中医辨证辨病的特点,急性期以清热定痛汤加减治疗,每获良效。方中生石膏、知母、黄柏、连翘、丹皮、生地、山慈菇等清热凉血;赤芍化瘀;薏苡仁、猪苓、萆薢、威灵仙、泽泻、土茯苓等利湿解毒消肿。

4. 豨薟加减地黄丸

药物组成 豨薟草 180g,薏苡仁 180g,生地 100g,熟地 100g,丹皮 90g,泽泻 90g,土茯苓 90g,赤芍 90g,牛膝 90g,金银花 90g,知母 90g,黄柏 90g,大黄 70g。

用药方法 以上药研粉,用蜜制成丸剂,口服,12g/次,每日 3 次。

适用病证 适用于湿热内蕴关节所致的老年痛风病。

病案举例 蔡某,男,66 岁,2002 年 5 月 16 日就诊。主诉:右足第一跖趾关节疼痛 1 夜。患者自诉于昨晚突感右足跖趾关节疼痛,随即出现红肿,疼痛剧烈,通宵未能入眠。既往有高血压、糖尿病病史。查体:右足第一跖趾关节红肿(+),皮温升高,压痛(+),活动受限。查:血尿酸 493μmol/L,血糖 7.8mmol/L。诊断:西医:急性痛风性关节炎;中医:痹证(热痹)。治宜清热除湿通痹。治疗予如意金黄散外敷患处,口服豨莶加减地黄丸,每日 3 次,每次 12g。3 天后疼痛缓解,肿痛消失。继予豨莶加减地黄丸,每日 2 次,每次 6g。共服 100 天,后间断口服豨莶加减地黄丸。随访 2 年,病情稳定。

验方来源 何福祥,饶晴.豨莶加减地黄丸治疗痛风验案 2 例.北京中医药大学学报(中医临床版),2007,(7):37

临证阐释 痛风多由湿热内蕴关节所致。豨莶加减地黄丸以豨莶草、薏苡仁共为君药。豨莶草苦寒,能祛风湿、通经络、清热解毒;薏苡仁甘淡微寒,可利水渗湿、健脾除痹。生地苦甘寒,能清热凉血、养阴生津;熟地味甘微温,能养血滋阴、补精益髓,二地合参既能清热凉血,又能滋阴补肾;丹皮苦辛微寒,清热凉血活血、化瘀消肿;泽泻甘淡寒,可利水渗湿泄热;土茯苓性甘淡平,能解毒、除湿、利关节,治拘挛骨痛;赤芍苦微寒,能清热凉血、祛瘀止痛;牛膝能引诸药下行,以上 7 味为臣药。金银花能清热解毒;知母苦甘寒,能清热泄火、滋阴润燥;黄柏苦寒,能清热燥湿、泄火解毒退虚热;大黄苦寒,能泻下攻积、清热泻火、活血祛瘀,二黄合用能通利二便、祛湿泻火,以上 4 味为佐药。

因为本病由湿热长期内蕴关节所致,有反复发作、缠绵难愈的特点,治疗中不应急于求成,所以将其做成丸剂,用此方慢慢调理治疗来调整体内阴阳失调。早晚用温开水送服豨莶加减地黄丸,连续服用三个月。应鼓励患者坚持服药,可使药力到达病所,标本兼治,釜底抽薪,逐渐控制并缓解病情。

5. 当归拈痛汤

药物组成 羌活、防风、升麻、葛根、白术、苍术、当归、人参、黄芩、知母、苦参、茵陈、猪苓、泽泻、甘草组成。

加减运用 瘀血明显者加桃仁 10g,红花 10g,增强活血祛瘀之功;湿浊甚者加苡仁 30g,藿香 10g,以利水渗湿、芳香化浊;热邪甚者加生石膏 30g,以清热泻火。

用药方法 先将药物用冷水浸泡 15 分钟,浸透后煎煮。首煎沸后

文火煎30分钟,二煎沸后文火煎20分钟。煮好后两煎混匀,总量以300ml为宜,每日服1剂,早、中、晚分服。

适用病证 适用于湿热蕴结、瘀血阻络之痛风性关节炎。

病案举例 贺某,男,48岁,1992年6月4日初诊。患者自诉有痛风性关节炎病史2年,1月前因饮酒过量而复发,曾到某医院就诊,经化验检查,血尿酸620μmol/L,血沉95mm/h,诊断为痛风性关节炎急性发作期,给予口服秋水仙碱、消炎痛等药,因胃肠反应而自行停服,疗效不明显。诊见患者左足第一跖趾关节及足背疼痛剧烈,红肿灼热,压痛感强烈,行走困难,口渴饮水不多,二便正常,舌质红,苔黄腻,脉滑数。证属湿热下注、痹阻关节、不通则痛。治宜除湿清热、通络止痛。方用当归拈痛汤加味:羌活10g,防风10g,升麻10g,葛根15g,人参15g,当归10g,猪苓15g,泽泻15g,苦参10g,茵陈15g,黄芩10g,知母10g,苡仁30g,苍术15g,白术15g,川牛膝15g,炒黄柏10g,甘草5g。日1剂,水煎分3次温服,药渣水煎后熏洗患处。服药2剂后疼痛及红肿灼热均减轻,行走困难好转。守方继服5剂,诸症悉退,行走自如,嘱戒酒及注意饮食。

验方来源 杨运宽,金荣疆,闫晓瑞.杨介宾教授临证用方经验撷萃.四川中医,2006,24(8):1~2

临证阐释 当归拈痛汤出自《兰室秘藏》,为清利湿热之要方。对湿热蕴结、瘀血阻络之痛风性关节炎有较好疗效。方中以羌活、防风祛风胜湿、通络止痛;茵陈、苦参清热利湿、通利关节共为主药;黄芩可加强清热祛湿之力;葛根解热生津,知母清热润燥,既助清热之功,又防苦寒燥湿之品伤津耗液;以桃仁、红花、全蝎、蜈蚣、乌梢蛇活血祛瘀、通络止痛;佐以白术、苍术健脾燥湿,使湿邪得以运化;党参、当归益气养血,以扶正祛邪,且可使诸药燥利而不伤气血。使以甘草调和诸药。诸药合用,共奏清热除湿、活血祛瘀、通络止痛之功效,使湿热清、瘀血祛、经络通,则诸症自愈。

6. 痛风汤

药物组成 知母12g,黄柏12g,薏苡仁30g,乳香10g,没药10g,桃仁10g,红花10g,土鳖虫12g,川牛膝10g,汉防己15g,土茯苓60g,粉草薢30g,威灵仙45g,清风藤30g,车前子15g,泽兰15g,泽泻15g。

用药方法 先将药物用冷水浸泡15分钟,浸透后煎煮。首煎沸后文火煎30分钟,二煎沸后文火煎20分钟。煮好后两煎混匀,总量以300ml为宜,每日服1剂,早、中、晚分服。

适用病证 适用于湿痰之邪阻滞经脉所致的老年痛风病。

病案举例 患者,男,47岁。右足第一跖趾关节红肿疼痛8小时。发病前一晚饮啤酒2瓶,次晨2时许右足第一跖趾关节卒然红肿疼痛,逐渐痛剧如虫咬,以致右前足不能触地,行走困难。今日来我院门诊就诊。查体:右足第一跖趾关节中心红肿、压痛、皮温高,足背稍肿,口干心烦,尿色黄赤,舌质红,苔黄略腻,脉弦滑。查血尿酸520μmol/L,血沉44mm/h,白细胞计数10.8×10^9/L,中性粒细胞74%,淋巴细胞22%。西医诊断为"急性痛风性关节炎",中医诊断为"痹证"。发病由饮食不节,脏腑功能失调,升清降浊无权,痰湿阻滞于血脉,难以泄化,与血相结而为浊瘀,流注络脉所致。治宜行泄化浊瘀、清热利湿之法,予痛风汤5剂。服药期间忌烟酒及动物内脏、海鲜、豆类、高蛋白等高嘌呤食物。5天后复诊,关节红肿疼痛已消,行动自如,继续服5剂巩固疗效。10天后复查血尿酸、血沉均已正常。

验方来源 董明心.痛风汤治疗急性痛风性关节炎45例.中国民间疗法,2006,14(11):32~33

临证阐释 痛风汤是朱良春主任医师的经验方。朱老认为痛风多由湿痰之邪阻滞经脉所致,常用该方以治之。方中土茯苓、知母、黄柏清热解毒;粉萆薢、薏苡仁、威灵仙、清风藤、泽泻、车前子泄降湿浊;乳香、没药、桃仁、红花、土鳖虫、川牛膝、泽兰化瘀通络;汉防己祛风湿止痛。以土茯苓、粉萆薢、威灵仙3味为主药,三药合用,有显著的排尿酸作用。其中威灵仙辛散宣导,走而不守,对改善关节功能确有特殊疗效;土茯苓能健脾胃、祛风湿、强筋骨、利关节,善治拘挛骨痛、恶疮痈肿。两药用量宜偏大,一般用至30~60g,少则无效。诸药相伍,共奏泄化浊瘀、清热利湿之功,从而迅速改善症状,消除局部炎症,促进尿酸排泄。此外,坚持低嘌呤饮食,有利于控制尿酸生成,防止痛风复发。

7. 自拟痛风汤

药物组成 苍术15g,黄柏10g,甘草10g,川萆薢20g,酒大黄6g,荜菝10g,路路通10g,山慈姑20g,川牛膝20g,白花蛇舌草30g,土茯

苓 20g,炒白芥子 10g,炒山甲 6g。

加减运用 红肿明显者加丹参、生地、赤芍、丹皮；疼痛剧烈者加制乳香、没药、玄胡；多关节受累者加全蝎、蜈蚣、地龙；厌食者加山药、焦三仙。

用药方法 先将药物用冷水浸泡 15 分钟,浸透后煎煮。首煎沸后文火煎 30 分钟,二煎沸后文火煎 20 分钟。煮好后两煎混匀,总量以 300ml 为宜,每日服 1 剂,早、中、晚分服。同时要求患者多饮水、少活动,避免进食高嘌呤食物,戒烟酒。

适用病证 适用于湿热内蕴、经络不通所致的老年痛风病。

病案举例 于某,男,53 岁,2003 年 4 月 16 日初诊。自诉因饮酒后次日突发右足关节"肿瘤",压痛明显,足跟不能着地。经前医诊治,给予消炎痛,服药半月未效。患者慕名要求中医治疗。经细查原因,思其可能属"痛风性关节炎",急查血尿酸 488μmol/L,确诊为痛风性关节炎。诊查患者形体肥胖,右足关节红、肿、热、痛,压痛明显,不能着地,舌质红,舌苔黄腻,脉滑数,治以清热燥湿、活血通络、消肿散结之法,方以自拟痛风汤加丹参 20g,生地 15g,丹皮 12g,玄胡 12g,制乳没各 12g,水煎分早、中、晚 3 次温服,每日 1 剂。服药 10 剂后症状明显缓解,效不更方,继服 5 剂,临床症状基本消除,血尿酸检查 410μmol/L。为巩固其疗效,再投 3 剂,诸症悉除,右足关节功能活动自如,血尿酸检查正常,痊愈上班。随访 2 年未见复发。

验方来源 谢长耀. 自拟痛风汤治疗痛风性关节炎 15 例疗效观察. 航空航天医药,2006,17(2):110~111

临证阐释 痛风由湿热内蕴、经络不通引起者较多,治宜清热燥湿、活血通络、消肿散结。方中苍术、黄柏、土茯苓、白花蛇舌草、萆薢、川牛膝燥湿清热,祛风利湿而除痹,路路通、炒山甲、大黄、山慈姑、炒白芥子、荜拨通络活血、散结消肿而止痛,甘草清热泻火、调和药性,诸药共奏清热燥湿、活血通络、散结消肿止痛之功效。

8. 加味五藤饮

药物组成 鸡血藤、海风藤、络石藤、青风藤、忍冬藤各 30g,川牛膝、生薏仁、当归各 15g,赤芍、丹参各 20g,车前子 12g。

加减运用 痛甚加徐长卿、玄胡；热盛加黄柏、知母；湿热盛加苍术;病程长,关节变形僵硬者加威灵仙、僵蚕;燥热伤阴加玄参。

用药方法 先将药物用冷水浸泡 15～30 分钟,浸透后煎煮。首煎沸后文火煎 30 分钟,二煎沸后文火煎 20 分钟。煮好后两煎混匀,总量以 200ml 为宜,每日服 1 剂,早晚分服。治疗期间禁酒及高嘌呤食物,多饮水,注意休息。

适用病证 本方适用于由脾失健运、湿邪侵袭、瘀阻关节为病的老年痛风病。

病案举例 王某,男,62 岁。痛风史 3 年,近日因饮酒致右足第一跖趾关节红肿痛,局部灼热,关节屈伸不利,其痛难忍,日轻夜重,血尿酸 809μmol/L,血沉 65mm/h,X 线示右足第一及第四跖骨远端骨质蚕食样缺损,第一跖趾关节间隙轻度狭窄,关节旁软组织呈结节状肿胀。舌质淡红,苔白腻,脉滑略数。证属瘀阻经脉、湿热内蕴,治以清热利湿、活血通络,药用鸡血藤、海风藤、络石藤、青风藤、忍冬藤各 30g,生薏苡仁、苍术、玄胡、车前子(包煎)各 12g,川牛膝、赤芍、当归、丹参各 20g,7 剂。药后局部红肿减轻,疼痛缓解,上方去知母,加木瓜 15g,连服 15 剂,关节肿痛消退,血尿酸 349μmol/L,血沉 14mm/h,X 线示右足第一跖骨远端痛风样病理改变与前次比较明显好转。嘱注意休息,继服 3 剂,巩固疗效,并控制高嘌呤饮食,随访至今,病未复发。

验方来源 李秀莲.加味五藤饮治疗老年痛风 29 例.陕西中医,2005,26(12):1357

临证阐释 老年痛风多由脾失健运、湿邪侵袭、瘀阻关节引起,治宜清热利湿、活血通络。加味五藤饮以五藤饮为主方清热利湿活血通脉,配薏仁、苍术、车前子以健脾利湿,知母以清热通痹,丹参、赤芍、当归、玄胡以活血化瘀止痛,牛膝活血引药下行,诸药合用经脉疏通、气血流畅、湿热得除而获良效。

9. 清浊化瘀方

药物组成 生黄芪 30g,苍白术各 10g,云茯苓 15g,川朴 10g,川柏 10g,生薏苡仁 15g,生地 15g,仙灵脾 15g,玉米须 15g,六月雪 15g,当归 10g,川芎 10g,赤白芍各 10g,生甘草 6g。

加减运用 上肢痛风加桑枝 10g;下肢痛风加川牛膝 10g;急性发作期加白花蛇舌草 15g,鹿含草 15g,忍冬藤 10g;疼痛剧烈加延胡索

10g;慢性缓解期加广地龙 10g,炙僵蚕 10g。

用药方法 先将药物用冷水浸泡 15～30 分钟,浸透后煎煮。首煎沸后文火煎 30 分钟,二煎沸后文火煎 20 分钟。煮好后两煎混匀,总量以 200ml 为宜,每日服 1 剂,早晚分服。治疗期间禁酒及高嘌呤食物,多饮水,注意休息。

适用病证 本方适用于老年痛风病由脾失健运、肾乏气化兼浊毒留滞、瘀阻关节为病的本虚标实之证。

病案举例 林某,男,54 岁。就诊日期:2001 年 4 月 16 日。素体肥胖,患痛风性关节炎 4 年。1 日前因大量饮用啤酒及猪肾、海鲜,当夜左足第一跖趾关节灼痛,自服扶他林片,疼痛未缓解。检查:跛行,左足第一跖趾关节皮肤暗红、肿胀、皮温略高,压痛明显,舌苔黄腻,脉弦滑。实验室检查:血尿酸值:603μmol/L,白细胞:$9.7×10^9$/L。诊断为痛风性关节炎急性发作。辨证为浊毒留滞经络、瘀阻化热。治以内服清浊化瘀方,加白花蛇舌草 15g,鹿含草 15g,忍冬藤 10g。左足第一跖趾关节外敷金黄膏。治疗 3 天后,局部关节红、肿、热、痛消失,标证已解,缓以图本,内服清浊化瘀方,加广地龙 10g,炙僵蚕 10g。2 月后复查血尿酸为 383μmol/L。嘱饮食清淡,戒酒。随访 2 年未复发。

验方来源 黄纲,黄燕兴,毛旭明,周阿高.清浊化瘀方为主治疗痛风性关节炎.中医文献杂志,2005,(2):42～43

临证阐释 老年痛风病多由脾失健运、肾乏气化兼浊毒留滞、瘀阻关节为病,治宜清浊化瘀。清浊化瘀方以生黄芪、苍白术、云茯苓、川朴、川柏、生薏苡仁健脾益气化湿;生地、仙灵脾、玉米须、六月雪益肾泄浊;当归、川芎、赤芍活血化瘀;白芍、生甘草缓急止痛;桑枝、川牛膝引经。急性发作期加白花蛇舌草、鹿含草、忍冬藤清热通络,延胡索止痛;慢性缓解期加广地龙、炙僵蚕搜剔散结,推陈致新。

10. 平胃散合济生肾气丸加减

药物组成 苍术 10g,厚朴 10g,陈皮 6g,熟地 10g,山萸肉 10g,淮山药 10g,丹皮 6g,泽泻 6g,茯苓 10g,熟附片(先煎)6g,桂枝 6g,车前子 10g,牛膝 10g,甘草 3g。

用药方法 将上药(除熟附片外)用水浸泡 30 分钟;先将熟附片放火上,煎 30 分钟,再与余药同煎 30 分钟,每剂煎 2 次,将所得药液混合。每日1剂,分2次温服。

适用病证 本方适用于由脾肾亏虚、湿浊阻滞为病的老年慢性痛风病。

病案举例 覃某,男,62岁。2004年11月5日就诊。双脚跖趾、跗、踝等关节左右交替反复发作红肿热痛6年,复发加重5天。患者痛风初发时,为右足第1跖趾关节红肿热痛,以后逐渐发展为多关节受累,每年约发作3～5次,曾先后用过秋水仙碱、别嘌醇等西药,开始有很好疗效,约3～7天即可控制症状,以后疗效渐差。近年来发作愈见频繁,服西药需1周以上方能控制急性症状。治疗过程中曾服过以清热利湿为主的中药,病情可暂时缓解,但易反复。5天前因喝啤酒而诱发右足第1跖趾关节、跗、踝关节红肿疼痛,行走困难,自服西药病情未见明显缓解,而来我院就诊。查:右足第1跖趾关节、足背、踝关节明显肿胀,皮色暗红,皮温不高,有明显触痛,左足第1跖趾关节外侧有蚕豆大的硬结节1块,伴有身累、乏力,舌质淡白,苔白厚腻,脉濡缓。实验室检查:血沉44mm/h,血尿酸499μmol/L。西医诊断:慢性痛风性关节炎急性发作。中医诊断:痹证(脾肾亏虚、湿浊阻滞)。治则:补肾健脾,祛湿泄浊。方药以平胃散合济生肾气丸为基础方治疗,日1剂,水煎分2次服。1周后急性症状缓解,2周后症状及关节肿胀完全消退,仅留痛风结节。照上继服2周,1个月后复查血尿酸,降至288μmol/L,嘱继服上药2周巩固。随访1年未发,服药期间无不良反应。

验方来源 刘英华,邓玉艳,伍德军.平胃散合济生肾气丸加减治疗慢性痛风性关节炎30例.四川中医,2007,25(9):50～51

临证阐释 痛风发病大部分在40岁以后,正是脾肾两脏易虚之时,肾阳衰气化不利,不能通调水道,分清别浊,代谢失职,致浊毒堆积;脾之运化须得肾阳温煦推动,肾阳衰则脾不健运,运化失职,湿浊不能排泄;再者痛风多见于肥胖及多食肥甘厚腻之人,《丹溪心法》说:"肥人肢节痛,多是风湿与痰饮流注经络而痛",多食膏粱厚味、醇酒浊乳,脾胃呆滞,运化失司,湿浊内生积蓄,日久阻滞脏腑、经络,痹阻关节而发病。湿浊之邪黏腻而滞,故不易速去,常经久不已,符合本病反复发作、迁延难愈的特点。因此痛风病因病机为脾肾亏虚、湿浊阻滞,治疗补肾健脾、祛湿泄浊。平胃散出自《太平惠民和剂局方》,为祛湿剂的代表方,功效燥湿健脾、行气导滞,主治脾胃湿滞证,善治与湿、食有关的疾病。方中苍术燥湿健脾、除湿,用于湿邪偏重的痹证;厚朴、陈皮行气燥湿健脾。济生肾气丸出自宋·严用和《济生方》,功效温补肾阳、利水消肿。方中熟附片、桂枝温补肾阳及脾阳,而湿为阴邪,得温则化,得阳则宣;熟地、山萸肉、淮山药补肾精;丹皮、泽泻、茯苓、车前子渗利水湿、泄湿浊;其中茯苓、淮山药还能健脾;桂枝通十二经脉;与牛膝既为引品,又可温化湿邪,升降气机,通利关节。湿浊为标,脾肾亏虚为本,两方合用,共奏标本同治之功。

慢性痛风性关节炎患者,时有受累关节肌肤发热、肿胀、暗红,乃湿浊郁闭化热之短暂现象,可短时间内酌情加清热利湿药,切不可长时间一味用寒凉药,致脾肾更虚,湿浊更甚,水湿肿胀难消,病情反复缠绵难愈。

(赵文明)

第五章 泌尿与生殖系统疾病

第一节 泌尿系感染

泌尿系感染是由各种病原体入侵泌尿系统引起的疾病。主要表现为小便频急、淋漓不尽、尿道涩痛,或腰痛、恶寒发热等,是老年人常见的感染性疾病,发病率约 15%~20%。根据病原体种类可分为细菌性泌尿系感染、真菌性泌尿系感染及病毒性泌尿系感染等;根据感染部位可分为上尿路感染(肾盂肾炎、输尿管炎)和下尿路感染(膀胱炎、尿道炎);根据临床有无症状可分为有症状泌尿系感染和无症状泌尿系感染;根据有无尿路异常(如梗阻、结石、畸形、膀胱输尿管反流等)又分为复杂性泌尿系感染和非复杂性泌尿系感染。

辨证论治

泌尿系感染属中医"淋证"、"癃闭"、"腰痛"等范畴。其主要病机为正气亏虚,外邪乘虚而入,膀胱气化不利。临床辨证论治常分为湿热蕴结证、肝胆郁热证、肝肾阴虚证、脾肾阳虚证、肾阴阳两虚证 5 个证型。

1. 湿热蕴结证

症见小便频数,点滴而下,尿色黄赤,灼热刺痛,急迫不爽,痛引脐中,少腹拘急胀痛;或伴腰痛拒按;或现寒热口苦,恶心呕吐;或兼大便秘结,苔黄腻,脉濡数或滑数。治以通淋除湿,清热解毒。常用八正散(《太平惠民和剂局方》)治疗由木通、车前子、萹蓄、瞿麦、滑石、甘草梢、大黄、山栀、灯心组成。

2. 肝胆郁热

症见小便频数而痛，伴寒热往来，烦躁不安，不思饮食，口干口苦，或恶心呕吐，少腹胀满，舌质红，苔黄，脉弦数。治以调和肝胆，清热化湿。常用小柴胡汤(《伤寒论》)，由柴胡、黄芩、人参、甘草、半夏、生姜、大枣组成；合龙胆泻肝汤(《兰室秘藏》)，由龙胆草、泽泻、木通、车前子、当归、柴胡、生地(近代方中有黄芩、生地)组成。

3. 肝肾阴虚证

症见尿痛涩滞不甚，尿色淡红，淋漓不尽，神疲乏力，伴低热或手足心热，腰痛绵绵，腰膝酸软，头晕耳鸣，咽干唇燥，舌红少苔，脉细数。治以滋阴清热。常用知柏地黄丸(《医宗金鉴》)，由知母、黄柏、熟地黄、山萸肉、山药、茯苓、丹皮、泽泻组成。

4. 脾肾阳虚证

症见久淋不愈，遇劳则小便频数，淋漓不已，时作时止，面浮足肿，神疲乏力，畏寒肢冷，腰膝酸软，纳差腹胀，大便溏薄，舌质淡，苔白腻，脉沉细弱。治以温肾健脾利湿。常用济生肾气丸(《济生方》)，由附子、五味子、山茱萸、山药、牡丹皮、鹿茸、熟地黄、肉桂、白茯苓、泽泻组成；合参苓白术散(《太平惠民和剂局方》)，由人参、白术、茯苓、甘草、山药、莲肉、扁豆、砂仁、薏苡仁、桔梗、陈皮组成。

5. 肾阴阳两虚证

症见面色无华，腰腿酸痛，肢体倦怠，下肢浮肿，身半以下常有冷感，少腹拘急，小便不利或反多，尿频，尿急，尿意不尽，尿多泡沫，小便浑浊如脂膏，大便偏溏，舌质淡，苔白滑，脉细微而数，尺沉弱。治以温肾阳，滋肾阴。常用二仙汤(上海中医药大学张伯讷经验方)，由仙茅、仙灵脾、巴戟天、黄柏、知母、当归组成。

验方妙用

1. 清心莲子饮化裁方

药物组成 石莲子15g，茯苓10g，车前子15g(包)，黄芩10g，生地10g，麦冬10g，黄芪10g，地骨皮15g，滑石10g，太子参10g，生甘草6g。

加减运用 尿频、尿急、尿痛较轻者，去车前子、黄芩；若下腹疼痛明显，加香附、赤芍。

用药方法 1日1剂,每日水煎2次,分早、晚两次服用。

适用病证 老年泌尿系感染经久不愈,尿频、尿急、尿痛反复发作,神疲乏力,纳差,口干咽燥,舌红,少苔,脉细数属气阴两伤者。

病案举例 患者陈某某,女,61岁,8年前在夏末秋初之时,下到鱼塘中打捞水草后,即出现发热,下腹疼痛,伴有尿急,尿频,在当地乡卫生院就诊,诊断为"急性膀胱炎",经给予庆大霉素、吡哌酸等药物治疗后,症状缓解出院。但从此以后,经常出现尿急、尿频、尿痛,腰酸痛,下腹阵发性疼痛,曾服用氟哌酸、环丙沙星和清热利湿中药,效果不明显,病情缠绵难愈,痛苦万状。入院时症见时有尿频、尿急、尿痛,下腹部隐隐作痛,口舌干燥,心慌易汗,纳呆乏力,精神倦怠,失眠多梦,五心烦热,腰膝酸软。查体:T:36.5℃,P:92次/分,R:20/分,BP:150/76mmHg。精神倦怠,面色萎黄,表情焦虑,心肺无异常,腹平软,肝脾未触及,脐下有轻压痛,无反跳痛。舌红少苔,脉细数。实验室检查:血、便常规正常,尿检:白细胞++,红细胞+,蛋白+,尿培养有大肠杆菌生长,膀胱镜检查诊断为膀胱炎。中医诊断:淋证,属气阴两虚,湿热下注。西医诊断:慢性膀胱炎。治以益气养阴,清利湿热,方以清心莲子饮化裁,处方:石莲子15g,茯苓10g,车前子(包)15g,黄芩10g,生地10g,麦冬10g,黄芪10g,地骨皮15g,滑石10g,太子参10g,生甘草6g。再诊:服上方6剂后,尿急、尿频、尿痛、五心烦热有所缓解,仍感下腹疼痛,呈针刺样隐痛,腰膝酸软。前方去车前子、黄芩,加香附6g,赤芍10g。三诊:服药6剂后,诸症大减,但下腹部稍感疼痛,舌淡红,苔薄白,脉弦细。化验:尿白细胞+,红细胞+。前方去生地、太子参,易生熟地各10g,川断10g。四诊:服药9剂,腰酸,下腹痛,及尿急、尿频、尿痛等症状均愈,饮食如常,精神明显好转。

验方来源 邱德文. 中国名老中医药专家学术经验集. 贵阳:贵州科技出版社,1999.486~487

临证阐释 本方为中国中医科学院西苑医院周文泉主任医师、博士研究生导师的经验方。泌尿系感染属中医的"淋证"、"腰痛"等病范畴,其主要临床表现历代医籍均有论述。如《中藏经》中云:"热淋者,小便涩,而色素如血。"《丹溪心法》也云:"淋者,小便淋漓,欲去不去,不去又来。"一般认为,本病的病机多为湿热蕴结膀胱所致,治疗上以清利湿

热为首选,如八正散、导赤散、五淋散之属。但是,患者病程长、体质弱,每多表现为虚实夹杂。临证之时,应当仔细辨证始为不误。本案之淋证,患病8年,病势缠绵病久多虚,见口干欲饮,五心烦热,腰膝酸软,舌红少苔,脉细数,可知其阴分已伤,而神疲乏力,心悸易汗,可知其气分亦伤。故选清利湿热,益气养阴之方,尤为契合病机。清心莲子饮出自《太平惠民和剂局方》,方中石莲子为主药,清心火,利湿浊,配以黄芩、地骨皮清热,茯苓、车前子利湿,黄芪、太子参、麦冬益气养阴,如此补虚泄实,清补并用,对于老年淋证之经年不愈,气阴两伤者,效果颇佳。

2. 通淋化浊方

药物组成 萆薢15g,石菖蒲15g,川黄柏15g,白花蛇舌草30g,石韦15g,土贝母10g,马勃5g,怀牛膝10g,蝎尾1g研面冲服(亦可用全蝎5g入煎)。

加减运用 年龄大者,去全蝎、马勃;肾阳亏虚,腰膝酸软,畏寒肢冷者,加肉桂。

用药方法 蝎尾研面冲服,将余药用清水浸泡30分钟,若用全蝎5g,则将上药用清水浸泡30分钟,再煎30分钟,每剂药煎2次,将两煎药液混合。每日1剂,分2次服。

适用病证 泌尿系感染,属慢性顽固性,为湿浊下注引起者,症见尿液混浊,尿白细胞持续不减者。

病案举例 顾某某,男,70岁。因前列腺摘除术而继发尿路感染,先后以各种抗生素治疗,已产生抗药性。就诊时腰痛,膀胱刺激症不显,尿液混浊,尿检白细胞长时间为(++++),脉沉细。考虑患者年事已高,故于上方去全蝎、马勃,加肉桂2g,服3剂证除,尿检(一)。继服调理之剂一周余,至今6载未再复发。

验方来源 张昱. 现代名医临床秘诀. 北京:科学技术文献出版社,2003.378~379

临证阐释 本方是天津中医学院第一附属医院柴彭年主任医师的经验方。方用萆薢、石菖蒲利湿分清化浊为君药;以白花蛇舌草、土贝母、马勃清热解毒,其中白花蛇舌草还有利尿作用,其单味药煎剂能刺激网状内皮系统增生和增强吞噬细胞的活力;以石韦、黄柏、牛膝清利湿热,导热下行;全蝎或蝎尾辛平有毒,入血分走窜,具通络止痛之功,对顽疾瘀滞有推陈出新之效。慢性顽固性泌尿系感染一般病程较长,病久必瘀,故用一味蝎尾,通络化瘀止痛,本品走窜力强,故年老体弱者慎用。

3. 导赤散合二神散方

药物组成 滑石20~25g,木通10~15g,淡竹叶4~6g,灯心3~4g。

加减运用 血淋者加白茅根30g,小蓟15g;尿液混浊如脂膏加白花蛇舌草15g,石菖蒲10g;热淋者加蒲公英15g,败酱草10g;劳淋者采用本方与知柏地黄汤加减施治,专治小便涩痛或其他疾病兼见小便涩痛者。

用药方法 每日1剂,水煎2次,分早、晚两次服用。

适用病证 泌尿系感染见尿痛,属热证者。

病案举例 李某某,女性,64岁,尿痛、尿频、尿急两周,无全身发热,曾检查尿常规,尿中白细胞10~20/HPf,服用氟哌酸治疗。就诊时尿常规呈阴性。仍有尿痛、尿急,日排小便10次以上,尿液黄色,舌质红,苔黄,脉数。诊为下焦残留湿热余邪,治疗重在清热、通淋、止痛。处方:滑石25g,木通15g,淡竹叶6g,灯心4g,白茅根30g,蒲公英10g,石韦15g,车前草15g,天仙藤10g。7剂药后再诊,痊愈。

验方来源 景录先. 名医经验录. 北京:中国医药科技出版社,1996.231~233

临证阐释 本方是北京中医药大学附属东直门医院外科施汉章教授的经验方,由《小儿药证直决》中导赤散与《赤水玄珠》中的二神散化裁而来。施教授博采众长,总结近50年的临床经验,认为临床所见大多数淋证均可见到三焦之热象,尤以热结下焦,尿道涩痛,其状小便少而尿频数,小腹牵急,艰涩而痛,其尿痛主缘于热。尿道为三焦之输泄口,三焦又为水湿之渠道。湿邪弥散,上、中、下焦无所不至,湿从热化,湿壅则生热,热助湿壅,湿助热盛,湿热互结,壅阻气机,故对湿热之患的治疗当之以速,当之以疏。一般初发病的泌尿系感染,尿痛、尿频、尿急、尿血或不尿血,早期多见舌红、苔黄、脉弦或数之实热证,故采用二神散与导赤散加减,速清三焦之热。疏为疏通与疏散之意,通过利小便导热下行,诸邪清泻之。否则失治、误治或不及时荡涤三焦之热,日久

则本虚日显,造成难取速效之功,使湿热证缠绵不去,定会折阴损肾。所见劳淋、尿痛、尿频反复发作难愈,即属于此。此证单用清热利湿法难以取效,应滋阴固肾,佐以清热利湿,方可显效。

4. 通淋益肾汤

药物组成 蒲公英15g,瞿麦15g,萹蓄15g,白术20g,黄芪20g,续断12g,狗脊12g,牛膝10g,车前子15g(包)。

加减运用 溺后余沥不尽者,属肾虚,加补骨脂、杜仲、桑寄生等;属脾虚者,用党参、山药、黄精等兼顾脾阴;伴有结石者,加金钱草、海金砂、鸡内金等;伴瘀血者,加丹参、刘寄奴、赤芍等;浮肿明显者,加冬瓜皮、防己、泽兰;寒热往来者,加柴胡、黄芩等;阴虚者,加鳖甲、地骨皮、麦冬等。

用药方法 水煎服,一日一剂,水煎两次,分早、晚两次服用。

适用病证 急、慢性肾盂肾炎以及其他泌尿系感染性疾病等,症见尿频、尿急、尿痛、腰痛、腰酸乏力,辨证属于湿热蕴结下焦,脾肾阳虚者。

病案举例 李某某,男,58岁。患者腰痛乏力,口干不欲饮,尿热频涩痛,每于劳累或感冒后发作,体温波动在38℃~40℃之间,持续月余,住院经用各种抗菌药物取效不著。尿培养多次均为大肠杆菌10万以上/毫升,末梢血象白细胞偏高,舌胖被黄苔,脉沉数。脉症合参,诊为膀胱湿热,服用本方加清热解毒药物。守方40剂,诸症大减,原方调整继服10剂,诸症步退,尿菌培养转阴,随访7年原病未复发。

验方来源 李宝顺.名医名方录.北京:中医古籍出版社,1993.376~378

临证阐释 本方为西安医科大学刘锐教授运用清热利湿、补肾壮腰之法治疗急性、慢性肾盂肾炎等泌尿系感染性疾病的常用方剂,治疗属于湿热内蕴膀胱,脾肾不足者每能收效。本方系治疗淋证基本方剂,湿热若盛则重用蒲公英、瞿麦、萹蓄,意在清热解毒,邪祛正安,伍入补益脾肾诸药,以兼顾脾肾,扶正达邪;若湿热待尽,则重用续断、狗脊、白术、黄芪、牛膝以补益虚损为主,兼祛余邪,方中牛膝亦可活血通络。本方对于急慢性肾盂肾炎的运用,关键在于灵活变通清与补的剂量轻重,部分慢性肾盂肾炎患者尽管舌苔黄厚,膀胱刺激症等湿热证不甚明显,但只要菌尿阳性,亦当辨证与辨病相结合,继续应用清热解毒药物,权衡清热药与补益药的主次即可。方中蒲公英、瞿麦、萹蓄性寒味苦,寒能清热,苦可燥湿,三药合用,量足力宏。《滇南本草》云:"蒲公英,止小便血,治五淋癃闭,利膀胱"。《本草求真》指出:"瞿麦,大泻心热利水"、"萹蓄,善清下焦湿热而渗利水湿"。淋证本虚标实,湿热为标,脾肾虚为本,清利湿热为治疗当务之急,所以治疗急性泌尿系疾病,三味药物清利湿热为主。黄芪、白术健脾补气,张元素谓:"白术,除湿益气,补中补阳,清痰逐水";张锡纯说:"黄芪,补气之功最优"、"黄芪之性,又善利小便",芪、术甘温补气除湿,对于脾虚湿盛的慢性肾盂肾炎,治疗尤其正确。狗脊、续断二药补肾壮腰续筋骨,治疗淋证常见症腰痛实为必用药物;车前子,《本草备要》指出有"行水、泻热、凉血"之功;牛膝,引诸药下行甚捷,并补肝肾,利腰膝。诸药相伍,共奏清利湿热、补肾健脾、活血利水之功。

5. 银翘八正散

药物组成 银花30g,连翘12g,蒲公英30g,瞿麦15g,萹蓄15g,荆芥9g,薄荷9g,黄柏12g,黄芩15g,车前子12g,滑石15g,甘草梢6g。

加减运用 头痛、恶寒发热等表证不明显者,去银花、连翘、荆芥、薄荷;脾气亏虚,无力祛邪外出者,加泡参24g,建曲12g,生谷芽18g等药以健脾开胃;患病时间较长者,如湿热导致阴津耗伤,可以易为二至丸加味以养阴固肾,兼清利湿热。

用药方法 每日1剂,水煎2次,分早晚两次服用,必要时分4次服用。

适用病证 泌尿系感染,尿频、尿急、尿痛明显,伴恶寒,头痛发热等,舌红,苔薄腻,脉滑浮数,属湿热蕴结下焦证。

病案举例 邝某某,男,55岁,住西昌县农村。1975年6月12日初诊。患者一天前开始腰疼,小便频急短数,尿道涩痛,小腹坠胀,午后足胫发肿。恶寒发热,头痛,一身酸痛不适,汗出,口干,精神萎靡不振,舌苔薄腻,脉浮数。小便常规检查:白细胞++,红细胞+,蛋白阴性。诊断及辨证:尿路感染;热淋——下焦湿热。治拟清热利湿,佐以达邪外出。用银翘八正散化裁,处方:银花30g,连翘12g,蒲公英30g,瞿麦15g,萹蓄15g,荆芥9g,薄荷9g,黄柏12g,黄芩15g,车前子12g,滑石

15g,甘草梢6g,2剂。6月13日二诊:患者来时两人扶着,气乏无力。坐下后头伏桌上,其家属云:服前方1剂后,毫无效果,诸证如前,而现又增加发烧、汤水不下等症,恐药不对证,要求另外处方。诊其脉仍浮数、右关部按之无力,此乃邪气亢盛,而正气不支,宜前方加泡参24g,建曲12g,生谷芽18g,益气开胃,嘱其家属将此三味加入未服完的药中,煎水,1日服4次,以观后效。6月15日三诊:患者背着背兜独自乘车前来就诊,言其服药后,头痛、发烧、汗出、口渴、足胫肿皆大减。精神好转,食欲增进(每餐约100克),腰痛、小便频数短急也有减轻,舌红,苔黄而腻,脉象滑数。此乃邪势顿减,而湿热尚存,病退药减,前方减去银花、连翘、荆芥、薄荷。6月18日四诊:上方服2剂后,腰痛、小便频急短数等症大减,足已不肿,精神好转,食欲增进(每日可食500多克),但尚感腰痛、溲黄,时感涩痛或频急,苔黄微腻,舌质红,脉滑略数。此乃湿热未尽,继以清热除湿而减其势,处方:瞿麦15g,萹蓄15g,滑石15g,焦柏12g,甘草梢9g,薏苡仁12g,泡参15g,建曲12g,谷芽12g,续断12g,2剂。6月25日五诊:服药后饮食正常,能参加轻微家务劳动,唯感腰酸胀,左侧微疼痛,腿软无力,溲微黄,口干,苔少质红,脉细数。此乃湿热伤阴之证,治宜养阴固肾,佐以清利未尽之湿热,处方:生地12g,山药12g,女贞子12g,旱莲草12g,菟丝子12g,续断12g,薏苡仁12g,滑石15g,甘草梢9g,木通9g。服药后痊愈。

验方来源 邱德文.中国名老中医药专家学术经验集.贵阳:贵州科技出版社,1999.217~218

临证阐释 泌尿系感染表现为湿热蕴结下焦、膀胱气化不利,故小便频急短数、尿道涩痛、小腹坠胀;肾与膀胱互为表里,腑病及脏,使肾也受累,而腰为肾之府,故现腰痛;湿性黏滞而重着,有下流沉滞之性,午后属阴,湿邪亦属阴,两阴相合,溢渍于四肢,故午后足胫发肿;湿热蕴蒸,由里达表,正气欲鼓邪外出,故现恶寒发热等一派表证。若脾气素有不足,又加之阳气被湿邪所伤,则食少、精神萎靡不振;舌苔薄腻,脉象浮数,皆为湿热初犯之象。故治宜清热利湿,佐以达邪外出,拟以银翘八正散化裁。方中以瞿麦、萹蓄、蒲公英、黄柏、黄芩等清热解毒、泄热下行为主;辅以滑石、车前子淡渗之品,同瞿麦、萹蓄等以利水通淋、分清湿热;佐以银花、连翘、荆芥、薄荷达邪外出;并以甘草梢调和诸药,且直达茎中以缓急止痛。诸药合用,共奏清热解毒、利湿通淋之效。若为年老之人,中州之气不足,应在方中加入扶脾益胃之品,如此方可收到良好的效果,并体现了中医治病重视辨证施治、因人制宜的特点。疾病后期,湿热大衰,出现一派阴虚症状,是由于湿热伤阴所致,故以养阴固肾、清理未尽之湿热为法,拟以二至丸、生地、菟丝子、淮山药、续断等养阴固肾及薏苡仁、滑石、木通、甘草梢等淡渗之品调理。

6. 珍凤汤

药物组成　珍珠草15g,小叶凤尾草15g,太子参15g,云茯苓12g,白术9g,百部9g,桑寄生18g,甘草5g。

加减运用　尿血或尿常规检查红细胞多者,加白及;肝气不舒或精神刺激后病情加重者,加素馨花;脾虚者加黄芪、山药。

用药方法　每日1剂,水煎2次,分早、晚两次服用。

适用病证　慢性肾盂肾炎之类,属中医"气淋"、"劳淋"之属,遇情绪不佳或劳累即发作,证为湿热内蕴,脾胃亏虚。

病案举例　周某某,女,67岁,干部。患者于1998年10月尿检查:红细胞(+),白细胞(+),无明显症状。经用抗生素治疗,11月复查尿常规正常。12月24日尿常规:红细胞(++++),白细胞(+),收住院治疗。经B超等检查排除泌尿系结石,诊断为泌尿系感染。经中西药治疗,1999年1月8日痊愈出院。3月11日查尿常规:红细胞(+),复用抗生素治疗后正常。5月28日因旅途劳累,发热,尿检:红细胞(++++),白细胞(+),又用抗生素治疗而正常。7月6日小便检查又出现红、白细胞。因小便异常,反复发作,乃于7月7日来诊。诊见:形体稍胖,面色少华,唇稍暗,舌胖嫩,苔白润,脉沉细。证属脾虚湿困,治以健脾祛湿,处方:珍珠草15g,小叶凤尾草15g,太子参30g,云茯苓12g,白术12g,百部12g,桑寄生30g,白及10g,山药20g,黄芪15g,甘草6g,大枣3枚。药后尿检查正常,继续服药至10月5日。因过度劳累,外加精神刺激等因素,复查尿常规:白细胞(+),舌象同前,脉细稍弦。仍守法续进,佐以疏肝理气。处方:珍珠草15g,小叶凤尾草15g,太子参30g,云茯苓15g,白术15g,百部12g,桑寄生30g,山药20g,黄芪30g,甘草6g,素馨花10g,三叶人字草20g。药后复查小便正常,续服上药巩固疗效。11月1日至15日因感冒、出差停药,尿检查又见白细胞(＋)。诊见其面色转华,舌胖嫩,少苔,脉沉细,尺弱。此正虚邪却,治宜扶正稍为侧重。处方:太子参30g,山药30g,桑寄生30g,三叶人字草15g,黄芪15g,茯苓12g,白术12g,百部12g,薏苡仁12g,炙甘草6g,鳖甲(先煎)20g,大枣4枚。共服60多剂,春节停药。患者于2000年1～3月每月尿复查2～3次,均正常。停药1年,于2000年12月复查尿常规,未见异常。

验方来源　1. 邓铁涛. 中国百年百名中医临床家丛书邓铁涛. 北京:中国中医药出版社,2001.75～76

2. 苏礼. 古今专科专病医案老年病. 西安:陕西科学技术出版社,2003.152～153

临证阐释　本方是广州中医药大学邓铁涛教授治疗慢性肾盂肾炎的经验方。邓老认为泌尿系感染应属中医淋证中"热淋"、"气淋"、"劳淋"一类,发作之时可急可缓,急者可按热淋(慢性泌感急性发作)论治,缓者缠绵不已,反复难愈,当从虚论治,按气淋、劳淋处理。邓老喜用珍珠草与小叶凤尾草治热淋。珍珠草与小叶凤尾草,邓氏简称为"珍、凤",是治疗热淋常用的一对草药,对急性泌尿系感染(热淋)或水肿(阳水)疗效较佳,鲜者效果更好。用量:鲜者各30克,干品各15克左右。对于热淋(急性泌尿系感染)可以独用珍珠草与小叶凤尾草,亦可稍加清热祛湿之品如苡米、车前之属。若舌红苔薄有伤津现象者,注意勿利水太过,可用珍珠草与小叶凤尾草加导赤散治之。慢性肾盂肾炎为比较难治且有发展倾向的疾病。所谓发展倾向,不但难以治愈,还可引起肾性高血压、肾功能不全、尿毒症等病变。本病应属中医淋证中气淋、劳淋一类,乃邪少虚多之证。多因急性时期未彻底治愈,邪气深藏伏匿于内,正不胜邪,一遇劳累,或情绪不佳,或感外邪,病即复发。发作可急可缓,急则邪热盛实,应以清热为主;缓则缠绵不已。治此病邓氏喜用自拟之珍凤汤。此方即珍珠草、小叶凤尾草合四君子汤再加桑寄生、百部而成。立方之意,乃根据脾胃学说,如张仲景有"四季脾旺不受邪"之说,李东垣有"内伤脾胃百病由生"之论。本病即是邪少虚多之证,要使正气足以逐邪气,健脾便是重要的一着,故用四君子汤以健旺脾胃,调动人体之抗病能力;用"珍、凤"以祛邪,形成内外夹击之势。百部佐"珍、凤"以逐邪,现代之研究证明百部有抗菌(包括大肠杆菌)之作用。

桑寄生,《神农本草经》谓:"主腰痛",《本经再新》说主"补气温中,治阴虚壮阳道",现代之研究认为:"治动脉硬化性高血压"及"治郁血性肾炎"。邓氏认为桑寄生既能帮助扶正,又入肝肾经,为本方之使药。

7. 当归连翘赤小豆加味方

药物组成 当归6g,连翘25g,赤小豆50g,木通6g,金银花30g,竹叶10g,茯苓20g,泽泻15g,黄柏10g,熟地25g,枸杞子20g,菟丝子20g,砂仁6g。

加减运用 腰痛、尿频,活动时加重,加桑螵蛸、覆盆子。

用药方法 每日1剂,水煎两次,分早、晚两次服用。

适用病证 慢性泌尿系感染属肾虚膀胱蕴热证。

病案举例 刘某,女,62岁。初诊日期1998年2月17日。反复发作尿频、尿急、尿痛2年余,加重2个月。近2年余,每因劳累、外感即导致尿频、尿急、尿痛,服用抗生素虽可缓解,但症状愈发愈频。本次发作已2个月,口服"氟哌酸"3周无效,改服"奥复星"10天,仍效果不显,自停西药来中医科求治。现症:尿频、尿急、尿道涩痛,小腹胀坠,排尿有淋漓不尽感。腰部酸痛,四肢无力,阵阵心慌,心率达116次/分,并伴冷汗,夜眠欠佳,甚则彻夜不寐。脉弦细而数,舌质暗,苔黄腻。尿常规:RBC 0~1个/HP,WBC 3~5个/HP,患者尚有冠心病史12年。间断出现心前区憋闷刺痛,现服"参芍片"、"地奥心血康"等药物。中医诊断:①淋证(劳淋——肾虚、膀胱蕴热);②胸痹(心血不足,小肠热灼)。治则:消利下焦湿热,补肾培本。方药:当归6g,连翘25g,赤小豆50g,木通6g,金银花30g,竹叶10g,茯苓20g,泽泻15g,黄柏10g,熟地25g,枸杞子20g,菟丝子20g,砂仁6g。服前药7剂后尿涩痛、排不尽感及腰酸痛均减轻,间断发作心慌明显好转,心慌发作时心率最高已较前下降20~30次/分,冷汗减少,睡眠亦好转,夜间阵阵身热。尿常规正常,舌质暗,苔薄白,脉细稍数。上方加炒枣仁20g,枸杞子10g继服。此后以前方为主,随症稍适当加减,服药至3月24日,上症均解,平素已无心悸及尿道不适,唯在活动多时出现腰痛及尿频,已自停"参芍片"、"地奥心血康"。上方去竹叶、栀子泻心火之品,加覆盆子15g,桑螵蛸15g以固肾气,自4月21日又加服"五子衍宗口服液"。此后方药中渐加入续断、杜仲、桑寄生、黄芪益肾强腰补气,至7月中旬,患者精神、体力明显好转,已可做一般家务劳动,去公园散步,外出旅游,身不畏寒,很少外感,至7月底停服汤药,坚持服五子衍宗丸及复方丹参丸调理。

验方来源 梁贻俊.全国著名老中医经验丛书——梁贻俊临床经验辑要.北京:中国医药科技出版社,2001.472~474

临证阐释 该例患者年过60岁,反复发作泌尿系感染,每遇过劳及外感诱发,就诊时尿内红、白细胞虽不高,但临床泌尿系感染症状突出,且有冠心病病史,反复发作心前区疼痛,综合临床表现及舌脉所见,中医辨证为本虚标实,其虚主要为肾虚,心血不足,实为下焦小肠膀胱邪热未清,故在治疗上虽应用抗生素而病不除。中医治疗祛邪补肾并用,以当归连翘赤小豆汤加味清利下焦湿热,同时辅以熟地、枸杞子、菟丝子、黄柏以益肾泻相火,肾精足则心血充,扶正有助于祛邪,祛邪有助于正复,故服7剂药见效,症状显减,心慌亦得以缓解。渐增加益肾之品并配合五子衍宗丸补肾固本,加黄芪益气固表以御邪防止外感。通过上述综合治疗,不仅慢性泌感得以控制,且心慌、心绞痛得平。此属治疗心阴血虚心绞痛之变证。

8. 知柏地黄丸加味方

药物组成 知母12g,黄柏12g,生地15g,山药15g,山萸肉10g,泽泻15g,茯苓15g,丹皮12g,公英30g,败酱草30g,枳壳12g,柴胡12g,元胡12g,龙胆草15g。

加减运用 尿频、尿急、尿痛,伴恶寒发热,属湿热内蕴,兼有表证者,八正散合六味地黄丸加减;尿频、尿急时发时止,畏寒怕冷,手足心烦热,腰膝酸困,属湿热下注,阴阳两虚者,益肾饮加清热利湿药加减。

用药方法 每日1剂,水煎分3次服。

适应病证 老年泌尿系感染,症见尿频、尿急、尿痛,腰酸膝软,舌红,苔黄燥,脉滑数,属湿热下注,肾阴不足型。

病案举例 陈某某,男,75岁。患者于1991年10月22日以尿频、尿急、尿痛一周之主诉入院。于一周前,无明显原因,尿频、尿急、尿痛、尿色黄赤,两天后伴发冷发烧,干呕,少腹胀痛,即来我院急诊,当时体温38.7℃,血压221/119mmHg,尿常规白细胞(+++),蛋白(±),肛诊前列腺增大,急诊室诊断为尿路感染,高血压病Ⅲ期,给抗感染用先锋霉素Ⅴ 4g 静脉注射 4 天,体温正常,血压恢复,但尿急、尿痛、腰痛症状不减,并干呕、纳差,为了进一步治疗而住中医科。患者既往身体尚可,25 岁时患过肺结核,患脑梗塞 7 年,有慢性胆囊炎、胆石症史 7 年。查体:体温 36℃,心率 80 次/分,呼吸 20 次/分,血压 144/85mmHg,舌暗红,苔黄燥,脉滑数,心肺未见异常,肾区叩痛(一),四肢活动尚可。血常规有异淋 3%。尿培养 3 次(一),尿常规 WBC(++),蛋白(±)。西医诊断:①尿路感染;②前列腺增生;③慢性胆囊炎、胆石症;④脑梗塞。中医诊断:淋证;湿热下注,肾阴不足。治则:清热利湿、化瘀滋阴。方药:知柏地黄汤加味。处方:知母 12g,黄柏 12g,生地 15g,山药 30g,山萸肉 10g,泽泻 15g,茯苓 15g,丹皮 12g,公英 30g,败酱草 30g,枳壳 12g,柴胡 12g,元胡 12g,龙胆草 15g,炒三仙各 15g。用法:每日一剂,水煎,分 3 次服。同时配合服氟哌酸 0.2g,每日 3 次,(3 天)。共治疗 7 天,症状消失,尿常规(一),血常规异淋消失。嘱出院后继服中药知柏地黄丸,丹参片 2 周。

验方来源 刘茂甫.当代中医世家系列丛书——刘茂甫中医世家经验辑要.西安:陕西科学技术出版社,2002.156~158

临证阐释 本方为刘茂甫教授治疗老年泌尿系感染的经验方。根据老年人肾虚血瘀的生理特点,采取清热利湿、补肾化瘀之法治疗。刘茂甫教授认为,本病除有肾精气虚损外,以肾阴虚为主,并有血瘀、湿瘀存在。在治疗上,根据病情的缓急、轻重、正邪盛衰情况,分三型治疗。另外,在急性期,主张中西药联合应用,以求及早控制病情。临床显效快,治愈率高。知柏地黄汤加味主要用于湿热下注,肝肾阴虚型的急性泌尿系感染。方中以知柏地黄丸滋补肾阴,另外加公英、败酱草、龙胆草等清热利湿之品。整方共奏滋补肾阴,清利湿热之功。

(毛海琴)

第二节 慢性肾功能不全

慢性肾功能不全又称为慢性肾功能衰竭,是指所有原发病或继发性肾脏疾患所致进行性肾功能损害所表现的一系列症状或代谢紊乱组成的临床综合征。据国际肾脏病协会统计,本症自然人群年发病率约为98～198/每百万人口,其中,经济发达国家发病率明显增加,欧洲约为400/每百万人口,美国和日本的发病率又几乎是其他发达国家的2倍,分别为802和996/每百万人口,尤其在美国近10年内慢性肾功能不全发病率几近呈指数增长趋势。1998年的统计资料显示,慢性肾脏疾病的年发病率为约2‰～3‰,尿毒症的年发病率为约百万分之100～130,且患者人数呈逐年增加的趋势。近年来,慢性肾功能不全的原发病有所变化,在西方国家继发性因素已占主要病因,已经公认糖尿病和高血压是慢性肾功能不全的两大首位因素,约占50%。然而,我国仍以慢性肾小球肾炎为主,但继发性因素引起的慢性肾功能不全逐年增加,依次为高血压、糖尿病和狼疮性肾炎。另外,乙肝相关性肾炎导致的慢性肾功能不全也逐渐受到国内外学者的关注。随着人口老龄化,老年慢性肾功能衰竭的诊治问题越来越突出,美国的终末期肾衰人群中,老年人增长最快,年增长率超过10%。在我国,老年人终末期肾衰患者接受肾替代疗法的患者不断增多,现阶段约占所有接受肾替代治疗患者的30%～40%左右。

辨证论治

慢性肾功能不全属中医"虚劳"、"癃闭"、"关格"等病范畴。其主要病机为脾肾阴阳衰惫,气虚不化。临床辨证论治常分为脾肾气虚证、脾肾阳虚证、肝肾阴虚证、气阴两虚证、阴阳两虚证5个证型。

1. 脾肾气虚证

症见周身乏力,短气,口淡不渴,纳差便溏,腰腿酸痛,尿量减少或夜尿清长,舌质淡,脉细或沉细。治以健脾补肾。常用香砂六君子汤(《时方歌括》),由木香、砂仁、陈皮、半夏、党参、白术、茯苓、甘草组成;合金匮肾气丸(《金匮要略》),由桂枝、附子、熟地黄、山萸肉、茯苓、丹皮、泽泻组成。

2. 脾肾阳虚证

症见面色㿠白,浮肿明显,腰以下为甚,形寒肢冷,腰膝冷痛,倦怠乏力,口淡不渴,尿少,或夜尿增多,大便稀薄,舌体胖润,苔白或白腻,脉沉细。治以温补脾肾。常用真武汤(《伤寒论》),由炮附子、白术、茯苓、芍药、生姜组成；合温脾汤（《备急千金要方》），由附子、人参、大黄、甘草、干姜组成。

3. 肝肾阴虚证

症见头晕，头痛，耳鸣，目涩，腰酸腿痛，关节屈伸不利，五心烦热，舌苔干或苔少，脉弦细数。治以滋补肝肾。常用杞菊地黄丸（《医级》），由枸杞子、菊花、熟地黄、山茱萸、山药、泽泻、丹皮、茯苓组成。

4. 气阴两虚证

症见面色无华，短气乏力，自汗或盗汗，纳差食少，大便干结或排泄不畅，腰酸腰痛，夜尿多，或尿量减少，舌质淡，脉细。治以益气养阴。常用参芪地黄汤（《沈氏尊生书》），由人参、黄芪、茯苓、地黄、山药、山萸肉、丹皮、泽泻组成。

5. 阴阳两虚证

症见极度神疲，面色无华或黧黑，头晕目眩，短气，畏寒蜷卧，咽干口燥，饮水不多，表情淡漠，耳轮干枯，手足心热，心烦不安，腰痛，肢体疼痛，筋惕肉瞤，尿量少，大便干结或大便稀溏，舌体胖少津，脉沉细。治以温肾阳，滋肾阴。常用地黄饮子（《世医得效方》），由山萸肉、石斛、麦冬、五味子、石菖蒲、远志、云苓、巴戟天、肉苁蓉、熟附片、肉桂、熟地、薄荷、生姜、大枣组成。

验方妙用

1. 健脾益肾泄浊方

药物组成 党参15g，茯苓15g，生地15g，山药15g，黄芪30g，白术10g，山萸10g，车前子（包）10g，枳实10g，厚朴10g，大黄（后下）10g，苡仁20g，砂仁（后下）6g，炙甘草6g。

加减运用 气虚甚者，以人参易党参；阴虚燥热者，加黄柏、知母；阳虚水泛者，加炮附子、桂枝；恶心、呕吐者，加竹茹、藿香；兼失眠、盗汗者，加煅龙骨、煅牡蛎；兼有胸水、腹水者，可加二丑、防己、椒目；面色紫暗、舌有瘀斑者，加桃仁、红花、赤芍；肾萎缩者加穿山甲。

用药方法 1日1剂，每日水煎2次，分早、晚2次服用。

适用病证 慢性肾功能衰竭的失代偿期和肾功能衰竭期。症见面色晦暗，头晕乏力，腰膝酸软，胃脘痞满，呕恶，纳差，口淡不渴，夜尿增

多,肢肿,舌体胖、质淡暗,脉沉细。

病案举例 张某某,男,82岁,2002年5月13日初诊。患者有双侧多囊肾病史数十年,出现乏力、纳差、腰膝酸困3个月,未予注意。近日来病情明显加重,双下肢水肿,遂来求治。现症:面色晦暗,头晕乏力,腰膝酸软,胃脘痞满,有呕恶感,不欲饮食,口淡不渴,夜尿增多,双下肢轻度水肿,舌体胖、质淡暗,脉沉细。实验室检查:白细胞:$4.9×10^9$/L,红细胞$2.43×10^{12}$/L,血红蛋白72g/L;尿常规:蛋白(+),红细胞(+),白细胞0~2个/HP;肾功能检查:血肌酐609μmol/L,尿素氮31.41mmol/L,二氧化碳结合力16mmol/L,尿微量白蛋白25.6mg/L;B超提示:双肾多发性囊肿、双肾萎缩。诊断为慢性肾功能衰竭,肾功能衰竭期,合并肾性贫血、代谢性酸中毒。辨证为脾肾气虚,湿浊阻滞。治以健脾益肾,补益气血,利湿化浊。药用:党参、茯苓、生地、山药各15g,黄芪30g,白术、山萸、车前子(包)、枳实、厚朴、大黄(后下)、红花各10g,苡仁20g,砂仁(后下)、炙甘草各6g。每日1剂,水煎服,日2次。中药灌肠,隔日一次,并予口服双氢克尿噻25mg,日2次;重组人红细胞生长素2100U,皮下注射,每周3次。守上方加减服药1个月后患者自觉症状明显好转,乏力、头晕明显减轻,水肿消退,饮食增加,复查血肌酐416μmol/L。经治疗1疗程后患者无明显不适感,各项指标检查如下:红细胞:$4.6×10^{12}$/L,血红蛋白:10.8g/L;尿常规:蛋白(±),隐血(-);肾功能:血肌酐258μmol/L,尿素氮8.9mmol/L,二氧化碳结合力20mmol/L,尿微量白蛋白16.9mg/L。继用上法巩固治疗1个疗程,病情稳定。

验方来源 郭石宏.健脾益肾泄浊法治疗慢性肾功能衰竭46例.光明中医,2007,22(3):54~55

临证阐释 慢性肾功能衰竭类似于中医学的"关格"、"肾劳"、"肾风"、"癃闭"、"溺毒"等病,其病因可由先天不足、外邪侵袭、饮食不节、情志失调、肾病失治误治等引起,其病理特点为正虚邪实,正虚即脏腑气血虚弱,尤以脾肾虚衰为著;邪实乃湿浊毒邪壅阻,困遏脾肾,致清气不升,浊气不降,最终成阴阳离决之势。其临床分期为代偿期、失代偿期、肾功能衰竭期、尿毒症期。虽然在各期有着其不同特征的证型:代偿期和失代偿期以脾肾气虚为主;肾功能衰竭期以脾肾虚衰为主,兼有浊邪；尿毒症期正虚邪实并重，脾肾虚衰更重，湿浊毒邪泛滥，但正虚、邪实是疾病的本质，脾肾虚衰、湿浊毒邪壅阻贯穿于疾病的始终。所以慢肾衰的治疗以扶正祛邪为总则，以健脾益肾、补益气血、祛湿化浊为常法。基本方中以党参、黄芪、茯苓、白术、炙甘草健脾利湿、补益气血；生地、山药、山萸合用乃补肾之要药，可补肾固精，配黄芪可补肾之阴阳，增强肾的气化及分清泌浊功能；车前子、苡仁、砂仁淡渗利湿、芳香化浊；厚朴、大黄荡涤肠胃、除满泻浊，全方共奏补益脾肾、祛湿化浊之功，使脾胃健、肾气复、清气得升，浊气得降，则气机调达，疾病获得转机。

2. 肾衰方

药物组成 黄芪30g，太子参20g，茯苓15g，丹皮15g，丹参15g，山茱萸15g，白茅根15g，藿香15g，佩兰15g，砂仁15g，半夏10g，大黄10g（后下），牛膝15g，女贞子20g，墨旱莲15g，知母15g，黄柏15g。

加减运用 脾肾阳虚，湿浊内阻，症见周身乏力，四肢不温，肢体浮肿，腹胀纳呆，恶心呕吐，小便清长，大便稀溏，舌淡胖边有齿痕，脉沉细，加菟丝子、杜仲、益智仁；肝肾阴虚，湿热内蕴，症见口干口苦，呕恶频频，脘腹胀满，心烦头晕，手足心热，小便短赤，大便干结，舌质黯红，苔黄而干，脉沉细，加知母、黄柏、女贞子、墨旱莲；阴阳两虚，正虚邪恋，症见极度乏力，精神萎靡，手足心热，腰膝酸软，小便黄赤或尿少，大便溏薄，舌质淡红，苔白而薄，脉细弱，加狗脊、川断、山药、熟地。

用药方法 每日1剂，水煎2次，分早晚2次温服。

适用病证 慢性肾功能衰竭。症见疲乏无力，腰膝酸软，腹胀纳差，恶心，咽干口苦，夜寐不佳，小便黄，舌红，苔薄腻，脉沉细。

病案举例 潘某某，女，61岁。2005年3月21日初诊。患慢性肾小球肾炎8年。症见疲乏无力，腰膝酸软，腹胀纳差，恶心欲呕，咽干口苦，夜寐不佳，小便黄，大便干，舌黯红，苔薄黄，脉沉细。查体：T：36.4℃，P：82次/分，R：18次/分，BP：135/85mmHg。心肺听诊无异常，双肾区无叩击痛，双下肢无浮肿。实验室检查：血红蛋白（Hb）：98g/L，血清肌酐（Scr）：334μmol/L，血尿素氮（BUN）：12.4mmol/L，尿蛋白：（++）。肾脏彩超示：①双肾缩小，左肾7.8cm×3.6cm，右肾7.5cm×3.4cm；②双肾弥漫性病变。西医诊断：慢性肾功能衰竭（失代偿期),慢性肾小球肾炎。中医诊断:虚劳,证属肝肾阴虚,湿热内蕴,治宜健脾调肝益肾,利湿清热泄浊。方用黄芪30g,太子参20g,茯苓15g,丹皮15g,丹参15g,山茱萸15g,白茅根15g,藿香15g,佩兰15g,砂仁15g,半夏10g,大黄(后下)10g,牛膝15g,女贞子20g,墨旱莲15g,知母15g,黄柏15g。日1剂,水煎服。连服1个月,乏力减轻,胃纳转佳,二便正常,复查:Scr:286μmol/L,BUN:8.7mmol/L。守前方去知母、黄柏,再服3周,复查:Hb:105g/L,Scr:202μmol/L,尿蛋白(+)。此后守方加减治疗,2~3周定期复查,患者症状改善,病情稳定,随访至今,Scr基本稳定在200~230μmol/L。

验方来源 马秀宁.何学红运用中医药治疗慢性肾功能衰竭经验.辽宁中医药大学学报,2007,9(3):88~89

临证阐释 本方是辽宁中医药大学何学红教授治疗慢性肾功能衰竭的经验方。方中黄芪、太子参共同起到健脾益气,补益后天之本的作用,从而使先天之本得以补养。正所谓"补后天以养先天"。山茱萸补益肝肾,为温润之品,性温而不燥,尚能取其减少精微物质外泻之收敛固涩的功用。藿香、佩兰为芳香化湿之品,对于脾失健运、湿浊内蕴之证,可起到芳香醒脾、化湿祛浊之功。砂仁、半夏为和胃止呕之要药,临床可以明显缓解由湿浊毒邪蕴于中焦而致的胃气上逆症状。因脾肾阳气虚损易见浮肿症状,茯苓、白茅根恰可起到健脾利水、利尿消肿之功效。本病往往病情复杂而缠绵难愈,古有"久病成瘀"、"久病入络"之说,故用丹皮、丹参、牛膝三味以活血、化瘀、通络,牛膝一味更能补肝肾而强筋骨,起到标本兼治之妙用。大黄取其通腑泄浊、攻积导滞的效用。目前大黄已成为治疗慢性肾功能衰竭的一味专药。纵观全方,补而不燥,泄而有度,寓补于泄,标本兼顾,共奏补肾健脾,通腑泄浊之功。

3. 肾衰甲方

药物组成 党参15g,白术15g,黄芪30g,怀牛膝10~15g,生大黄10~15g,土茯苓30g,王不留行30g,皂角刺30g,制半夏15g,陈皮6~10g。

加减运用 阳虚加熟附块、葫芦巴、淫羊藿;血虚加当归、桑椹子;肿甚小便少加桂枝、泽泻、车前子;皮肤瘙痒加珍珠母、生牡蛎;瘀阻明显加水蛭、透骨草;湿浊化热加黄柏、黄连。

用药方法 每日一剂,水煎2次,分早、晚2次服用。

适用病证 慢性肾功能衰竭为脾肾亏损,气血两虚,湿浊瘀毒阻滞证。临床表现浮肿、小便短少或夜尿多、腰酸乏力、纳呆或泛恶呕吐、大便干或溏薄、面色萎黄、舌质淡胖或淡黯、苔白腻或薄腻、脉沉细或细弦。

病案举例 张某某,女,65岁,2005年5月11日因"乏力呕恶加重1月"门诊收治入院。患者有慢性肾炎史多年,近2年以来出现肾功能不全,并有全身发疹瘙痒,某市级医院诊断为慢性湿疹,治疗效果不佳。近1个月以来乏力加重,伴恶心呕吐,门诊查肌酐达580μmol/L,为求进一步诊治,以"慢性肾衰"收入病房。发病以来,无发热、头痛、胸闷气促及明显尿少浮肿。刻下:乏力恶心,皮肤瘙痒,纳差,二便尚畅。舌质淡黯,苔薄黄腻,脉细涩。证属脾肾亏虚、瘀浊阻滞。治以益肾健脾、活血软坚、泄浊解毒疏络,处方:黄芪30g,党参15g,生白术15g,白茯苓15g,灵芝15g,当归10g,川芎10g,土茯苓30g,皂角刺30g,留行子30g,姜半夏15g,紫苏30g,制大黄20g。7剂。二诊:患者乏力恶心,皮肤瘙痒,纳差,二便尚畅。舌质淡黯,苔薄黄腻,脉细涩,证治不变,以前方加减,处方:黄连3g,陈皮10g,姜半夏10g,紫苏30g,土茯苓30g,制大黄15g,赤芍药15g,牡丹皮10g,炒楂曲各15g,生白术15g,炙鸡金10g。7剂。三诊:患者乏力恶心好转,夜寐欠安,纳欠佳,二便尚调,尿量可。舌质淡黯,苔薄黄腻,脉细涩。证治不变,前方出入:黄连3g,陈皮10g,姜半夏10g,紫苏30g,土茯苓30g,制大黄20g,赤芍药15g,牡丹皮10g,炒楂曲各15g,连翘12g,炙鸡金10g,留行子30g,皂角刺15g,砂仁5g(后下),生甘草5g,灵芝30g。7剂。四诊:患者一般情况尚可,口渴仍较明显,纳可,便调,夜寐尚安,原方酌加养阴之药继服。五诊:患者有咳嗽咯痰,外感表邪之象,舌质淡黯,苔薄黄腻,脉细涩。前方酌加清肺化痰之剂透经达络。黄连3g,陈皮10g,落得打30g,象贝母12g,土茯苓30g,制大黄20g,桑白皮15g,葶苈子15g,黄芩12g,连翘12g,炙鸡金10g,留行子30g,皂角刺15g,车前草30g,生甘草5g,灵芝30g,北沙参15g,天花粉30g,射干12g。7剂。六诊:咳嗽改善,乏力如故,胸闷仍稍作,纳可,便调,寐欠安,舌质淡黯,苔薄黄腻,脉细涩。治以清肺化痰、活血泄浊通络、利水消肿,拟方如下:北沙参30g,

桑白皮15g,葶苈子15g,桃仁10g,象贝母12g,黄芩12g,鱼腥草30g,制大黄15g,土茯苓30g,留行子30g,陈皮10g,生甘草5g,黄连3g,赤猪苓(各)15g,全瓜蒌30g,泽漆15g,车前子30g,葶苈子30g,羚羊角粉0.6g(分吞)。经治疗1周后症状稳定,门诊随访。

验方来源　1.叶玉妹.叶景华治疗慢性肾功能衰竭经验.辽宁中医杂志,2006,33(3):264～265;2.邵国强,周采琴,叶景华.叶景华络病论治慢性肾衰经验.中医文献杂志,2007,3:41～43

临证阐释　本方是上海市名老中医叶景华教授治疗慢性肾功能衰竭的经验方。治疗慢肾衰一般从虚劳辨治,以补肾为主。根据慢肾衰是正气虚损,脏腑功能衰败,湿浊瘀毒阻滞的病机,属于本虚标实,虚实夹杂。其中虚是主要病机,且以肾为中心,而兼及肝脾肺,随病情进展,且由于阴损及阳,或阳损及阴,以致出现肾、脾、肺、肝、气阴两虚及脾肾阳气虚衰等,在正虚的同时多挟瘀、浊、毒等实邪。本病无论气阴两虚或脾肾阳虚,皆可以导致肾脏阴阳失调,三焦气化失司,饮食不能化生津液精微,反而转为湿浊,且因升降开合失常,当升不升,当降不降,当藏不藏,当泄不泄,精微不摄而漏出,水浊不泄而滞留,病理产物遂成致病因素。亦可由于病程冗长,久病气机失于流畅,血脉即发生瘀滞,即所谓久病入络而络阻血瘀也。由于肾之泄浊、脾之运化功能障碍,导致水湿停积,湿浊蕴滞,阻遏三焦,水道不利而致血瘀。因虚不能胜邪,邪留又可生毒,肾气虚易招外邪侵袭,加重正虚而致邪羁酿毒。总之,本病阴阳气血俱虚为本虚,标实主要为湿、浊、瘀、毒壅滞。治拟扶正解毒、化瘀、泄浊、利湿,叶老结合长期的临床经验,独辟蹊径,主张攻补兼施之法,取得了良好的临床疗效。方中以党参、白术、黄芪、怀牛膝健脾益肾,生大黄泄浊化瘀解毒,土茯苓、制半夏、陈皮解毒利湿泄浊,王不留行祛瘀通络,皂角刺软坚散结。全方共奏扶正解毒,化瘀泄浊利湿之功。实验研究表明,肾衰甲方能减轻肾小球病变,保护残肾功能,延缓肾衰病变的发展,与临床显示功效一致,对慢性肾衰能改善症状,延长生存期。

4. 益肾通络泄浊方

药物组成　生黄芪30g,生地黄30g,山药20g,山茱萸10g,丹参30g,川芎6g,红花6g,鸡血藤30g,益母草30g,鸡内金10g,生大黄4g。

加减运用 偏肾阴虚夹热者加知母、黄柏;偏肾阳不足者加杜仲、肉桂;兼脾虚者加白术、茯苓;血压明显偏高者加钩藤、葛根;蛋白尿较甚者加蝉衣、菟丝子、五味子;血糖高者加苍术、黄连;血尿酸升高明显者加地龙、生薏苡仁;恶心纳呆者加淡竹茹、生山楂;浮肿明显者加车前子;大便干燥者酌加桃仁、火麻仁。

用药方法 水煎服,一日一剂,水煎两次,分早、晚两次服用。

适用病证 继发性肾脏病引起的慢性肾功能衰竭。症见全身乏力,腰酸腰痛、腿软,双下肢浮肿、口干渴、头晕胸闷,纳差食少,尿少尿频,大便干,舌质淡暗,有瘀点瘀斑,苔白或黄腻,脉沉弦。

病案举例 患者某某,女,60岁。2004年8月15日初诊,患者罹患糖尿病十年余,一直口服美吡达、糖适平等药。两年前出现蛋白尿及肾功能异常,改用胰岛素注射治疗,但血糖仍波动明显,肾功能损伤未能有效控制。患者自觉症状加重,血压居高不下,遂来求治。症见全身乏力,腰酸腰痛、腿软,双下肢浮肿、口干渴、头晕、耳鸣如蝉,心前区不适、纳差、失眠、双足麻木,夜尿频,大便秘结。实验室检查:糖化血红蛋白6.8。尿常规检查:尿蛋白(＋＋＋),红细胞3～4个,白细胞1～2个,颗粒管型1～2个;肾功能检查:血肌酐182.4μmol/L,尿素氮10.6mmol/L;B超示双肾结构紊乱及双肾弥漫性病变。察其舌质淡暗,满布瘀点瘀斑,苔白略黄腻,脉沉弦。血压160/105mmHg。辨证为肾气虚衰,瘀浊阻络。治以补益肾气,通络泄浊。药用生黄芪30g,生地黄30g、生山药20g,山茱萸10g,丹参30g,川芎6g,红花6g,益母草30g,鸡血藤30g,茯苓30g,钩藤15g,葛根15g,鸡内金10g,生大黄4g,柏子仁12g,杜仲10g。水煎服日2次。服药14剂后患者即感自觉症状明显减轻,血压血糖趋于稳定,尿蛋白减少。加减用药1个疗程后,患者乏力、腰酸大减,浮肿消,夜尿1～2次,大便通畅,每日1～2次,睡眠较佳,血压基本维持在140/90mmHg,尿蛋白(＋),颗粒管型消失。肾功能检查血肌酐148.3μmol/L,尿素氮6.9mmol/L,患者自我感觉良好,无其他不适症状,病获显效。

验方来源 陈军.益肾通络泄浊法治疗继发性慢性肾功能衰竭48例.中华中医药杂志,2006,21(7):404～405

临证阐释 本方为北京市第六医院中医科陈军治疗继发性慢性肾

功能衰竭的经验方。慢性肾功能衰竭属于中医学"水肿"、"虚劳"、"关格"、"癃闭"等病的范畴。大多数学者认为其为本虚标实之证,正虚邪实贯穿于疾病的始终。肾气亏虚可引起肾的气化功能障碍,气化不足,分清泌浊功能障碍,不能及时疏导、转输、运化水液及毒物,因而形成湿浊、湿热、瘀血。故慢性肾功能衰竭肾气衰惫是其本。祖国医学认为"穷必及肾","久病入络"。导致慢性肾功能衰竭的原发病病程均较长,久病及肾,病久入络,血脉瘀阻,气血运行不畅,肾精得不到后天之精气的滋养,便会衰竭得更快。肾气衰弱,气化失常,无以推动气血的运行,更加导致络脉的瘀阻。肾络瘀阻,又会影响气、血、阴、阳等正气的化生,使湿浊、溺毒之邪愈加严重。由此可知肾气虚衰,络瘀浊阻是继发性慢性肾功能衰竭的病机关键。故治疗上应以益肾通络泄浊为首要。基本方中生黄芪甘微温,益气补虚,利水消肿,为补气诸药之最,走行全身内外,为治肾病要药;生地黄甘苦寒,养阴生津,乃补肾之要药,益阴之上品;山茱萸甘酸温,平补肾之阴阳,张锡纯谓之"能收敛元气,振作精神,固涩滑脱,收涩之中兼具条畅之性,故又通利九窍,流通血脉";山药甘平,补肾固精;四药相配,补益肾之阴阳,使肾的气化功能加强,以利肾的分清泌浊。益母草辛苦微寒,活血祛瘀,利尿解毒;丹参苦微寒,活血祛瘀;川芎辛温,活血行气;红花辛微温,活血祛瘀;四味合用,寒温互佐,重在活血化瘀通络。鸡血藤苦甘温,既能活血,又能补血,与益肾之品相配,能使活血药通经活络而不伤正。生大黄味苦性寒,清热泻火,活血祛瘀,《神农本草经》称其"下瘀血,血闭寒热,破癥瘕积聚,留饮宿食,荡涤肠胃,推陈致新,通利水谷,调中化食,安和五脏。"鸡内金健脾消食,与山药配伍,在补益肾气的同时助脾胃运化。全方具有补益肾气,活血通络,荡涤浊邪,助运脾胃的功能。使肾气得以补充,瘀浊得以消除,从而气化功能得以加强,肾之分清泌浊功能得以恢复,疾病获得转机。

5. 加味甘露饮

药物组成　生地15g,茵陈15g,黄芩10g,枳壳15g,枇杷叶15g,石斛15g,天冬15g,麦冬15g,麦芽20g,佛手10g,草果仁15g,砂仁15g。

加减运用　血瘀表现重者加活血化瘀药,如桃仁、红花、丹参、赤芍等;若热较甚呕吐明显者加竹茹、半夏、芦根清热降逆止呕,旋复花、代赭石重镇降逆止呕;如脾阳不振加干姜、公丁香温运脾湿助脾运;若热甚便秘者加大黄、枳实、厚朴攻下泻毒导滞,给毒邪以出路;若阴伤甚者加天花粉、沙参、知母等养阴清热;若伴有脾气虚者加黄芪、党参健脾益气;若兼有肾虚者加熟地、山萸肉、何首乌等以补肾。

用药方法 每日1剂,水煎2次,分早、晚两次服用。

适用病证 慢性肾功能衰竭属湿热伤阴,脾胃不和证者。症见倦怠乏力,腰膝酸软,口苦,恶心,纳差食少,腹胀,大便不调,舌质红苔白腻,脉滑数。

病案举例 患者某某,女,59岁。2005年7月8日初诊。患高血压病20余年,冠心病3年。1999年始现乏力症状,感冒后继现肉眼血尿。查尿蛋白(PRO)++++,潜血(BLD)+++,诊为急性肾小球肾炎,予消炎药后,复查尿中仍有蛋白。2002年乏力加重,经某院肾功检查,肌酐(Cr)120~150μmol/L。2005年6月患者感冒后全身乏力,恶心,血Cr:235μmol/L,遂来我门诊治疗。症见:乏力,腰酸痛,口苦,恶心,便干。舌质淡,舌苔白腻,脉滑。实验室检查:尿常规:白细胞(WBC)0~1个/HP,红细胞(RBC)20~25个/HP,BLD+++,PRO++。肾功:尿素氮(BUN)7.5mmol/L,Cr 221.9μmol/L。查体:血压150/100mmHg。西医诊断:慢性肾炎,慢性肾衰竭失代偿期。中医辨证为湿热伤阴,脾胃不和。治以养阴清胃,芳香化浊。方拟加味甘露饮:生地黄20g,茵陈20g,黄芩15g,枳壳20g,枇杷叶20g,石斛20g,麦门冬20g,大黄10g,草果仁15g,紫苏20g,砂仁15g,芦根30g,何首乌20g,胡芦巴25g,桃仁20g,赤芍20g,川芎20g,土茯苓50g。水煎200ml,早晚2次分服,每次100ml。并给予波依定5mg,洛丁新10mg,日1次口服。服药1周后仍乏力,腰酸痛,口苦,时有恶心,纳差,大便通畅,舌质紫,舌薄白腻,脉滑。于前方加陈皮15g,麦芽15g,神曲15g,山楂15g。又服用2周后乏力、腰酸痛、口苦均好转,时有恶心,纳差,舌质淡,苔薄白腻,脉滑。尿常规:RBC 15~20个/HP,BLD++,PRO++。血压:145/90mmHg。继续前方治疗。1个月后追访化验:Cr 176.5μmol/L;尿检:PRO++,BLD+;血压:140/84mmHg。病情好转。

验方来源 李淑菊,张佩青,王今朝. 张琪以加味消毒饮治疗慢性肾功能衰竭的经验分析. 北京中医,2007,26(9):569~570

临证阐释 本方是黑龙江省全国著名临床中医学家张琪教授治疗慢性肾功能衰竭的经验方。加味甘露饮是在《太平惠民和剂局方》甘露饮的基础上化裁而成。方中生地、熟地、石斛、二冬滋养脾胃之阴,清虚热;阴亏又由热耗,黄芩、茵陈、黄连苦寒清热又祛湿,以清热存阴;枇杷叶降逆气,枳壳行气和胃,以降气清上蒸之湿热;麦芽、佛手开胃醒脾,与甘寒药合用防其滋腻有碍脾之运化;草果仁、砂仁芳化湿浊。

6. 苏叶黄连汤

药物组成 苏叶30g,川黄连5~6g,半夏12g,丹参15g,茯苓15g,玉米须30g。

加减运用 气阴两虚者加生晒参、生黄芪;脾肾阳虚者加生地、山萸肉;素有痰疾,或脾虚湿盛,健运失司,胃脘虚痞,舌苔白腻,加苍术、怀山药、薏苡仁、砂仁;B超示肾萎缩或两肾皮质变薄,血肌酐下降,尿量不多,血瘀明显加赤芍、益母草、炮山甲,但有出血倾向的患者,如已有衄血则慎用;血肌酐、尿素氮动态增高者,浊毒邪实,选加大黄(生或制)、白花蛇舌草、半枝莲、土茯苓、晚蚕沙、六月雪、蒲公英、绿豆衣,以1个月为1疗程,治疗2~3疗程。

用药方法 每日1剂,水煎两次,分早、晚两次温服。

适用病证 慢性肾功能衰竭尿毒症。症见面色苍白或萎黄,气短乏力,口干,纳差,腰酸腰痛,夜尿多,或尿量减少,舌红苔黄腻,脉细数。

病案举例 卓某某,男,65岁,1991年2月28日初诊,有慢性肾炎病史30年,初诊时面色萎黄,贫血,口干,胃纳差,乏力,咳嗽不多,咯痰不畅,痰黏,苔黄腻边尖红,脉细数;体检右下肺呼吸音减弱,心率80次/分,频发早搏,血压146/95mmHg;尿检:尿蛋白(++),白细胞0~2/HP,红细胞(++),尿比重1.020,尿素氮38.91mmol/L,血肌酐619μmol/L,二氧化碳结合力14mmol/L;心电图示:房性平行心律伴室内差异性传导;左心室肥大,胸透示高血压性心脏病。西医诊断:慢性肾功能衰竭(尿毒症);中医辨证:气阴两虚,浊邪阻滞。治则:益气和胃,降浊解毒,处方:生晒参10g,苏叶30g,川黄连6g,黄芩12g,白花蛇舌草30g,半枝莲30g,土茯苓20g,晚蚕沙30g,六月雪30g,半夏12g,

丹参15g,茯苓15g,薏苡仁30g,玉米须30g。每日1剂。上方服40余剂后精神转佳,食欲佳,胃纳增,口已不干,仅背部酸痛,大便溏,1日1～2次,1994年4月16日复查血BUN 34.27mmol/L,Scr 522μmol/L,上方去白花蛇舌草、半枝莲,加赤芍15g,制大黄2g,薏苡仁30g,以活血利水,顾护胃气。

验方来源 张昱.当代名医临床秘诀.北京:科学技术文献出版社,2003.405～406

临证阐释 本方是温州医学院附属一院谢宗昌主任医师治疗慢性肾功能衰竭尿毒症期的经验方。方中苏叶行气宽中,配黄连清热燥湿,降逆止呕作用显著;半夏、茯苓健脾燥湿,降逆和胃;丹参活血化瘀;玉米须清利湿热。全方共奏和胃降浊解毒之功。

7. 附子大黄汤

药物组成 制附子10～20g,生大黄15～30g,生黄芪20～30g,芒硝10～20g,益母草15～30g。

加减运用 尿毒症多由慢性肾脏疾病发展而来,临床表现常见面色晦暗,或舌质青紫,或有瘀斑点,血液检测常存在不同程度的高凝状态。辨证论治,除大黄、益母草活血外,亦可加丹参、赤芍、泽兰、桃仁、牛膝等,以提高疗效;对于症状减轻,肾功能改善者,大黄、芒硝可减量,保持大便每日1～2次为度;气虚加党参、白术、冬虫夏草等;阴虚加沙参、山药、白芍等;血压偏高伴有头晕头痛加决明子、天麻、钩藤、龙骨、牡蛎等;水肿严重者加车前子、白茅根、大腹皮等。

用药方法 每日1剂,水煎,分早晚2次服。

适应病证 慢性肾功能衰竭尿毒症早、中期,证属脾肾阳虚,水毒壅塞,浊泛三焦者。症见头晕乏力,面色苍白,胸闷气促,腹胀纳呆,恶心泛吐,平素畏寒肢冷,腰膝酸痛,便溏,面浮肢肿,以下肢肿为甚,小便短少,舌苔白,舌质淡或瘀暗,脉沉细。

病案举例 范某某,男,50岁,1980年12月16日求诊。20年前曾患"急性肾炎"经某医院治愈。1个月前因受凉全身浮肿,尿少,以慢性肾炎急性发作、尿毒症住院,主症:头晕乏力,胸闷气促,腹胀纳呆,恶心泛吐,平素畏寒肢冷,腰膝酸痛,大便溏薄,小便短少,浮肿以双下肢为甚,嗜睡,血压正常,腹水征明显,舌苔白,舌质瘀暗,脉沉细。血浆总

蛋白3.6克,血沉126mm/h,尿蛋白(+++),高倍镜下可见颗粒及细胞管型为0~1个,服用附子大黄汤20剂,自觉症状明显好转,肾功能恢复正常。后依原方加减又服10剂,症状减退,实验室检测全部正常而出院,随访4年未见复发。

验方来源 李宝顺.名医名方录.北京:中医古籍出版社,1993.374~376

临证阐释 本方是西安医科大学刘锐教授临床治疗慢性肾炎或慢性肾盂肾炎所致肾功能衰竭的常用方剂。本方是采用标本兼顾、攻补并施的方法组成的附子大黄汤。慢性肾小球肾炎或慢性肾盂肾炎所致尿毒症,以此方图治,多可取效。根据关格病机,尿毒症早、中期临床表现多属脾肾阳虚,开阖失司,升降失调,湿浊壅滞三焦,清气不能上升,浊气难以下降,清浊相干,弥漫充斥脏腑内外而致本病。方中附子辛温大热,归脾肾心诸经,有温煦脾肾、畅达气机、交通三焦之功;大黄大苦大寒,通腑泻浊、活血化瘀;黄芪甘温,益气利水,助附子温补脾肾之阳;芒硝咸寒,配大黄推荡毒邪;益母草微苦寒,善于活血利水,引诸药直达病所,五味药物相伍,相得益彰,降中有升,寒热并用,标本兼顾,补泻同举,共奏通腑泻浊、活血利水、温补脾肾之功。宗大病施重剂之法,泻而不峻,补而不滞,治疗证属脾肾阳虚,水毒壅塞,浊泛三焦者,疗效颇为满意。

(毛海琴)

第三节 老年性阴道炎

老年性阴道炎,又称萎缩性阴道炎,是一种非特异性炎症。绝经后妇女约30%会发生老年性阴道炎。其发病机理为卵巢功能衰退,雌激素水平降低,阴道壁萎缩,阴道黏膜变薄,上皮细胞内糖原含量减少,阴道内pH增高,局部抵抗力降低,致病菌容易入侵繁殖而引起的炎症。此外,手术切除双侧卵巢、卵巢功能早衰、盆腔放疗损伤卵巢、长期闭经等也可引起。临床主要表现为阴道分泌物增多,呈淡黄色,严重者可有血样脓性白带,外阴瘙痒,有灼热感。检查见阴道呈老年性改变,上皮萎缩，皱襞消失，上皮变平滑、菲薄。阴道黏膜充血，有小出血点，有时可见浅表溃疡。若溃疡面与对侧粘连，阴道检查时因粘连可被分开而出血，粘连严重时可致阴道狭窄甚至闭锁，炎症分泌物引流不畅可致阴道积脓甚至宫腔积脓。

辨证论治

老年性阴道炎属中医"带下"、"阴痒"等病范畴。其主要病机为肝肾不足，湿热下注，任脉损伤，带脉失约。临床辨证论治常分为肝肾阴虚证、湿热下注证2个证型。

1. 肝肾阴虚证

症见带下色黄或赤，清稀如水或稠，量常不多，阴中灼热、疼痛、瘙痒、干涩，头晕、耳鸣，心烦易怒，腰膝酸软，咽干口燥，便艰尿黄，舌红，少苔，脉细数。治以滋补肝肾，清热止带。常用知柏地黄丸(《医宗金鉴》)，由知母、黄柏、熟地黄、山萸肉、山药、茯苓、丹皮、泽泻组成。

2. 湿热下注证

症见带下量或多或少，色黄或黄赤，有臭味，有时为脓带，阴痒灼热，口苦咽干，小便短赤或伴疼痛，舌红，苔黄腻，脉细滑或细弦。治以清热祛湿止带。常用止带方(《世补斋医书》)，由猪苓、茯苓、车前子、泽泻、茵陈、赤芍、丹皮、黄柏、栀子、牛膝组成。或用萆薢渗湿汤(《疡科心得集》)，由萆薢、薏苡仁、黄柏、赤茯苓、丹皮、泽泻、滑石、通草组成。

验方妙用

1. 虎仙汤

药物组成　虎杖、菟丝子、蛇床子各15g，仙灵脾、石见穿各20g，仙茅、紫草茸、炒芥穗各10g，知母12g，薏米、党参、山药各30g，琥珀3g(冲服)。

加减运用　湿热日久生虫者酌加鹤虱、白藓皮以杀虫止痒；外阴瘙痒者选加荆芥、白藓皮、紫荆皮等以疏风止痒；带中夹血者加炒地榆、茜草；大便干结者加生首乌、火麻仁；潮热汗出、烦躁易怒者加女贞子、旱莲草。

用药方法　取水1000ml，浸泡上方20～30分钟，文火煎煮半小

时,取汁200ml,共煎3次,合取汁600ml,分早、中、晚3次温服,每日1剂,连服15天为1疗程。

适用病证 老年性阴道炎。证属肝肾阴虚、湿热下注者,其症见阴道及外阴瘙痒,有时白带增多,伴腰酸、体倦乏力、头晕、头昏、心烦等,舌红,苔少或黄腻,脉细数。

病案举例 单某,女,61岁。外阴瘙痒、带下量多色黄半年余,伴头晕、心烦、腰膝酸软、小腹坠胀不适,舌淡红,苔薄,脉细数。妇科检查:阴道皱襞消失,上皮菲薄,外阴及阴道黏膜充血,有散在小出血点。分泌物明显增多,色黄味秽。分泌物镜检未见异常。B超检查:子宫、附件无异常改变。诊断为老年性阴道炎。证属肝肾阴虚、湿热蕴结下注。治以补益肝肾、除湿止痒。用上方加地锦草15g。服4剂诸症减轻,续服12剂,外阴瘙痒、黄带下、头晕心烦等症状消失。嗣后以知柏地黄丸善后,随访至今未复发。

验方来源 王丽,王柱林.自拟虎仙汤治疗老年性阴道炎68例.四川中医,2000,18(12):30

临证阐释 本方是山东省乳山市中医院自拟方。中医学认为,年老肾气衰、天癸竭、气血弱致使阴道失去防御能力,湿热蕴结下注而发为阴痒。因此,治疗上应以补益肝肾,健脾除湿止痒为大法。自拟虎仙汤中,仙灵脾、仙茅、菟丝子、蛇床子补益肝肾,现代药理研究证明均有雌激素样作用,能调节内分泌;党参、山药、薏米益气健脾,有增强人体免疫力的作用;虎杖、石见穿清热利湿,活血通脉;知母滋阴润燥降火;琥珀镇静安神,利尿通淋;紫草茸清热凉血止痒;炒芥穗祛风胜湿止痒;蛇床子既能补肝肾,又能杀虫止痒。全方共奏补益肝肾、健脾祛湿、止痒之功。

2. 归脾汤化裁方

药物组成 生黄芪6g,生白术9g,茯苓6g,当归9g,龙眼肉4.5g,炒酸枣仁12g,制远志6g,生甘草3g。

加减运用 阴虚火旺加知母、黄柏;脾虚挟湿者加薏苡仁、白芷;带下如脓者加鱼腥草、马齿苋;带下黄稠者加椿根白皮。

用药方法 水煎服,每日1剂,分早、晚2次服用。

适用病证 本方适用于老年性阴道炎,证属肝肾不足、精血亏虚、肝脾不调、湿热下注者,症见外阴瘙痒难忍、疼痛,阴道灼热,白带较多,伴有下腹痛,尿时外阴道刺痛,口苦咽干,纳食较差,舌红或淡红,苔腻,脉濡数。

病案举例 杜某,女,64岁。患者久苦阴痒20余年,入夜尤甚,难以入寐,遇冬春更剧。近来常右偏头痛、耳鸣、口咽干燥,少饮,自汗,嗳气,食欲不振,大便干燥,小便黄热。46岁绝经,生育7次,面色暗黄,形体较瘦。舌淡裂纹,脉左沉细,寸关不应指,右沉缓。诊断为老年性阴道炎,证属肝肾阴虚、肝脾不调、湿热下注所致。治以健脾养心、滋补肝肾,佐清湿热。方用上方加北沙参9g,生地黄9g,陈皮4.5g,炒黄柏3g。水煎服,日1剂。服药8剂痒止,眠安,诸症均减,继以归脾汤化裁配制丸药调理至痊愈。

验方来源 王允升整理. 吴少怀医案. 济南:山东科学技术出版社,1983.309

临证阐释 本方是由《济生方》中归脾汤化裁而成。老年妇女阴痒症,现代医学称之为老年性阴道炎,系由肝经湿热,或肝经郁热,或肝脾不调,或阴虚血燥而致发。总之,病变在于肝肾、肝脾,冲任功能失调。本例据症阴痒,夜甚难寐,逢冬春加剧,形体消瘦,大便干燥,舌淡裂纹,左脉沉细,知其天癸竭,肝肾不足,精血虚亏;口咽干燥,少饮,自汗,嗳气,小便黄热,面色暗黄,右脉沉缓,知其肝肾不调,内生湿热。湿热为标,精血虚亏为本,取《内经》"形不足者温之以气,精不足者补之以味"之意,治病求本,以归脾汤去木香之燥,加沙参、生地黄助当归补肝肾,加陈皮调中理气,加黄柏清除下焦湿热,共奏健脾养心、滋补肝肾、除湿止痒之效。20余年的陈病,竟豁然痊愈。

3. 升提益肾止浊汤

药物组成 太子参、生苡仁、鸡冠花各30g,蒲公英、炙黄芪各15g,柴胡5g,升麻10g,生熟地、山萸肉、淮山药、椿白皮各10g。

加减运用 尿频、尿急加萹蓄草15g;纳呆者加砂仁4g,炒苍白术各10g;分泌物夹血者加血余炭、藕节炭各10g;阴痒者加用生百部、生黄柏、苦参各30g,枯矾5g煎水坐浴外洗。

用药方法 上方水煎内服,1日1剂。配用西药乙烯雌酚0.25mg口服,每日1次,7天为1疗程。

适用病证　本方适用于老年性阴道炎,证属气阴两亏、脾肾不足、湿热下结者,临床表现为阴道分泌物增多,呈黄色水样或脓性,常混有少量血液,阴道下坠,灼热不适,伴尿频尿痛。

病案举例　孙某某,女,58岁。绝经4年。黄浊带3个月,伴尿频、下阴坠胀。现症见:带下黄浊量多,下阴坠胀,尿频、尿急、纳呆,口干,阴痒,舌红苔腻。妇科检查:阴道潮红、萎缩,阴道壁有出血点,有大量的脓性分泌物,伴有血丝,子宫萎缩,双侧附件未触及异常。白带检查未见滴虫、霉菌。宫颈刮片未见癌细胞。诊断:老年性阴道炎。予以上述基础方加砂仁4g,炒苍白术、炒枳壳各10g,萹蓄草15g。1日1剂,水煎内服。配乙烯雌酚0.25mg口服,1日1次。苦参30g,生百部30g,枯矾5g,煎水坐浴,1日1剂。1周后复诊,黄带减少,阴不痒,其余诸症均减轻。妇科检查见外阴、阴道及宫颈均无充血,分泌物量少,色淡黄。后以基础方巩固治疗半月,随访半年未见复发。

验方来源　孙兰美,杨政.中西医结合治疗老年性阴道炎100例.四川中医,1999,17(11):38

临证阐释　本方是江苏江都市大桥中心卫生院自拟方。认为老年性阴道炎乃气阴两亏、脾肾不足、湿热下结之故。脾气不足不能固涩津液而见带下增多,不能升举气机而见下阴坠胀。肾阴不足,阴虚火旺,而见带黄甚夹血丝。湿热蕴结下焦,带下色黄如脓,并见尿频尿急。基本方中,黄芪、太子参、升麻、柴胡补中益气,使脾气充,陷气升;地黄、山药、山萸肉补益肾阴;苡仁、蒲公英、鸡冠花清利下焦湿热;椿白皮固涩止带。全方合用补脾肾、益气阴、祛湿热,则疾病自愈,配合西药提高激素水平,更起到事半功倍的作用。

4. 五子衍宗丸

药物组成　覆盆子9~12g,枸杞子12~15g,菟丝子12g,车前子9g,五味子6g。

加减运用　腰膝酸痛明显、带下量多者加杜仲15g,金樱子10g,芡实10g;心烦失眠多梦者加栀子9g,夜交藤15g。

用药方法　每日1剂,水煎服,分早、晚2次服用。

适用病证　本方加味可用于老年性阴道炎,症见带下量或多或少,色黄或赤白相兼,有臭味,伴腰膝酸软,头晕耳鸣,潮热汗出,心烦失眠,舌红,少苔,脉细数。辨证属肾虚内热者。

病案举例 冯某,女,56岁,绝经3年。述白带量多,外阴灼热感,伴腰痛、烦躁、失眠多梦1年,曾在当地县医院治疗,口服及局部应用消炎药,效果不佳,多次复发,故来诊要求中药治疗。刻诊:舌质红少苔,脉细数。妇检见外阴正常,阴道呈老年性改变,上皮萎缩、菲薄,皱襞消失,阴道黏膜充血,宫颈及阴道壁多量淡黄色稀薄分泌物,宫体萎缩。阴道分泌物检查:滴虫、霉菌阴性。西医诊断:老年性阴道炎。中医辨证:肾虚。方用五子衍宗丸加味:覆盆子10g,车前子10g,五味子6g,菟丝子12g,枸杞子15g,芡实10g,金樱子10g,知母10g,生地10g,乌贼骨12g,杜仲15g。5剂,水煎服,每日1剂。另用淡醋水坐浴,每日1~2次。5天后复诊,白带量明显减少,外阴灼热感消失,仍睡眠欠佳、腰痛,舌淡红,少苔,脉沉细。上方加酸枣仁15g,狗脊12g,继服6剂,痊愈。随访1年无复发。

验方来源 赵良情,路振华,王广霞.五子衍宗丸妇科新用.天津中医药,2003,20(1):78

临证阐释 五子衍宗丸出于《摄生众妙方》,作者用本方加味治疗肾虚型老年性阴道炎。老年性阴道炎常见于绝经后妇女,因卵巢功能衰退,阴道局部抵抗力降低,致病菌入侵所致。中医认为患者年老肾衰,下元亏损,封藏失职,阴液滑脱而下。故白带量多、腰痛。带下日久,阴液耗损,阴虚内热,故出现外阴灼热,烦躁,失眠多梦,舌红少苔,脉细数等症。总之,患者呈现肾虚、阴虚内热之象,故治宜益肾固涩止带,佐以滋阴清热。方中菟丝子、枸杞子、杜仲益肾滋肾;覆盆子、五味子、芡实、金樱子、乌贼骨固涩止带;车前子、知母、生地滋阴清热利湿。以补虚固涩为主,佐以滋阴清虚热而获捷效。

5. 知柏地黄汤化裁内外合治法

药物组成 中药内服处方:盐知母20g,盐黄柏20g,生地20g,山药30g,泽泻20g,丹皮15g,茯苓30g。中药外治处方:知母20g,黄柏20g,生地30g,枣皮20g,丹皮15g,野菊花30g,淫羊藿15g,蛇床子30g。

加减运用 若阴阳两虚,烘热汗出、形寒者,加仙茅10g、淫羊藿20g温补肾阳,阴阳并治;若心肾不交,心悸失眠、烦躁者,加柏子仁

20g、五味子10g以宁心安神;若白带量多不止者,加煅牡蛎30g先煎、芡实30g、莲须10g以固涩止带;若腰酸痛、夜尿多者,加杜仲20g、金樱子20g;若带下呈脓性、血性者,加苦参10g、胆草10g。

用药方法 内服处方水煎服,1日1剂,10日为1疗程。外治处方每日1剂,煎汤熏洗坐浴,10日为1疗程。

适用病证 老年性阴道炎,证属肝肾阴虚火旺者,其主要症状为:白带增多,呈淡黄色或脓性,有臭味,有时带血,甚至发生少量出血,外阴皮肤受分泌物刺激后可引起瘙痒或灼痛,患者感到下腹坠胀及阴道有灼热感,舌红,少苔,脉细数。

病案举例 罗某,女,55岁。患者因白带多、黄、臭10天就诊。伴有腰痛、外阴瘙痒、阴道内有烧灼感、烘热汗出等症状。妇科检查发现宫颈、阴道充血,子宫萎缩,宫颈刮片未发现恶性细胞。白带常规:清洁度(Ⅳ°),滴虫(-),霉菌(-)。用上述中药内外并治,每日内服外用各1剂,共治疗10天后复诊,患者自诉症状完全消失,查白带常规(-),妇科检查宫颈、阴道充血消失。门诊随访2个月,病情无复发。

验方来源 刘咏梅.知柏地黄汤化裁内外合治老年性阴道炎60例.四川中医,2004,22(5):60~61

临证阐释 本方以《医宗金鉴》知柏地黄丸为基础化裁而成。作者认为老年性阴道炎是因久病或年老体弱、肝肾不足、带脉失约引起。临床上以肝肾阴虚火旺型多见,表现为标实,但病本为虚,肾虚是其主要原因。老年妇女肾气虚,天癸竭,性机能已完全衰退,处于绝经后期;或者部分中青年妇女体质素虚,致使性机能衰退,机体阴阳失于平衡。肾虚失养,阴道黏膜萎缩,阴道局部抵抗力减弱,邪气直犯阴中,而以湿邪为重,湿从热化,表现为阴道局部炎症。中医治疗老年性阴道炎从整体出发,以补益肝肾为主,配以杀虫止痒,在内治同时结合外治法,收到了很好的疗效。内服方中以熟地、枣皮、山药滋补肝肾,知母、黄柏清虚热,茯苓配山药健脾利湿,泽泻配熟地补肾泻浊,丹皮配枣皮养肝血、清肝热,诸药共奏滋阴清热之功。外洗方中以知母、黄柏、野菊花、丹皮清热解毒、利湿凉血;淫羊藿、枣皮有类雌激素作用,可使外阴、尿道口、膀胱三角区等雌激素靶器官的微环境改变,有利于炎症的消失。

6. 徐氏外用方

药物组成 土茯苓20g,野菊花20g,苦参20g,败酱草20g,紫花地丁20g。

加减运用 配合内服基本方:山茱萸10g,生地10g,淮山10g,泽泻10g,丹皮10g,茯苓10g,蒲公英20g,银花20g。肝肾阴虚证加知母6g,黄柏6g,枸杞子10g,女贞子10g;湿热下注证加鱼腥草20g,车前子15g,玄参10g。

用药方法 外用方每日1剂,煎水熏洗坐浴,早晚各1次,每次15分钟。内服方水煎服,每日1剂。内服和外用10天为1个疗程,可连用2~3个疗程。

适用病证 老年性阴道炎,证属肝肾阴虚或湿热下注者。肝肾阴虚者症见阴中干燥灼热、刺痛或微痒,带下量多,色黄质稀;头昏耳鸣,口眼干燥,五心烦热,腰膝酸软,便艰尿黄;舌红少苔,脉细数无力。湿热下注者症见阴中灼热,痒痛明显,带下量多,色黄质稠,其气秽臭;口苦咽干,口渴喜冷饮,尿短赤伴疼痛,大便秘结;舌红苔黄,脉数或弦滑。

病案举例 喻某某,女,60岁。主诉阴道内流出黄色水样分泌物半月余。外阴及阴中灼热、刺痛、时感干燥或微痒,伴头昏眼花、耳鸣、腰酸乏力、口干烦躁。曾用高锰酸钾溶液、苏打水外洗无效。妇检:外阴充血,小号窥阴器进入阴道时疼痛明显,阴道分泌物较多,呈黄水样,阴道黏膜萎缩,皱褶消失,无弹性,明显充血,见少许散在点状出血。阴道清洁度Ⅳ°,分泌物未检查出霉菌、滴虫、淋菌。宫颈刮片防癌检查阴性。西医诊断为老年性阴道炎。中医辨证:肝肾阴虚、热毒内侵。治宜滋补肝肾、清热解毒。处方:上内服方加用知母6g,黄柏6g,玄参10g,旱莲草12g。每日1剂,煎水熏洗坐浴,早晚各1次,治疗10天后症状消失。妇检:除见阴道黏膜萎缩、轻度潮红外,其余体征均消失,阴道清洁度Ⅰ°。继续用中药外洗方7剂,并投以知柏地黄丸口服半个月善后,随访1年未复发。

验方来源 徐晓.中药治疗老年性阴道炎30例.江西中医药,1994,25(6):31

临证阐释 本方是江西中医学院附属医院徐晓经验方。老年性阴道炎,中医辨证可分为肝肾阴虚、湿热下注两证。但临床上大多数病人

均是两证症状兼见,只是某一症状有所侧重而已。作者认为均属于本虚标实之证。老年妇人天癸竭尽,肾气虚衰,肾精亏损,湿热之邪易于乘虚而入,导致了疾病的发生。本组病人采用滋补肝肾固本,清热解毒治标,标本同治,内外用药,故获得了较好疗效。

7. 傅氏外洗方

药物组成 ①蛤蟆草浓缩剂:鲜草500g。②蛇床子30g,白藓皮30g,苦参20g,黄柏10g,败酱草10g,五味子15g。

加减运用 配合内服基本方:生熟地各15g,山萸肉12g,女贞子20g,白芍12g,枸杞子15g,土茯苓30g,黄柏10g,旱莲草12g,大小蓟各12g,地肤子15g。失眠多梦者,加夜交藤15g,五味子9g;带下量多者,加芡实12g,金樱子9g;湿热蕴结者,加藿香30g,佩兰30g。

用药方法 ①将鲜蛤蟆草500g加水1000ml火煎浓缩至500ml过滤,以浓缩液涂洗阴道,每日1次,7天为1个疗程。②蛇床子30g,白藓皮30g,苦参20g,黄柏10g,败酱草10g,五味子15g。煎汤熏洗坐浴20分钟,每日2次。③内服基本方水煎服,每日1剂,7天为1个疗程。

适用病证 老年性阴道炎,证属肾气衰弱、阴阳俱虚、湿热侵淫者,其症见阴道瘙痒热痛,带下量多色黄,伴心烦少寐、咽干口苦、食欲不振、尿频尿赤。舌质红,苔白腻或黄腻,脉细数或兼滑数。

病案举例 罗某某,女,53岁。主诉阴道瘙痒热痛,阴道频频流黄色水样液体,起病2周。患者因劳累发病,近日症状加重,分泌物增多,伴心烦不宁、少寐、纳差、不耐劳累、口干苦不多饮水、尿频尿赤。检查:阴道壁黏膜充血,水肿,阴道分泌物涂片镜检脓球(+～++),滴虫(-)、霉菌(-)。舌质红,苔白兼黄而腻,脉细数兼滑数。西医诊断:老年性阴道炎。中医辨证为肾气衰弱、阴阳俱虚、正气不足则湿热毒邪侵淫下焦阴户,治宜补肾益脾、清热利湿解毒。以上述内服方出入和外用药同时并治。用药1周,诸症大减,阴道分泌物减少,色转清,涂片检查脓球6～8个。用药10天,症状消失,阴道分泌物化验转阴。然后仅保留内服方中的生熟地、山萸、女贞子、白芍、枸杞、淮山、白术、旱莲草等滋养肝肾、健脾益气药品继续治疗4天,其余内服、外用药一律删去。共治疗14天后,检查阴道黏膜炎症现象完全消失,阴道分泌物检查3

次转阴。

验方来源 傅珍珠. 治疗老年性阴道炎40例报告. 江西中医药,1994,25(2):39

临证阐释 傅氏外洗方是江西省九江市妇幼保健所傅珍珠之经验方。傅氏认为由于老年患者肾气已衰,阴阳俱损而引起了生殖器官的衰退,虚不御邪,湿热之毒乘虚侵淫生殖道导致炎症发生。故治疗上应扶正祛邪,补肾益脾,同时清解湿热之毒。补肾在于根据病情平调阴阳。肾气包含肾阴肾阳两个方面。本病多数患者的症状体征及舌、脉象都反映肾阴偏虚、阴血不足、湿热伤阴为主,以及阴阳俱虚的现象。阴(液)者是物质基础,对人体有濡润滋养作用,阳(气)者对脏器有温煦生化作用。故调摄阴阳应以滋补肝肾养阴血药为主。调摄阴阳即扶助正气,增加机体的抗病能力,在炎症被控制后或炎症修复期继续使用滋养肝肾阴血之药可促进阴道上皮的恢复,缩短疗程,巩固和提高疗效。

(官 杰)

第四节 前列腺增生症

前列腺增生症是老年男性常见疾病,主要是由于老年人性激素代谢障碍导致的不同程度的腺体、纤维和肌组织增生而造成的前列腺体积增大,正常结构被破坏并引起一系列功能障碍的疾病。临床表现主要以尿频、排尿困难为主要症状。本病发病年龄一般在50岁左右开始,发病率为30%～50%;60～70岁发病率可达75%。目前我国男子随着寿命的延长,前列腺增生症的发病率已经明显上升。

辨证论治

前列腺增生症属中医"癃闭"范畴。其病以肾元亏虚为本,以气滞血瘀、痰凝湿阻为标,肾虚血瘀水阻,膀胱气化失司是其基本病机,本虚标实是本病的病机特点。临床辨证论治常分为湿热蕴结证、脾肾气虚证、气滞血瘀证、气阴两虚证、肾阳不足证5个证型。

1. 湿热蕴结证

症见平素夜尿症状明显,突然出现小便频数黄赤,昼夜均甚,尿急,尿线细,溺时隐痛或刺痛,尿道有灼热感,余沥不尽。伴低热,口渴欲饮,血尿,大便秘结,甚至小便不通,小腹胀满,欲解不利,呈点滴状。舌质红,苔黄腻,脉弦数或滑数。治以清利湿热,消瘀散结。常用龙胆泻肝汤(《太平惠民和剂局方》)加减,由龙胆草、黄芩、栀子、泽泻、木通、车前子、当归、生地黄、柴胡、甘草等组成。

2. 脾肾气虚证

症见尿频,排尿起始延长,时欲小便而量不多,排尿无力,尿程短,溺后余沥不尽。伴面色萎黄,神疲无力,全身倦怠,动则气短,纳差,甚则小便不通,或点滴而出不成线,小腹膨胀。舌质淡,苔薄白,脉弦细。治以益气升提,化气行水。常用补中益气汤(《脾胃论》)加减,由黄芪、党参、白术、陈皮、茯苓、升麻、桔梗、当归、桂枝、薏苡仁、冬瓜仁、莪术、水蛭、甘草等组成。

3. 气滞血瘀证

症见小便排出不畅,尿如细线或有分叉,每次尿需分几段排出,非常吃力,尿道涩痛,排不尽感,甚或小便阻塞不通,会阴憋胀,小腹胀满隐痛。舌质暗或有瘀斑,脉弦涩。治以活血祛瘀,散结利水。常用桂枝茯苓丸(《金匮要略》)加减,由桂枝、茯苓、赤芍、丹皮、桃仁、莪术、水蛭、海藻、昆布、薏苡仁、冬瓜仁、白芍、甘草等组成。

4. 气阴两虚证

症见尿线细缓无力,尿程短,滴沥不畅,时欲小便而量不多,时发时止,遇劳即发,腰膝酸软,口干咽燥。伴精神倦怠,潮热盗汗,时有头昏耳鸣,全身乏力。舌质淡,苔薄白或薄黄,脉细稍数。治以益气养阴,调补阴阳。常用黄芪甘草汤(《医林改错》)合六味地黄丸(《小儿药证直诀》)加减,由黄芪、甘草、山药、地黄、山茱萸、泽泻、茯苓、丹皮、知母、黄柏等组成。

5. 肾阳不足证

症见尿意频频而量少,小便排出无力,尿线细,射程短,甚至滴沥不爽,严重者尿闭不通。伴面色㿠白,畏寒肢冷,神疲乏力,腰膝酸软,小腹发凉。舌淡体胖,苔白,脉沉细弱。治以温肾助阳,化气行水。常用金匮肾气丸(《金匮要略》)加减,由附子、桂枝、地黄、山药、山茱萸、茯苓、泽泻、丹皮、海藻、昆布、牡蛎、莪术、水蛭等组成。

验方妙用

1. 公英葫芦茶加减方

药物组成 冬葵子10g,车前子10g,瞿麦10g,石韦10g,藿香10g,滑石30g,木通5g,怀牛膝10g,王不留行10g,蒲公英18g,葫芦茶30g,三棱6g,莪术6g。

加减运用 可加通关滋肾丸。如兼腹重下坠、神疲乏力短气者,为脾虚气陷,可加补中益气丸;如兼面色㿠白、肢冷畏寒者,为肾阳虚惫,可加金匮肾气丸;如舌有紫气,或有瘀斑、脉涩或细数者,为瘀血内阻,可加大黄䗪虫丸。另外,在辨证论治的同时,可加入海藻、昆布化痰软坚。

用药方法 水煎服,日1剂,早、晚分服。

适用病证 本方适用于前列腺增生所致急性尿潴留(癃闭),证属膀胱积热证,其症开始有尿频、尿急、尿痛、尿黄,尿道灼热,旋即小便不通,涓滴难出,小腹膨隆胀满,口干黏不欲饮,大便秘结,或伴发热,舌质红,苔薄黄或根部黄腻,脉弦滑。肛检前列腺增生多为Ⅱ°~Ⅲ°,中央沟消失,无结节感。B超:前列腺光点分布均匀。前列腺液及尿常规有较多脓细胞。治法:清热利尿为主,活血开闭为辅。

病案举例 叶某,69岁。患间歇性排尿不畅4年,伴急性尿潴留4天而急诊入某医院。入院后经膀胱气钡造影,诊断为"前列腺肥大(Ⅲ°)"。行保留导尿半月,并口服乙烯雌酚,注射抗生素等。因查谷丙转氨酶128单位,暂不适宜手术而自动出院来本科治疗。诊得患者小便不通,小腹坠胀,口中干苦而黏,舌苔微黄而腻,脉弦滑数。证属膀胱积热兼有脾虚气陷。内服公英葫芦茶,配以补中益气丸。第四天复诊,小便从导尿管旁渗出,小腹坠胀已松。原方再服2剂,已呈滴尿状,拔管后能自行排尿。后继续治疗前列腺增生症。观察6年,未再发生尿潴留。

验方来源 单书健,陈子华,石志超. 古今名医临证金鉴—男科卷. 北京:中国中医药出版社,1999. 214~244

临证阐释 本方公英葫芦茶源出于广州中医学院黄耀燊教授治疗

尿潴留之验案,江苏省中医院徐福松主任医师宗其旨,复经加减化裁而治湿热所致之癃闭,得效后增入海藻、昆布,以缩小增生的前列腺。徐氏认为前列腺增生是老年人最常见的尿路梗阻性疾患。临床观察发现其增生程度与尿流梗阻并不一定成正比,而常常由于某些因素导致前列腺和膀胱颈部充血水肿,诱发急性尿潴留。一旦发生,则为泌尿科的急、重证候。根据本病所表现的主要症状,属中医"癃闭"范畴,其临床分型应以前列腺增生及尿潴留的症状、体征等作为依据。辨证多属本虚标实,本虚责之脾、肾;标实乃湿热、浊瘀。治疗应本着"急则治其标"的原则,治标为主或标本同治。治疗本病,可在辨证论治的同时,加入海藻、昆布化痰软坚。方中蒲公英利湿通淋、清热解毒;陈葫芦,《本经》认为,"利水力较强";冬葵子能利水通淋;王不留行苦、平,善于通利血脉,走而不守,李时珍总结前人用药经验,认为该药既能活血、下乳,又能利水通淋,可配蒲公英等清热解毒散结;车前子利水并能清下焦湿热,《本经》:"主气癃,止痛,利水道,通小便";牛膝既补又善行,又能利尿通淋,活血化瘀,引药下行,《医学衷中参西录》:"善治淋疼,通利小便,此皆其力善下行之效也";三棱、莪术活血化瘀;瞿麦、石韦、木通、藿香、滑石利水渗湿通络。诸药相合,共奏清热利湿,逐瘀通络,活血开闭之效。

2. 化瘀补肾汤方

药物组成 丹参15g,赤芍15g,桃仁10g,红花10g,仙灵脾15g,补骨脂15g,海藻15g,黄芪20g。

加减运用 尿镜检有红细胞加紫草10g;白细胞多者加黄柏15g,连翘15g。

用药方法 水煎服,日1剂,煎2遍和匀,3次分服。

适用病证 本方适用于前列腺增生症,证属肾阳(气)虚血瘀证,症见夜尿频多,排尿不爽,溺有余沥,甚则滴尿不出者。

病案举例 李某,男,84岁。1987年11月24日初诊。患者排尿不畅16年,急性尿潴留3次,西医诊断为前列腺肥大,给予药物保守治疗,症情时有进退,建议手术治疗,患者拒绝。1个月前因排尿不出,下腹胀痛难忍急诊入院。入院后给予对症处理,留置导尿管,内服药物保守治疗,11月24日请中医会诊。刻下症:夜尿4~5次,排尿不爽,溺有余沥,大便秘结,2~3天1次,时有咳嗽,动则气短,咳嗽不爽。舌质暗苔薄,脉弦滑。右肺可闻湿啰音。症属肾气素虚,血瘀阻滞,气化不利,水道不通。兼有痰热久伏,肺气不宣。治拟补肾益气活血化瘀,软坚散结以利水道,清肺化痰以宣肺气。仙灵脾10g,补骨脂10g,炮甲片9g,肉桂5g,海藻15g,鱼腥草15g(后下),丹参10g,赤芍10g,云苓10g,桃仁9g,黄芪15g,麦冬10g,天冬10g。二诊(12月4日):药后排尿顺畅,大便秘结2~3天1次,舌脉同前。原方去茯苓,加生首乌20g,肉苁蓉15g,制大黄6g。三诊(12月11日):咳嗽咯痰已解,大便润畅,每日1次,夜尿减为2~3次,排尿顺畅。病情稳定,原方去天冬、麦冬,6剂。带方出院。

验方来源 单书健,陈子华,石志超.古今名医临证金鉴—男科卷.北京:中国中医药出版社,1999.256~260

临证阐释 本方是解放军总院陈树森教授经验方。陈氏认为前列腺肥大是老年人常见病之一,发病率高。中医辨证属年高脏气渐衰,阳常不足。气虚则血运不畅,而致血瘀形成积块;阳虚气弱膀胱气化不利,水道不畅,终致排尿困难。临证可见:夜尿频多,排尿不爽,溺有余沥,甚则滴尿不出,发为癃闭。治宜补肾益气,活血化瘀,软坚散结。方中补骨脂、仙灵脾、黄芪温阳益气以治其本,丹参、赤芍、桃仁、红花活血化瘀以治其标,配以海藻软坚散结以利水道。本方标本兼治,虚实互调,固本不忘祛邪,祛邪不伤正。

3. 补肾利尿汤方

药物组成 炙黄芪15g,党参15g,桔梗6g,桑寄生15g,川断10g,山药15g,益智仁10g,台乌药10g,白术10g,茯苓10g,丹皮10g,泽泻10g,肉桂3g。

加减运用 如小便不利明显,加车前子、琥珀,用车前子之意,以其甘淡通利水道而不伤阴,琥珀取其利水通淋而活血化瘀之功,治疗小便不利而伴有血尿者,疗效颇佳。本病肛门指检常发现前列腺有不同程度的肥大,表面光滑,中等硬度而富有弹性,无压痛,中央沟变浅或消失。多由脾肾两虚,气虚推动无力,血脉瘀滞所致,此时常在补肾气剂中酌加活血化瘀之品,但应以药性稍缓,性较偏温者为宜,如当归、红花、丹参、艾叶等。如有湿热、气滞、痰凝等兼证时,亦应斟酌处理。

用药方法 水煎服,日1剂,早、晚分服。

适用病证 本方适用于前列腺肥大,证属脾肾两亏,气化不利证,其症可见小便不利,腰酸足冷,或见中气下陷致小便不畅,尿频欲尿而不得出,舌苔白腻舌体胖,脉多沉细,尤以两尺为甚。

病案举例 许某,男,73岁。1978年12月突然出现肉眼血尿,伴小便不利,曾在上海某医院检查,诊断为前列腺肥大。经雌激素治疗,病情趋于稳定,中途中断治疗。于1980年10月又出现血尿,尿终作痛,小便不利,次数增多,夜间小便约4~5次。经某医院超声多普勒流速描记报告:耻骨上测及46mm×50mm的实质光团,向膀胱内突出。超声印象:前列腺肥大。尿常规化验:蛋白++,白细胞5~15,红细胞1~3。脉细,舌苔白腻舌体胖。证属脾肾两亏,气化不利。治以调补脾肾,化气行水。处方:炙黄芪15g,桔梗6g,升麻6g,党参15g,台乌药10g,山药15g,桑寄生15g,茯苓10g,丹皮10g,泽泻10g,琥珀粉1.5g(吞)。二诊:连服上方11剂后,小便渐见爽利,排尿不痛。但会阴部坠胀,小腹酸胀。尿常规正常。此乃脾肾两亏,气虚瘀阻,脉络不和之故。再宗前法,原方加当归10g,红花6g,以活血化瘀通络。三诊:上方服10剂,小便畅利,小腹会阴酸胀已消失。再以前法加减治疗1个月而安。

验方来源 单书健,陈子华,石志超.古今名医临证金鉴——男科卷.北京:中国中医药出版社,1999.261~266

临证阐释 本方是原上海中医药大学曙光医院沈楚翘教授经验方。沈氏认为前列腺肥大症,多见于50~60岁以上的老年人,肾气日渐衰弱,气化无力,因而尿频,排尿无力,尿后余沥不尽,有时突发急性尿潴留而点滴不出,伴腰酸足冷,脉多沉细,尤以两尺为甚。临床多表现肾阳虚衰证候。然而小便的排泄尚需肺气之通调,脾气之转输,才能畅行无阻。若肺气不足,不能通调水道,下输膀胱,可致小便不利;脾为后天之本,气血生化之源,先天肾精必赖后天脾胃转输的水谷之精来补充和滋养。若肾虚而命门火衰,不能温煦脾土,脾阳虚而中气下陷,亦可致小便不畅,尿频欲尿而不得出,故本病多属虚证。临床上有时虽可表现湿热、气滞、血瘀、痰凝之象,但治疗必求其本,溯根探源,乃是因虚致实,应视为各种兼证。治疗应以治肾为主,兼顺肺、脾。采用补肾健脾,化气利水法。本方乃撷肾气丸、缩泉丸、补中益气汤三方之精华,合而化裁。肾气丸、补中益气汤在癃闭证治中屡为医家援引,而缩泉丸则较少应用。该方原为《妇人良方》治疗小儿遗尿方剂,现用之治疗老年癃闭,证似不同,其机理则一,恢复肾之气化功能也。盖肾为水脏,主气化而司开合,若肾气充沛,气化正常,化气利水使小便排泄通畅;肾气不足,关门失灵,该合不合则成遗尿,该开不开则成癃闭。方中缩泉丸加川断、桑寄生,更用肉桂温阳化气,使肾阳得扶,气化复常,小便畅利;党参、黄芪、白术、山药等益气健脾,资助气血生化之源;黄芪、桔梗等补气开肺,提壶揭盖;茯苓、丹皮、泽泻通利水道,且能制诸药之温、腻。合而用之,共奏补肾健脾、化气行水之功。

4. 补肾活血方

药物组成 黄芪30～60g,菟丝子15g,牛膝10g,肉桂3～6g,穿山甲10g,水蛭3～6g,王不留行10g,泽泻10g,肉苁蓉10g,浙贝母15～30g。

加减运用 气虚明显当补气,以黄芪为首选,而且重用,一般60g以上;在补肾活血的基础上运用化痰散结之法,常用药物如夏枯草、海藻、昆布、生牡蛎、橘核、浙贝母等。

用药方法 水煎服,每日1剂,早、晚分服。

适用病证 本方适用于前列腺增生症,证属肾虚血瘀证,其症可出现排尿困难如小便频数不爽、淋漓不尽,或小便不通,点滴不爽,排尿无力,尿频、夜尿尤甚,或见小便自溢而失禁,可伴腰膝酸软、乏力,舌质暗淡,脉沉弱。

病案举例 患者赵某,男,65岁,因小便滴沥不通10天,于1999年3月20日就诊。曾在北京某医院诊断为前列腺增生症,B超示:前列腺4.4cm×3.8cm×3.4cm。刻下症:尿频滴沥不畅,排尿无力,夜尿增多且排尿时间延长难尽,逐渐加重,伴腰酸痛,膝软乏力,四肢怕冷,舌质暗淡,脉沉弱。辨证:肾虚不固,痰瘀互结。治以益肾调气,化痰消瘀。方药:乌药15g,益智仁15g,肉桂6g,覆盆子15g,山茱萸10g,五味子6g,穿山甲12g,海藻30g,浙贝母30g,沉香3g。水煎服,每日1剂。服6剂后排尿较前通畅,时间缩短,夜尿减少,腰酸膝软,四肢畏寒等症明显减轻。上方加苍术12克,黄芪45克,继服20余剂,排尿基本正常。

验方来源 张春和,李海松. 李曰庆教授治疗前列腺增生症经验. 中国临床医生,2003,31(10):56~57

临证阐释 本方是北京中医药大学附属医院东直门医院李曰庆教授经验方。李曰庆教授针对前列腺增生症认为:(1)抓住基本病机,重在补肾活血。在临床上治疗前列腺增生症时强调该病的基本病机为"肾虚血瘀",辨证论治大多在此基础上进行。他认为年老肾虚为发病之本,瘀血内结为发病之标,本虚标实是本病的病机特点。根据其基本病机为肾虚血瘀提出治疗应以补肾活血为主,实践证明只要气行血畅,症状多可改善。由此在临床上用具有补肾活血功用的自拟方治疗,取得了较好临床效果。(2)针对兼夹致病,强调化痰散结。前列腺增生症所致小便癃闭不畅难以排尽,经久不愈者,属痰浊为患者并非少见,年老之人,肾阳不足,脾失健运,导致体内津液失常聚而为痰;肾阴不足,相火妄动,煎熬津血,致使痰津瘀阻;或因肝气不舒,升降失常,三焦气机不利,聚津为痰。由此均可导致痰浊凝聚,阻碍气血运行,痰瘀互结,日久不散,自可凝结成块,滞塞尿路,溺不得出而使病症日渐加重。故李教授强调治疗本病要在补肾活血的基础上运用化痰散结之法,常用药物如夏枯草、海藻、昆布、生牡蛎、橘核、浙贝母等。

方中黄芪补气,而且重用,一般60g以上,力专效宏,直达下焦,鼓动真气运行;菟丝子温脾肾,益阳精;肉苁蓉补肾阳兼益精血,补阳而不燥,并具润肠通便之功;牛膝既具活血祛瘀,又具补肝肾、通淋涩的作用,还可导诸药下行,直达病所;穿山甲对本病有特殊作用,能通经络直达病所,以行血散结为功,通过活血化瘀以改善微循环、抗炎消肿,增加药物的渗透作用,从而提高疗效,与王不留行配伍以增强活血利尿之功;水蛭为通经消癥、破血祛瘀的要药,可软化增生之前列腺,还有较好的解痉作用,可解除前列腺肿大压迫尿道括约肌之痉挛。其破瘀之功强而不伤血,散结之力胜而不耗气,是消癥通淋之良药,因本病为慢性病,败精痰瘀凝结下焦,造成窍道阻塞,一般活血化瘀药很难奏效,必用虫类活血药,取其性行散,善于走窜且能穿透前列腺包膜而直达病所;肉桂温肾助阳,少量可助膀胱气化;借浙贝母化痰散结之力以疏通经络,调畅气机,祛除难化难除之积;泽泻归肾经,清热利湿,引火从小便而出,使其补中有泻。全方合用,共奏益气补肾、祛瘀通窍之功。

5. 前列安通汤

药物组成 水蛭10g,急性子10g,益母草20g,皂角刺10g,泽兰10g,冬葵子10g,菟丝子10g,巴戟天10g,桂枝10g,台乌药15g。

加减运用 有湿热者加川柏、川牛膝、鱼腥草、马鞭草等;气虚者加党参、白术、黄芪、山药等;肾阴虚者加枸杞子、熟地黄、山萸肉、知母等;肾阳虚者加仙灵脾、益智仁,改桂枝为肉桂粉吞服;尿闭者加蝼蛄虫3只,尿通即止。

用药方法 每日1剂,水煎服,30天为1个疗程。

适用病证 本方适用于前列腺增生症,证属膀胱瘀阻,气化不利证,其症可见排尿不畅、夜尿增多、排尿不尽,甚或出现小便困难涩痛、点滴难出,舌质淡而有瘀斑,脉沉细涩。

病案举例 吴某,男,76岁,1999年10月23日初诊。患者反复进行性排尿困难12年。以往间断服用前列康、竹林胺片等药,症状能缓解,近年来症状逐渐加重,2个月前曾在他院留置导尿1次,5天前又出现小便困难涩痛,点滴而出,少腹胀痛,夜尿多达8次~9次,服用前列康、竹林胺片等药无效,今日凌晨起则点滴不出。因畏惧导尿,遂求治我科。刻见痛苦貌,面色苍白,畏寒肢冷,舌质淡而有瘀斑,苔薄黄,脉沉细涩。B超示前列腺大小为6.5cm×4.8cm×3.2cm,膀胱充盈,潴留尿量为460ml。实验室检查:血常规及出凝血时间均正常。治当通利水道,温肾化湿。方用前列安通汤改桂枝为肉桂粉6g(吞),并加马鞭草15g,仙灵脾10g,益智仁10g,川柏10g,蝼蛄虫3只(研吞)。服药4h后小便点滴而出,入夜小便自通。随守上方去蝼蛄虫加减治疗两个月后排尿通畅,夜尿2~3次。肛门指检前列腺约鸡蛋大小,无触痛。B超复查前列腺大小为5.6cm×4.5cm×3cm,残余尿8ml。随访半年无复发。

验方来源 李学兴.自拟前列安通汤治疗前列腺增生症135例.国医论坛,2001,16(2):26

临证阐释 前列腺增生症为老年男性之常见病,其病理特点为前列腺上皮细胞间质增生,结缔组织和平滑肌结节样增生及腺泡囊性扩张,前列腺增生后向尿道内突出,使前列腺部后尿道弯曲、延长、变细,并使膀胱颈部隆起突入膀胱,产生膀胱颈部的梗阻,从而使排尿阻力增

加,膀胱残余尿量增多,出现排尿不畅与夜尿增多等一系列症状。中医认为这些症状乃由膀胱水道瘀阻、气化不利所致,治当通利水道、化气行水为要。自拟方前列安通汤中重用水蛭通利水道、活血祛瘀为主药;辅以急性子、皂角刺活血软坚散结,益母草、泽兰活血祛瘀、通利水道,冬葵子利尿通淋;佐用桂枝、菟丝子、巴戟天温阳化气以利水道,乌药行气止痛、除膀胱冷气。诸药合用,可使增大的腺体缩小,从而解除尿道、膀胱颈部的梗阻,小便自通。经多年临床运用观察,采用本方治疗前列腺增生症,没有出现不良反应,但水蛭中含有肝素、抗血栓素等,破血力强而持久,因此出血者忌用,凝血功能差者慎用或减量使用。

6. 疏泉汤

药物组成 炙黄芪、制穿山甲(先煎)各15g,肉桂3g(后下),泽兰10g,川芎6g,煅瓦楞子30g(先煎),泽泻12g。

加减运用 偏于湿热者,加木通10g,滑石12g;偏于中气下陷、膀胱失约者,加淮山药10g,升麻6g;偏于肾阴不足、水液不利者,加知母9g,熟地15g;偏于肾阳不足、气化无权者,加制附子6g,菟丝子10g;偏于下焦蓄血、瘀阻膀胱者,加地鳖虫6g,川牛膝12g。

用药方法 每日1剂,水煎2次,取汁400ml,早晚分服。15天为1疗程,疗程间隔5天,最长3个疗程。

适用病证 本方适用于前列腺增生症,证属气虚血滞,瘀阻膀胱,水腑不利,其症可见神疲倦乏力,排尿不畅,甚则阻塞不通,可伴少腹拘急,舌淡黯或有瘀斑、苔薄,脉细涩。

病案举例 张某,男,72岁。1999年3月21日诊。有慢性前列腺炎病史13年。半月前,突然出现排尿困难,须努责方能点滴而出,伴少腹拘急。急送到徐州市某院泌尿科就治,诊断为"老年性前列腺增生症",给予静滴头孢噻肟钠、口服乙菧酚等治疗,效果不佳,须导尿方能排出。急诊后转来接受中医治疗。症见神情愁苦,疲倦无力,排尿点滴,甚则阻塞不通,少腹胀满,舌淡紫、苔薄,脉细涩。肛门指诊:前列腺中度肥大,大如鸡蛋,中度硬而富有弹性,中央沟消失。证属气虚血滞,瘀阻膀胱,水腑不利。治宜补气扶正、化瘀散结,通利水道。方用疏泉汤加地鳖虫6g,牛膝12g,淮山药15g,赤小豆10g。服7剂后,排尿成线,余症减轻。续服10剂,诸症消失而愈。随访1年,未见复发。

验方来源 王兴柱.疏泉汤治疗老年性前列腺增生症72例.陕西中医,2002,23(4):315~316

临证阐释 本症病机表现为虚中夹实。虚多为脾肾双虚。脾虚不能收摄,膀胱失于约束;肾虚则气化不足,水液不利。实则为气血瘀结,水道不通。治疗以扶正为主,虚实兼顾。疏泉汤中,炙黄芪、肉桂补脾益肾,调整膀胱气化机能,为君药;泽兰、川芎活血化瘀,改善局部微循环,为臣药;制穿山甲、煅瓦楞子软坚散结、缓解纤维化程度,泽泻淡渗利水、通调水道,为佐使药。诸药合用共奏补脾益肾、活血散结、通调水道之功,体现了补虚勿忘祛实、祛实勿忘扶正这一原则。从临症中体会到,治疗本病切不可操之过急。不应采用利水峻药,以免伤津劫液,更损其正。宜考虑老年人的体质,坚持扶正为本,治疗往往能达到预期效果。同时观察到,通过活血化瘀,可改善前列腺的微循环,促进软坚散结等药物渗入到腺体组织中,能够使增生的前列腺得以缩小,从而减轻尿道受压迫阻塞的程度,使尿道得以通畅,诸症消失。通过加大软坚散结药物剂量治疗本病,取得了较为满意的疗效。

7. 当归芍药散加味

药物组成 当归15g,川芎10g,白芍15g,生白术30~120g,泽泻30g,茯苓30g,益母草30g,皂角刺30g。

加减运用 尿潴留者加知母10g,黄柏10g,肉桂3g;尿失禁者加山药、益智仁各15g,乌药10g;合并血尿者加白茅根、小蓟各30g;合并前列腺增生者加白花蛇舌草30g,竹叶10g;伴腹坠神疲中气虚者配服补中益气丸,每次1丸,2次/天;伴腰酸阳痿肾阳虚者加服金匮肾气丸,每次1丸,2次/天。

用药方法 水煎温服,1剂/天,早、晚分服,7天为1个疗程。

适用病证 本方适用于前列腺增生症,证属肾阳不足,湿瘀交阻证,其症可见初起尿频,渐至夜尿增多,排尿困难,尿线变细,滴沥不尽,严重时尿潴留、尿失禁;或有尿路梗阻所致并发症如夜尿次数骤增,尿频、尿急、尿痛、血尿及发热,甚则双下肢水肿、贫血,舌淡胖,苔白,脉沉迟。

病案举例 患者,男,73岁,1999年7月20日初诊。患者排尿不畅3年余,排尿时间长,尿线细,近6个月来夜尿频,余沥不净,有尿潴

留现象,伴腰膝酸软无力。某医院诊断为前列腺增生症,曾予导尿,并给前列康、氟哌酸等治疗,效果不显。诊见患者呈痛苦面容,精神较差,双下肢微肿,小腹胀痛,小便点滴而下,舌体淡胖,苔白滑而润,脉沉迟而滑,诊为前列腺增生症。证属肾阳不足,湿瘀交阻,气化不利,遂予加味当归芍药散水煎温服,并予金匮肾气丸口服,每次1丸,2次/d。服药7剂胀痛骤减,排尿较为通畅,继服7剂,排尿畅通,诸证消失。遂嘱其继服金匮肾气丸,巩固疗效。随访1年余,未见复发。

验方来源　耿迎春,徐文莲,王进雪.当归芍药散加味治疗前列腺增生症60例.现代中西医结合杂志,2003,12(8):820~821

临证阐释　前列腺增生症,亦称前列腺肥大症,是老年男性常见多发病,属中医"癃闭"、"淋证"范畴,其临床表现为排尿困难,射程缩短,尿线变细,排尿时间延长,终至不能成线,仅能滴出甚至尿潴留。考虑前列腺增生症多由年老肾虚、气化无力、血瘀水停使然,故投以加味当归芍药散治之,方中白芍敛肝、和营,又佐当归、川芎活血化瘀、调肝和血,更配以茯苓、白术、泽泻健脾渗湿,尤其重用皂角刺破坚消壅,加用金匮肾气丸补肾壮阳、温阳化气,如此相配,瘀去水消结散,顽症自然而愈。

(张　强)

第六章 老年神经精神系统疾病

第一节 老年期痴呆

老年期痴呆包括阿尔海默型痴呆、血管性痴呆、混合型痴呆和其他痴呆。其中阿尔海默型痴呆和血管性痴呆是老年痴呆中两大最主要的类型,患病率占所有痴呆的90%以上。阿尔海默型痴呆又称老年性痴呆,是一种以脑的退行性病变、脑细胞萎缩为其病理基础的痴呆症候群。临床以隐匿起病,记忆力、智能呈慢性、进行性减退,乃至部分或全部丧失,并影响到日常生活和社交活动能力为主要特征,可伴精神、行为异常的表现。血管性痴呆则是因脑血管病变而引起的痴呆综合征。血管性痴呆多继发于中风之后,我国卒中后痴呆发病率高达31.8%。

辨证论治

老年期痴呆属于祖国医学"文痴"、"善忘"、"郁证"、"呆病"或"癫疾"等范围。其主要病机为年老脏腑虚衰,或中风之后,阴阳失调,气血精髓之间互相转化失常,气机升降逆乱,痰阻血瘀导致脑神功能紊乱而致痴呆。临床辨证论治常分为髓海不足、气血亏虚、痰浊蒙窍、瘀血内阻和心肝火旺5个证型。

1. 髓海不足证

症见耳鸣耳聋,记忆模糊,失认失算,精神呆滞;伴见腰膝酸软,步行艰难,举动不灵,反应迟钝,静默寡言等,舌红瘦,少苔或无苔,多裂纹,脉沉细。治以补肾益髓,填精养神。常用七福饮(《景岳全书》),由熟地、当归、人参、白术、炙甘草、远志、杏仁组成。

2. 气血亏虚证

症见呆滞善忘,倦怠嗜卧,神思恍惚,失认失算,伴见少气懒言,口齿含糊,词不达意,心悸失眠,多梦易惊,神疲乏力,面唇无华,爪甲苍白,纳呆食少,便溏等,舌质淡胖边有齿痕,脉细弱。治以益气养血,安神宁志。常用归脾汤(《济生方》),由人参、黄芪、白术、茯神、炙甘草、当归、龙眼肉、枣仁、远志、木香组成。

3. 痰浊蒙窍证

症见终日无语,表情呆钝,智力减退,口多涎沫,伴见头重如裹,纳呆,脘腹胀痛,痞满不适,哭笑无常,或喃喃自语,舌质胖大有齿痕,苔腻,脉滑。治以健脾化浊,豁痰开窍。常用洗心汤,由党参、甘草、半夏、陈皮、茯神、枣仁、神曲、附子组成。或用半夏白术天麻汤(《医学心悟》),由半夏、白术、天麻、陈皮、茯苓、生姜、甘草、大枣组成。

4. 瘀血内阻证

言语不利,善忘,表情呆钝、易惊,或思维异常,行为古怪,伴见面色黧黑,唇甲紫暗,双目暗晦,口干不欲饮,舌质暗,或有瘀斑瘀点,脉细涩。治以活血化瘀,通络开窍。常用通窍活血汤(《医林改错》)加味,由桃仁、红花、川芎、赤芍、麝香、葱白、大枣、菖蒲、郁金组成。

5. 心肝火旺

症见急躁易怒,善忘,判断失误,言行颠倒,伴见眩晕头痛,面红目赤,心烦不寐,多疑善虑,心悸不安,咽干口燥,口臭,舌红苔黄,脉弦数。治以清热泻火,安神定志。常用黄连解毒汤(《外台秘要》)。由黄连、黄柏、栀子、黄芩组成。

验方妙用

1. 回春饮

药物组成 生黄芪、葛根各30g,川芎、麦冬、首乌、锁阳、石菖蒲各15g,制南星10g。

加减运用 腰膝酸软,加生地12g,山萸肉9g,以养肝滋肾;面色萎黄,气短心悸,加当归、白芍各12g,并重用黄芪,以补气养血;胸闷呕恶,食少多痰,加白术、天竺黄、青礞石各15g,以豁痰开窍;激动易怒,口苦目赤,加钩藤、黄芩各 15g,生石决明 30g,以平肝泻火。

用药方法 每日 1 剂,水煎,分 2 次服。

适用病证 老年期痴呆。症见记忆力减退,神情呆滞,头晕脑鸣,面色无华,倦怠乏力,寡言少语,夜寐不安,或肢体麻木,活动不遂,舌淡紫,或有瘀斑,苔薄白腻,脉细涩。中医辨属气血亏虚,痰阻血瘀者。

病案举例 栾某,女性,60 岁。因记忆力减退,健忘寡言而来就诊。症见头晕脑鸣,耳聋目花,神情萎顿,善忘呆滞,寡言少语,夜寐不安。近月以来,诸症转剧,呆木不语,衣食不理;舌淡胖,有瘀斑,边有齿痕,苔薄白腻,脉细涩。头颅 CT 提示:脑萎缩。据症按脉,乃年届花甲,元气亏虚,肾精不足,无以荣脑,髓海空虚,痰瘀阻窍,心血不足,心神失守。治当益气活血,豁痰开窍,宁心安神,投以"回春饮"加味:生黄芪、粉葛根、夜交藤各 30g,潞党参、生首乌、大川芎、锁阳片、石菖蒲、大麦冬各 15g,全当归、广地龙、制南星、合欢花各 12g,红花、川牛膝各 9g。服药半月,自感神志清、记忆力有恢复。上药加黄精、补骨脂各 12g。叠进上药 60 余剂,诸恙均减,衣食自理,夜来眠安,面有悦容,目有神气。唯神萎、呆滞诸证减而未尽,续服 30 余剂,诸症又减,症情稳定。

验方来源 肖燕倩.夏翔治疗老年痴呆的经验.湖北中医杂志,1999,21(3):102~103

临证阐释 本方是夏翔老中医经验方。其认为本病之病机是肾元虚亏,气血瘀滞,阴阳两虚,痰浊阻脑。回春饮以生黄芪为主,能补益升提"脑气"、"髓气"、"肾气",配以首乌、锁阳以调补肾阴肾阳;麦冬、葛根以增强补阴生津之功,而且此二药尚有保护动脉,改善脑部血液供应,提高心脑之耐缺氧能力;佐以川芎、石菖蒲、制南星可活血化瘀,祛痰化浊,醒脑提神。全方共奏益气补元,活血化痰,开窍醒神之功。

2. 加减地黄饮子

药物组成 熟地 20g,山茱萸、巴戟天、肉苁蓉各 12g,石斛、麦冬、茯苓、远志、当归、附子、石菖蒲各 10g,党参、丹参各 15g,五味子 6g。

加减运用 若心神不宁、失眠易惊者加酸枣仁、柏子仁、龙齿以安神定惊;阴虚有热者去附子,加黄柏、黄连、知母;痰湿症状明显者加半夏、陈皮;血瘀症状明显者加桃仁、红花。

用药方法　每日1剂,水煎温服,分2服。

适用病证　老年期痴呆。症见记忆力减退,神志呆滞,反应迟缓,肢体活动欠佳,心悸,气短,头晕目眩,腰膝酸软、乏力,舌红,少苔,脉细弱。中医辨证属肾虚精亏,气阴不足者。

病案举例　王某,男,66岁,1998年8月10日诊。健忘年余,近半年逐渐出现神志呆滞,反应迟缓,肢体活动欠佳,智力下降,心悸,气短,头晕目眩,腰膝酸软、乏力。脑CT检查显示"脑萎缩"改变。中西药杂进,效果不佳。症见:面色晦滞,表情淡漠,沉默少言,便秘,舌质红,苔薄白,脉细数弱。辨证属肾虚精亏,气阴不足。治宜补肾填精充髓,益气养阴。施以基本方加大黄10g。水煎服,日1剂。4剂后,大便通利,头晕目眩减轻,睡时梦多,时惊怯。上方去大黄,加浮小麦30g安神宁心。继进10剂,精神好转,心悸、气短、头晕目眩大减。继续以此方为主,略有增减,调服月余,精神佳,面渐红润,智力、记忆力明显好转,头晕目眩、心悸、气短诸症消失,能自由活动,生活自理。

验方来源　华刚.地黄饮子加减治疗老年痴呆症26例.四川中医,2004,22(12):36

临证阐释　地黄饮子出自《黄帝素问宣明论方》,是治疗下元虚衰、虚阳上浮、痰浊上泛堵塞窍道而致痱证的代表方剂。老年期痴呆症病变在脑,但其根源在肾,其治疗当以补肾为主。地黄饮子为肾虚阴阳两补之方,方中熟地、山茱萸、巴戟天、肉苁蓉、附子温养元阳,五味子、石斛、麦冬滋阴敛液,石菖蒲、远志、茯苓化痰开窍醒脑;黄芪、党参、当归益气养血,丹参活血化瘀通络,诸药配伍,切合病机,共奏补肾生髓充脑之效。

3. 当归芍药散

药物组成　当归15g,川芎10g,芍药12g,茯苓10g,白术10g,泽泻10g。

加减运用　肾阴虚明显者加熟地、山茱萸、枸杞各20g;肾阳虚明显者加淫羊藿、菟丝子;阴虚有热者加知母、麦冬,痰湿明显者加陈皮、半夏;气虚明显者加党参、黄芪,血虚明显者加阿胶珠、黄芪;阴虚明显者加女贞子、麦门冬;热甚烦躁、口干便秘者加大黄、金银花;气郁甚善太息者加柴胡、佛手、莱菔子。纳呆者加焦三仙、鸡内金;心悸失眠者加柏子仁、龙齿、枣仁;肢体不遂偏瘫者加地龙、水蛭、僵蚕。

用药方法 每日1剂,水煎取汁400ml,早、晚温服,2个月为1个疗程。

适用病证 老年期痴呆。症见记忆力减退,定向力、计算力丧失,抑郁寡欢,反应迟钝,目光呆滞,兼见纳呆食少,多寐,或肢体麻木,活动不遂,舌淡或紫暗,或有瘀斑,苔薄白腻,脉滑。中医辨证属肝郁脾虚,痰瘀阻滞者。

病案举例 徐某某,男,77岁。1993年6月17日初诊。患者平时性格内向,抑郁寡欢,近3年记忆力渐进性减退,反应行动迟钝,答非所问,定向力、计算力丧失,口中喃喃自语,目光呆笨,嗜睡,不知饥饱,生活起居不能自理。舌质紫暗有瘀斑、苔白厚腻,脉滑。证属肝郁气滞,日久血脉痹阻,瘀血内停;肝气乘脾,脾失健运,内生痰湿,痰瘀互结,蒙蔽心神。拟疏肝理气活血、健脾化痰开窍之法。方取当归芍药散加味:白芍30g,当归12g,茯苓、白术各15g,泽泻20g,柴胡、远志各6g,石菖蒲10g,丹参30g。另服苏合香丸半粒,每天2次。至9月20日复诊,上方调治3个月,口中喃语减,能知饥饱,简单问题能切题意,健忘之症未再加重,精神状态有所恢复,余症同上,舌质紫暗、苔白腻,脉滑。前法收效,痰瘀有化解之兆,继以原法加减出入,原方去石菖蒲,加制首乌15g,停服苏合香丸。此方加减调治半年,至1994年3月30日再诊,神情转常,基本生活能够自理,问答大多能切题,行动稍迟缓,恢复个位数计算力,唯健忘之症减而不显,舌质暗红、苔薄白,脉细。药证相合,痰瘀已除,然肾精耗伤,髓海空虚,续拟滋肾填精,充髓益智,方取六味地黄丸合四物汤加减善后。

验方来源 1. 赵庆新,胡优红,卢燕许,等. 当归芍药散治疗老年性痴呆42例. 中医研究,2000,13(5):56～57

2. 何颂华. 姚培发治老年期痴呆验案2则. 江西中医药,1996,27(4):9

临证阐释 本方出自《金匮要略》。健忘、痴呆常由肝脾失调,或肝郁乘脾,脾失健运,滋生痰湿,致痰瘀互结蒙蔽心窍,神明失灵而致。该方则重用白芍敛肝和营,配以当归、川芎养血活血,佐以白术、茯苓、泽泻健脾化痰除湿,共奏调肝理气活血,健脾利水化痰之功,用以治疗痴

呆近年来国内外均有较多研究,效果堪佳。

4. 益气活血醒脑方

药物组成 黄芪30～50g,黄精30～50g,丹参20～30g,葛根20～30g,川芎10～30g,当归10～15g,九节菖蒲5～15g,郁金20～30g,胆南星5～10g,锁阳10～30g。

加减运用 根据病情,配用温阳、化痰、清热之品。

用药方法 每日1剂,水煎服,疗程半年。

适用病证 老年期痴呆。症见记忆减退,失认失算,腰膝酸软,四肢欠温,神疲乏力,少言寡语,夜眠欠安,肢体麻木或不遂,舌胖质暗,苔薄白,脉沉细。中医辨证属气虚血瘀者。

病案举例 王某,男,60岁,有高血压病史10年。因记忆力减退2个月,于2002年10月10日就诊。患者于2个月前因忘记回家的道路被家人发现而去某医院就诊,给予复方丹参注射液静滴,治疗20余天症状无明显好转而转诊。现症见:静卧无语,记忆力、计算力严重减退,定向力差。伴腰膝酸软,四肢欠温,舌胖质暗,苔白腻,脉沉细。查四肢肌力Ⅴ级,肌张力稍高,腱反射活跃,未引出病理反射。头颅MRI示:①两侧基底节及顶叶多发脑梗死;②皮层下动脉硬化性脑病。辨证为气虚血瘀,治宜益气活血。药用:黄芪30g,黄精30g,丹参20g,葛根30g,川芎15g,当归15g,九节菖蒲10g,郁金20g,胆南星10g,远志5g,锁阳30g,仙灵脾15g,肉苁蓉20g。每日1剂,水煎服。服药1个月后,患者精神明显好转,记忆力和计算力有所改善。再以上方加减治疗半年,病情稳定,生活自理。

验方来源 包祖晓,胡灵敏,朱靖.柯干从气虚血瘀论治血管性痴呆的经验.中国医药学报,2004,19(8):492～493

临证阐释 柯干认为血管性痴呆属本虚标实之证,病位在脑,脾肾气虚是血管性痴呆的病理基础,瘀阻脑络是血管性痴呆的发病关键,益气活血法是治疗血管性痴呆的有效方法。方中重用黄芪、黄精、锁阳益气填精,辅以丹参、葛根、川芎、当归养血活血,佐以菖蒲、郁金、胆南星化痰开窍,诸药相合,共奏益气活血开窍之效。

5. 补肾醒脑煎

药物组成 生熟地各10g,制首乌12g,益智仁10g,女贞子10g,肉苁蓉12g,炙黄芪12g,淮山药15g,菖蒲10g,远志10g,郁金10g,青龙齿30g(先煎),茺蔚子10g,天竺黄12g,桂枝9g。

加减运用 疾病早期痰火瘀血较突出者,宜先用当归芍药散、丹栀逍遥散或牛黄清心丸消痰化瘀清火,病标缓解后再用本方补肾填精培土,兼以清热豁痰,通络开窍。

用药方法 每日1剂,水煎服,2个月为1个疗程。

适用病证 老年期痴呆。记忆力减退,行动迟缓,失认失算,兼见腰膝酸软,面色少华,乏力,夜寐欠安,多梦易惊,舌暗,苔白或紫暗,脉沉细。

病案举例 黄××,女,63岁。智能减退2年,一周来神情呆板,不思言语,躁动易怒,口干且苦,夜寐不安,纳差便溏,偶有二便失控,生活不能自理,形体消瘦,面色无华,舌质紫暗,苔薄黄腻,脉弦,尺部沉细无力。既往有高血压史20年,6年前有脑梗塞史,遗留右半身不遂。姚老先予柴胡9g,当归12g,白芍10g,焦山栀10g,丹皮10g,白术12g,竹沥半夏10g,茯苓15g,泽泻10g,川芎12g,菖蒲10g,远志9g,郁金10g,7剂,二诊时口干苦已除,寐安,纳食渐增,大便转实,灵机较前有起色,能回答简单问题,舌质紫暗,苔薄白,脉弦细,续以生熟地各10g,制首乌12g,益智仁10g,女贞子10g,黄芪12g,淮山药15g,菖蒲10g,远志10g,郁金10g,青龙齿30g(先煎),茺蔚子10g,当归12g,川芎15g。加减调治2月,神情转常,智能未再进一步减退,能自行饮食如厕,协助家人做简单家务。

验方来源 何颂华.姚培发治疗老年性痴呆经验采菁.中医文献杂志,2007,(2):53～55

临证阐释 姚培发认为本病病位在脑,病变在脑神,以肾精虚衰为本,痰瘀是直接导致本病的病理产物,治拟急则治标,以豁痰开窍,清心平肝,活血化瘀;缓则治本,以补肾填精,健脾养心,充髓荣脑;或标本兼顾。方中生熟地黄、首乌、益智仁、女贞子、肉苁蓉以滋肾壮水填精,荣脑充髓益智;淮山药、炙黄芪健脾益气菖蒲、远志、郁金、天竺黄、茺蔚子以理血化痰,通络开窍;青龙齿以安神定志,再少佐桂枝,以增其通络之功。诸药相合,益肾填精,健脾充髓,豁痰通络,开窍定志,寓通于补,攻补兼施,标本兼顾。

6. 涤痰化瘀汤

药物组成 半夏、茯苓、枳实、竹茹、石菖蒲、郁金、僵蚕各10克,胆星、天麻各12克,丹参30克,陈皮、甘草各6克。

加减运用 舌苔白腻加苍术、白术;头痛加钩丁、菊花;肢体振颤加全蝎、蜈蚣;偏瘫加桃仁、地龙;失眠心悸加辰砂、龙齿;急躁易怒加川连、山栀;便秘腹胀加大黄、川朴;神疲气短加党参、黄芪。

用药方法 每日1剂,水煎服,1个月为1个疗程,治疗3个疗程。

适用病证 老年期痴呆。症见神情呆滞,记忆力减退,反应迟钝,少寐心悸,口齿不清,口角流涎,舌淡紫或舌下脉络迂曲,苔白腻,脉弦细。证属痰瘀阻窍者。

病案举例 陈某,男,68岁,1990年3月8日初诊。两年前患"脑血栓形成",治疗后好转出院。近半年来,逐渐神情呆滞,行动呆板迟缓,记忆力减退,反应迟钝,少寐心悸,口齿不清,口角流涎,舌淡微紫,苔白腻,脉弦细。CT扫描:多发性脑动脉梗塞。治以涤痰开窍、化瘀通络,处方:半夏、枳壳、石菖蒲、郁金、僵蚕各10克,茯苓、苍术、胆星、天麻各12克,丹参30克,陈皮、甘草各6克。服10剂后,口角流涎大减,言语謇涩见瘥。服药1个月,记忆力增强,发音清晰。守方叠进3个月,神情呆滞消失,能正确回答提问。后每月服药10剂调理以巩固疗效。随访2年,生活已能自理。

验方来源 杜曦. 涤痰化瘀汤治疗老年痴呆38例临床观察. 浙江中医学院学报,1995,19(1):25

临证阐释 老年痴呆的病机以痰、瘀二因素为多见,痰阻血瘀脑窍,元神为之迷蒙,故治当涤痰开窍、化瘀通络,正如清代陈士铎《辨证录》"治呆无奇法,治痰即治呆"。方中以温胆汤为主,加胆星、石菖蒲涤痰,僵蚕搜风通络,天麻善治风痰,丹参祛瘀生新,郁金行气解郁。诸药合用,具有涤痰开窍、化瘀通络之功。

7. 加减桃仁红花煎

药物组成 桃仁、红花、当归、川芎、制香附、青皮、元胡、生地各10g,赤芍12g,丹参30g。

加减运用 兼有痰浊内阻者加胆南星、石菖蒲、远志、郁金、茯苓;兼有髓海不足者加熟地、龟板、鹿角胶;兼有肝肾阴虚、肝阳上亢者加天麻、生龙牡、山茱肉、泽泻。

用药方法 水煎服,日1剂,分2次温服。

适用病证 老年期痴呆。证见记忆力减退,以近期记忆力减退为主,神情淡漠,思维迟钝,联想困难,寡言少语,言语謇涩,步履迟缓,强哭强笑交替,焦虑。肢体活动不便,肢体麻木或轻微震颤,头痛眩晕,耳鸣,纳差,舌质紫暗或暗红、苔薄白或白腻脉弦细或弦滑细。证属瘀血阻络者。

病案举例 李某,男,65岁,干部。因左侧肢体活动不便,反应迟钝,言语謇涩10个月,于2001年9月1日入院。患者有高血压病史9年,1年前突然出现左侧肢体瘫痪,言语不利等证,在本市某医院做颅CT示右侧基底节区梗塞,住院治疗1个月后病情好转出院。近10个月来患者左侧肢体活动不便,反应迟钝,表情呆滞,寡言少语,言语謇涩,记忆减退,行动迟缓,强哭强笑交替,伴头晕纳差,大小便尚可,舌质暗红,苔白腻,脉弦滑细,左侧肢体肌力Ⅳ级,腱反射亢进,感觉减退,血尿常规正常。血流变学检查:血黏度增高,脑电图示局限性慢波。心电图示:心肌供血不足。中医诊断:1. 中风,2. 痴呆。证属气滞血瘀,痰浊内阻。西医诊断:1. 脑梗塞,2. 脑血管性痴呆。治宜活血化瘀,化痰开窍。方用桃仁红花煎加减:桃仁、红花、当归、川芎、远志、胆南星、制香附、元胡、青皮、生地各10g,石菖蒲、郁金各15g,赤芍12g,丹参30g,云苓20g,水煎服日1剂另配水蛭粉3g冲服每日2次。连续服上方80余剂并配合血辐射3个疗程,针灸,语言及肢体功能锻炼等综合治疗,患者语言、记忆、计算、思维及肢体运动等基本恢复正常,生活自理。

验方来源 刘俊峰,张建伟. 桃仁红花煎加减治疗脑血管性痴呆40例. 陕西中医,2007,28(2):147~148

临证阐释 中医学认为痴呆的病机主要是瘀血痰浊内阻清窍,神明失养所致。故以活血化瘀为主进行治疗。桃仁红花煎见于《素庵医案》,方中桃仁、红花、丹参、赤芍、当归、川芎、生地活血化瘀,香附、青皮、元胡疏肝理气散结,诸药合用共奏活血化瘀,行气散结之功。

(郭明冬)

第二节　帕金森氏病

帕金森氏病是以震颤、肌肉强直和进行性运动徐缓为主要临床表现的神经系统退行性变性疾病。帕金森氏病属于原发性震颤麻痹,主要病理改变是脑内多巴胺能神经元因广泛变性、死亡而丧失,尤以黑质致密部及纹状体最为显著。该病多发病于中、老年,具有起病缓慢、逐渐加剧、病程迁延的临床特征。据调查,我国发病率为 0.57%,约 3/4 的患者发病于 50~65 岁。

辨证论治

帕金森氏病属中医"内风"、"颤证"、"颤震"、"震抖"、"痉病"等病范畴。其主要病机为髓海失充,脏腑之气渐衰,筋脉失荣,肢体失控,证属本虚标实,以虚为主,虚在肝肾脾三脏,实见风、火、痰瘀。临床辨证论治常分为风阳内动证、气滞血瘀证、痰热动风证、髓海不足证、气血亏虚证等证型。

1. 风阳内动证

症见眩晕头胀,面红,口干舌燥,急躁易怒,腰膝酸软,渐见头摇肢颤,不能自主,舌红,苔薄黄,脉弦紧。治以滋阴潜阳。常用滋生青阳汤(《医醇賸义》),由生地、石决明、磁石、石斛、寸冬、丹皮、白芍、甘菊、薄荷、柴胡、天麻、桑叶组成。

2. 气滞血瘀证

症见四肢或头部、下颌呈固定式的抖动,屈伸不利,躯干或肢体有固定不移的疼痛或麻木,面色黧黑,舌质暗紫或有瘀斑,脉细涩。治以理气活血、通络熄风。常用血府逐瘀汤(《医林改错》),由当归、生地、桃仁、红花、枳壳、赤芍、柴胡、川芎、桔梗、牛膝、甘草组成。

3. 痰热动风证

症见头晕目眩,项背强急或肢体震颤,不能持物,甚至四肢不知痛痒,形体稍胖,神呆懒动,胸脘痞闷,甚则呕吐痰涎,咯痰色黄,舌红,苔黄腻,脉弦滑数或沉濡。治以豁痰熄风,常用导痰汤(《校注妇人良方》),由半夏、陈皮、枳实、茯苓、制南星、生姜、甘草组成。

4. 髓海不足证

症见头晕目眩,耳鸣,善忘,手足重滞,震颤不定,可有下颌抖动,四肢麻木,重则神呆,啼笑反常,言语失序,舌淡红体胖大,苔薄白,脉沉弦无力。治宜填精益髓熄风。方用龟鹿二仙膏(《成方切用》),由鹿角、生龟板、人参、枸杞子组成。

5. 气血亏虚证

症见手足麻木,头摇肢颤,动作迟缓,面色苍白,神疲乏力,眩晕心悸,自汗畏寒,气短懒言,纳呆乏力,舌体胖大,舌质淡红,苔薄白,脉沉细。治宜益气补血、活血通络。治以益气养血,散风通络。常用补中益气汤(《脾胃论》)合四物汤(《和剂局方》),由黄芪、人参、白术、当归、陈皮、升麻、柴胡、当归、熟地、川芎、白芍组成。

验方妙用

1. 当归芍药甘草汤

药物组成 当归10g,赤芍10g,白芍10g,甘草10g。

加减运用 兼手足麻木,可加独活、豨莶草;兼入夜难以入睡,可加黄连、肉桂;兼双下肢无力,可加川、怀牛膝;兼大便不通,可加生决明子、生地、生白术等。

用药方法 先将药物用冷水浸泡15分钟,浸透后煎煮。首煎沸后文火煎30分钟,二煎沸后文火煎20分钟。煮好后两煎混匀,总量以200ml为宜,每日服1剂,早、晚分服。

适用病证 适用于肝阴不足、阳亢化风或肝的阴血不足、筋失所养所致的颤证。

病案举例 陈某,男,56岁,2003年9月13日初诊。高血压病史20余年,形体偏胖,两年前起右侧肢体发抖,一年后右腿行走无力,言语不清,血压170/120mmHg,外院诊断为帕金森氏病。近以发抖加剧而来就诊。初诊:右肢颤抖,伴有紧掣,不良于行,甚则痿而不举,语謇不楚,目眥,舌红苔薄,脉细数。证属肝阴亏虚、痰瘀交阻。治以柔肝养阴、豁痰化瘀。方用当归芍药甘草汤加减:当归、赤芍、白芍、红花、苍术、白术、木瓜、千年健、伸筋草、络石藤各10g,灵磁石、煅龙牡各30g,丹参、豨莶草各15g,炙地龙4.5g,炙甘草6g。每天1剂,水煎服,服14

剂。9月28日二诊:颤证小止,语清,头昏,举步仍无力,神萎多痰,舌红苔薄,脉细弦。续以原方加减:当归、赤芍、白芍、苍术、白术、伸筋草、龟板、熟地、山药各15g,木瓜、千年健、红花各10g,黄芪、虎杖、丹参30g,炙甘草6g,续服14剂。

验方来源　任芳,郭炜.颜乾麟治疗颤证经验举隅.山西中医学院学报,2006,7(4):40～41

临证阐释　当归、白芍二药酸甘化阴,柔肝缓痉;当归甘温质润,补血活血;白芍乃养血濡筋,缓急止痉之良药,酸苦微寒,养血敛阴,柔肝,质清不腻,补而不滞;赤芍主入肝经,能清肝火,活血散瘀;炙甘草性味甘平,能补脾益气,缓急止痛,与白芍共用可增强养肝血、濡筋脉之功效。四药合用,共奏养肝熄风之效。

2. 定振丸

药物组成　天麻10g,秦艽10g,全蝎10g,熟地30g,生地30g,当归12g,川芎12g,白芍12g,防风10g,荆芥6g,白术12g,黄芪30g,威灵仙12g。

加减运用　失眠加酸枣仁、远志、生龙齿;便秘加肉苁蓉、大黄;气虚夹痰者,加瓜蒌、胆南星、竹沥;血瘀突出者加桃仁、红花。

用药方法　先将药物用冷水浸泡15分钟,浸透后煎煮。首煎沸后文火煎30分钟,二煎沸后文火煎20分钟。煮好后两煎混匀,总量以200ml为宜,每日服1剂,早、晚分服。

适用病证　适用于气血亏虚生风的帕金森氏病。

病案举例　刘某某,女,77岁,1999年8月13日就诊。因四肢颤抖、双下肢无力多年,曾在各级医院诊断为帕金森病。就诊时伴有四肢麻木,言语不利,倦怠乏力,舌质暗红,苔薄白,脉细。辨证为气血两虚,治以益气养血息风。方药:酒熟地30g,杭白芍30g,抚川芎10g,全当归12g,醋龟板30g(先煎),阿胶珠10g(烊化),明天麻10g,全蝎5g,蜈蚣3条,白僵蚕15g,生黄芪30g,菖蒲12g,郁金10g,生甘草10g,服上方6剂后手抖及双下肢无力均较前好转,走路明显有力。但睡眠仍差,上方加麦冬12g,夜交藤30g,合欢皮15g。服至9月7日肢体麻木及发抖、说话均改善,较前精神好转。改为丸药,处方:天麻50g,全蝎30g,酒熟地75g,川芎50g,白芍60g,当归60g,阿胶50g,鹿角胶50g,

丹皮50g,炒杜仲60g,牛膝60g,生晒参20g,蜈蚣20条,白僵蚕60g,黄芩50g,生甘草30g,共研细末,炼蜜为丸,每丸重10g,每服1丸,日服2次或3次。

验方来源 王毅,姚艳妮.周绍华治疗震颤麻痹经验.中西医结合心脑血管病杂志,2006,4(11):1027~1028

临证阐释 定振丸出自王肯堂《证治准绳》。方中生地、熟地、当归、川芎、白芍活血养血,血充则肝有所养,筋以得荣。黄芪、白术益气健脾,培土以缓肝宁风;天麻、全蝎、防风、搜肝风;秦艽、威灵仙助搜肝风,又通经络,强筋骨而舒筋脉。诸药合之,共奏滋阴养血、平肝熄风之效。

3. 大定风珠

药物组成 白芍30g,阿胶10g,醋鳖甲30g(先煎),生地30g,麻仁10g,五味子10g,生牡蛎30g(先煎),麦冬12g,蜈蚣3条,僵蚕15g,全蝎6g,当归12g,鸡子黄1个。

加减运用 肝阴不足,筋脉拘急,肢体僵直者,加枸杞子、旱莲草;肾虚腰膝酸软明显者,加杜仲、桑寄生;肝肾不足,头晕耳鸣,失眠,烦躁者,加百合、生龙骨;偏于阴虚有热者,加知母、黄柏、丹皮。

用药方法 将上药(除醋鳖甲、生牡蛎外)用水浸泡30分钟,先将醋鳖甲、生牡蛎放火上,煎20分钟,再与余药同煎30分钟,每剂煎2次,将所得药液混合,阿胶烊消,并冲入鸡子黄。每日1剂,分2次温服。

适用病证 适用于肝肾不足、血虚风动的帕金森氏病。

病案举例 周某,男,69岁,1997年3月18日就诊。诊断为帕金森病。症见双手发抖,以右手为重,静止时明显,慌张步态,面部表情呆滞,舌质红苔薄黄,脉弦细稍数。辨证为阴虚有热,治以滋阴清热、息风定搐。方药:杭白芍30g,醋龟板30g(先煎),醋鳖甲30g(先煎),炮山甲15g(先煎),全当归12g,干生地30g,条黄芩12g,广地龙12g,五味子10g,牡丹皮10g,全蝎6g,蜈蚣3条,嫩青蒿15g。水煎服,连续服用2年多效果很好,上述症状基本控制。1999年9月10日来诊时双手略发抖,走路平稳,舌质暗红苔黄,脉弦滑。继用上方全当归加至15g,加阿胶珠10g(烊化),7剂。

验方来源 王毅,姚艳妮. 周绍华治疗震颤麻痹经验. 中西医结合心脑血管病杂志,2006;4(11):1027～1028

临证阐释 本方出自吴鞠通《温病条辨》。方中天麻、钩藤、全蝎、蜈蚣镇痉熄风;生地黄、麦冬、白芍滋阴柔肝;阿胶、鸡子黄滋养阴液;牡蛎性寒,生用可益肾养阴,平肝潜阳,龟板滋阴潜阳以滋阴凉血为主,性凉可收敛肝热,并可补肾强骨,滋肝荣筋;鳖甲入肝退热,平肝潜阳;羚羊角清泻肝火,平肝熄风。全方可滋阴潜阳、平肝熄风镇痉,风定则振摇即止。

4. 熄风定颤方

药物组成 地黄12～15g,石斛15g,白芍15～30g,肉苁蓉10～15g,续断15g,白蒺藜15g,海藻12g,僵蚕12g,炙鳖甲15g(先煎),煅龙骨20g(先煎),煅牡蛎20g(先煎),石决明30g(先煎),炮山甲10g(先煎)。

加减运用 当震颤显著时,方中可加用珍珠母、天麻,或可加重鳖甲、龙骨、牡蛎、石决明之量;筋僵、拘挛、肌张力较高,可选加木瓜及大剂白芍、甘草柔肝解痉,也可重用地龙、全蝎熄风通络解痉;舌质紫暗、脉来细涩、面色晦滞者,宜重用祛瘀药,如鸡血藤、路路通、水蛭、当归等;痰浊内盛,舌苔厚腻或血脂较高时,可重用僵蚕、胆星、海藻,并增荷叶、苍术;内热偏盛、面赤舌红者,可酌予白薇、功劳叶、女贞子、墨旱莲、槐花、夏枯草、黄柏等滋阴泻火兼顾;阴精亏损、体虚显著时,可重用枸杞、首乌、黄精、杜仲、牛膝、桑寄生、楮实子、麦冬;阴损及阳或阳气本虚,可酌加巴戟天、仙灵脾、黄芪、锁阳之温润,忌用刚燥之属;反应迟钝、记忆不敏,可重用首乌、续断、石菖蒲、远志、五味子以补肾荣脑,化痰开窍。

用药方法 将上药(除炙鳖甲、煅龙骨、煅牡蛎、石决明、炮山甲外)用水浸泡30分钟,先将炙鳖甲、煅龙骨、煅牡蛎、石决明、炮山甲放火上,煎20分钟,再与余药同煎30分钟,每剂煎2次,将所得药液混合。每日1剂,分2次温服。

适用病证 适用于肝肾亏阴、阴不涵阳、肝风内动的帕金森氏病。

病案举例 患者罗某某,男,50岁。2000年12月7日初诊。两手臂震颤半载,左手臂上举不利,语言费力,语言构音终末不爽,口中渗水,腿软,舌质暗红,舌苔薄黄,脉小弦滑,伸舌略有抖动。头颅核磁共振(MRI)检查未发现异常。证属风痰瘀阻、肝肾不足。治拟滋养肝肾、熄风化痰、活血通络。处方:天麻 10g,白薇 15g,炮山甲 10g(先煎),泽兰 15g,炙僵蚕 10g,炙蜈蚣 3 条,广地龙 10g,生石决明 30g(先煎),牡蛎 30g(先煎),川石斛 12g,大生地 12g,片姜黄 10g,制白附子 6g,制南星 10g,赤白芍(各)10g。常法煎服,每日 1 剂,14 剂。二诊:2000 年 12 月 21 日。服上药后,症状减轻,语言趋向清晰流利,左手臂乏力,腿软亦好转,食纳知味,舌抖明显平稳,口不干。舌质红,舌苔薄黄,脉小弦滑。治宗原义,原方加鸡血藤 15g 以进一步活血通络,14 剂。三诊:2001 年 1 月 11 日。两手震颤减轻,左手有轻微抖动,语言清晰,快速流畅,但入晚稍欠清,二便正常,食纳知味,舌质红,舌苔薄黄,伸舌稍有震颤,脉小弦滑。震颤顽症,难求速效,当加重熄风定颤药物。于 2000 年 12 月 7 日方中加紫贝齿 25g(先煎),枸杞子 10g,炙全蝎 5g,改赤白芍(各)12g,制白附子 9g。四诊:2001 年 2 月 22 日。服上方 42 剂,两手振颤明显减轻,言语基本流畅清晰,多言后咽喉有痰不舒,手足未见僵硬,行走尚可,口不干,舌苔薄,舌质暗红,脉细弦滑。已能坚持讲 2 节课,守原法继进,巩固疗效以善其后。原方加法半夏 10g,14 剂。

验方来源 陈四清.熄风定颤法治疗震颤麻痹.江苏中医药,2006,27(1):38~39

临证阐释 本方是周仲瑛仿地黄饮子方义而拟定的经验方。药用生地、白芍、石斛滋养肝肾之阴,以滋水涵木;炙僵蚕熄风化痰;石决明、牡蛎、生龙骨之品,平肝潜阳;炮山甲化瘀通络;鳖甲入肝退热,平肝潜阳;白蒺藜祛风,海藻软坚化痰;诸药合用,共奏滋养肝肾、熄风化痰、活血通络之功。

5. 补阳还五汤

药物组成 黄芪 40~60g,当归、赤芍、川芎、地龙、桃仁各 10g,红花 6g。

加减运用 震颤麻木较重者加蜈蚣、僵蚕;畏寒肢冷者加桂枝、附子;神情呆滞者加石菖蒲、郁金;怒时颤证加重者加柴胡、郁金、合欢皮。随症还可加天麻、生石决明、珍珠母、生龙牡、全蝎、蜈蚣、白僵蚕等熄风药,尤其虫类药不仅熄风定颤,且有活血化瘀、通络搜风之功,用之效果

更佳。

用药方法 先将药物用冷水浸泡15分钟,浸透后煎煮。首煎沸后文火煎30分钟,二煎沸后文火煎20分钟。煮好后两煎混匀,总量以200ml为宜,每日服1剂,早、晚分服。

适用病证 适用于年老血瘀气虚型的帕金森氏病。

病案举例 周某,男,70岁。1993年11月4日初诊。两手麻木、颤抖,下肢沉重,行走不便半年余。症见头晕耳鸣,腰膝酸软无力,昼日汗出,神倦纳呆,双手颤抖,步态细碎不稳,舌质淡,苔薄白,脉沉细。经颅多普勒检查,两侧椎动脉供血不足,颅内动脉硬化征象。证属气虚血瘀、筋脉失荣之颤证。拟益气活血、通络熄风。方用加味补阳还五汤:黄芪40g,当归、香附、僵蚕、赤芍、桃仁各12g,红花6g,钩藤15g(后下)、全蝎5g,五味子9g,龙骨(先下)、丹参各30g,10剂。二诊:双手颤抖明显减轻,头晕耳鸣、腰酸、双下肢乏力等症渐减,昼日汗出少许,胃纳增进,舌质淡,苔薄白,脉沉细。已见风阳内潜,气益血荣,筋脉得濡。继以原方出入:黄芪40g,党参、钩藤(后下)各15g,当归、天麻、香附、赤芍、桃仁各12g,红花6g,丹参30g,五味子9g,全蝎5g,10剂。三诊:双手颤抖基本消失,可持筷进食,步态亦趋平稳,汗止,舌质淡红,苔薄白,脉细。气血得复,筋脉得荣,再拟益气养血、濡润筋脉以治本。上方去赤芍、桃仁、红花、五味子、全蝎,加白术、熟地、白芍各12g,茯苓、川芎各9g,牛膝15g,7剂后诸症均痊。

验方来源 熊成熙.补阳还五汤加减治疗瘀血型老年震颤12例报告.湖北中医杂志,1996,18(123):9~10

临证阐释 方中黄芪、党参补气,气旺血行,祛瘀而不伤正;单纯补气则瘀血不能去,故辅以当归、丹参、赤芍、桃仁、红花,和营活血化瘀;香附理气开郁,与桃仁、红花相合;行气解郁活血;与黄芪、党参相伍,助其益气;路路通、地龙通经活络,配合黄芪、党参,力专而性走,周行全身;钩藤通心包于肝木,熄风定颤。诸药合用,使气旺血行,瘀去经通,营和筋濡,颤证可愈。

6. 白头翁汤加味

药物组成 白头翁20克,秦皮12克,黄柏10克,黄连10克。

加减运用 肝肾阴虚者,合六味地黄丸;风痰窜动者,加竹沥、僵蚕；风寒外感者，加荆芥、桂枝、葛根。

用药方法 先将药物用冷水浸泡 15 分钟，浸透后煎煮。首煎沸后文火煎 30 分钟，二煎沸后文火煎 20 分钟。煮好后两煎混匀，总量以 200ml 为宜，每日服 1 剂，早、晚分服。

适用病证 适用于厥阴热证所致的帕金森氏病。

病案举例 曲某某，男，51 岁，1991 年 10 月 10 日初诊。5 年前出现右手颤动，不能自主，激动则加重，睡眠后消失，并呈进行性加重。某西医院诊为震颤性麻痹。1987 年在某医院行"脑部定位手术"，术后颤动消失，但一月后复发。先后多处求医，疗效不佳。1 月前因情绪波动，右上肢颤动加重，并累及左上肢及双下肢。诊见：四肢震颤，以双上肢为甚，书写困难，步态慌张，口角流涎，心烦易怒，面红目赤，口干口苦，头晕头痛，大便干结，舌质红，苔薄黄，脉弦。初按肝肾阴亏、肝风内动论治，取镇肝熄风汤、大定风珠加减。服药 40 剂，震颤不减。详审其证，震颤之因除肝肾阴虚、阳亢风动外，肝火太盛亦助亢阳，使风火更旺。当治标顾本，治以清泻厥阴肝火、滋阴平亢。方用白头翁汤加味。药用：白头翁 20 克，秦皮 12 克，黄柏 10 克，黄连 10 克，龙胆草 10 克，丹皮 10 克，桑寄生 30 克，枸杞子 15 克，菊花 10 克，鳖甲 12 克，龟板 12 克，石决明 30 克。水煎服，每日 1 剂。服药 9 剂，四肢震颤明显缓解，感肢体疼痛，屈伸不利。守方加鸡血藤 30 克，地龙 12 克，以活血通络。服药 36 剂，四肢震颤消失，书写正常，诸症缓解。嘱继服六味地黄丸以善其后。

验方来源 于俊生．白头翁汤加味治疗震颤麻痹．中医药学刊，1993,(2):45

临证阐释 对于厥阴热证所致的帕金森氏病，治疗单以滋阴潜阳熄风或涤痰熄风往往收效不佳。而着眼于清泻肝火、凉肝熄风，按厥阴热证论治，方取白头翁汤加味，常获佳效。方中白头翁凉肝解毒，秦皮清肝经湿热，是治厥阴热证之主药；黄连、黄柏清热燥湿，与白头翁、秦皮相合，共奏清利肝经湿热之功。

7. 胡建华经验方

药物组成 熟地 12g，生地 12g，山萸肉 12g，制何首乌 12g，枸杞子 12g，杭白芍 30g，天麻 9g，钩藤 15g，炙僵蚕 9g，全蝎 2g（分 2 次吞服），

蜈蚣2条,石菖蒲10g,炙远志12g,天南星10g,仙灵脾12g,肉苁蓉15g,菟丝子12g。

加减运用 病程日久,常出现气血两虚之象,可加入黄芪、党参、当归、白芍以调补气血;若大便秘结,则加入滋肾温肾、润肠通便的桑椹子、生首乌等,配以通腑理气之大黄、枳实之品;如遗尿或尿频,则加入补肾涩泉之益智仁、金樱子、芡实等;若患者情绪抑郁悲伤,则加入养心舒郁之甘麦大枣汤,或合柴胡疏肝散加减;若患者焦虑失眠,则参以百合知母汤,或与酸枣仁汤合方化裁;若呆傻健忘,则配伍填精生髓益智之品,如益智仁、锻龙骨、炙龟板等,以合"孔圣枕中丹"之义,亦可用血肉有情之品,如紫河车、鹿角胶、龟板等。

用药方法 先将药物用冷水浸泡15分钟,浸透后煎煮。首煎沸后文火煎30分钟,二煎沸后文火煎20分钟。煮好后两煎混匀,总量以200ml为宜,每日服1剂,早、晚分服。

适用病证 适用于肝肾亏虚、风阳扰动所致的帕金森氏病。

病案举例 陶某,女,63岁。初诊日期:1996年11月19日。患者7年前无明显诱因出现双上肢如抖,头部晃动,症状逐渐加重,以致持物及书写困难,步履不稳,常易倾跌,动作迟钝,表情呆板,腰酸腿软,头晕耳鸣,嗅觉丧失,失眠烦躁,大便干结,三日一行,食入泛恶,胃脘胀痛,舌淡苔腻,脉沉细。证属肝肾亏虚、风阳扰动,治拟益肾养肝、熄风和络。处方:生地黄12g,枸杞子12g,山萸肉12g,女贞子12g,旱莲草12g,白芍30g,肉苁蓉15g,桑寄生15g,天麻9g,钩藤15g,炙僵蚕9g,丹参30g,制香附12g,苏梗12g,制大黄6g,知母15g,生南星10g,全蝎粉2g(分2次吞服),14剂。二诊时患者述症情同前,故继守原法,原方再进14剂。三诊患者述双上肢颤抖稍减少减轻,双腿行走较前稳健,偶有欲倾之感,大便隔日润行,胃中已舒,嗅觉略有恢复,可闻及香味,耳鸣头晕,睡眠均有改善,舌质淡红苔薄白,脉沉细。症有起色,继守原方去香附,加制大黄9g。以后以初诊方随症加减半年,诸症均减。患者自行停药1个月,因头部晃动又剧而来就诊,叠进益肾养肝、熄风和络之剂1年,症情稳定。随访2年,症状控制满意,生活自理。

验方来源 张慧.益肾养肝熄风和络治震颤麻痹.中医文献杂志,2000,(4):31~32

临证阐释 本方是据上海市名老中医胡建华教授的经验总结的。方中熟地、生地、山萸肉、何首乌、枸杞子、杭白芍益肾养肝,填精养血;天麻、钩藤、炙僵蚕、全蝎、蜈蚣熄风和络;石菖蒲、炙远志、天南星化痰泻浊。并加入仙灵脾、肉从蓉、菟丝子等温肾之柔剂,这正符合"善补阴者,必于阳中求阴,则阴得阳升,而泉源不竭"的精神。全方具有益肾养肝、熄风和络之功效。

(赵文明)

第三节 老年期抑郁症

老年期抑郁症是较常见的老年期情感性精神障碍,以显著而持久的心境低落为主,并有相应的思维和行为改变为特征。有广义和狭义之分,广义的老年抑郁症是指发生于老年期(≥60岁)这一特定人群的抑郁症,包括原发性(含青年或成年期发病,老年期复发)和见之于老年期的各种继发性抑郁。严格而狭义的老年抑郁症特指≥60岁首次发病的原发性抑郁。国际通用的精神疾病诊断和分类系统 ICD-10、DSM-Ⅳ和我国的 CCMD-3 均未将老年抑郁列为独立诊断类别。有人认为老年抑郁症可能就是抑郁症的一个特殊亚型,但尚无定论。随着老年人口的不断增加,其患、发病率也随之不断增加,老年抑郁症作为老年期常见的精神障碍,已引起了医学界广泛的重视和注意。

辨证论治

老年抑郁症属于中医学"郁证"、"百合病"、"脏躁"、"癫证"、"奔豚气"以及"梅核气"等病范畴。其主要病机历代医家多以情志不遂、气机郁滞为主,而现代医家则认为老年抑郁症病变涉及肝、胆、心、肾、脑、脾等器官,其病机总属本虚标实。本虚乃肾虚髓亏,脑失所养;标实为气郁、痰郁、血郁,气血痰郁结,上蒙脑窍,终致老年抑郁。临床辨证论治常分为实证的肝气郁结、气郁化火、痰郁气滞证和虚证的心脾两虚、肝肾阴虚等证。

1. 肝气郁结证

症见精神抑郁,情绪不宁,善太息,胸胁胀痛,痛无定处,脘闷嗳气,腹胀纳呆,或呕吐,大便不调,女子月事不行,苔薄腻,脉弦。治以疏肝理气解郁,常用柴胡疏肝散(《景岳全书》),由柴胡、枳壳、芍药、香附、陈皮、川芎、甘草组成。

2. 气郁化火证

症见性情急躁易怒,胸胁胀满,胃脘嘈杂,吞酸吐苦,口干口苦,大便秘结,或头痛、目赤、耳鸣,舌质红,苔黄,脉弦数。治以清肝泻火解郁。方用丹栀逍遥散(《内科摘要》),由当归、白芍、白术、柴胡、茯苓、丹皮、栀子、薄荷、煨姜、甘草组成。

3. 气滞痰郁证

症见咽中不适,如有物梗阻,咯之不出,咽之不下,胸中窒闷,或兼胁痛,苔白腻,脉弦滑。治以化痰利气解郁,方用半夏厚朴汤(《金匮要略》),由半夏、厚朴、紫苏、茯苓、生姜组成。

4. 心脾两虚证

症见多思善虑,心悸胆怯,少寐健忘,面色不华,头晕神疲,食欲不振,舌质淡,脉细弱。治以健脾养心解郁,方用归脾汤(《济生方》),由党参、黄芪、白术、茯神、酸枣仁、龙眼肉、木香、当归、远志、生姜、大枣、甘草组成。

5. 肝肾阴虚证

症见情绪不宁,急躁易怒,眩晕,耳鸣,目干畏光,视物不明,或头痛而胀,面红目赤,舌干红,脉弦细或数。治以滋养阴精、补益肝肾。方用滋水清肝饮(《医宗己任篇》),由生地、山萸肉、茯苓、当归、山药、丹皮、泽泻、白芍、柴胡、栀子和酸枣仁组成。

验方妙用

1. 二陈归脾汤

药物组成 生黄芪30g,当归12g,白术10g,党参10g,茯苓15g,半夏12g,陈皮10g,天麻12g,远志10g,酸枣仁20g,木香6g,香附6g,合欢皮10g,珍珠母30g(先煎),甘草6g。

加减应用 如兼肝火炽盛,急躁易怒,加栀子、龙胆草;如兼阳明热盛,口渴心烦者,加生石膏、知母;兼头晕耳鸣者,加葛根、川芎;兼脘腹胀满者,加青皮、枳壳;兼乏力肢软者加薏苡仁、狗脊;兼便干者,加芒硝、桃仁;兼便溏者加炒薏苡仁、苍术。

用药方法 将上药(除珍珠母外)用水浸泡30分钟;先将珍珠母放火上,煎20分钟,再与余药同煎30分钟,每剂煎2次,将所得药液混合。每日1剂,分2次温服。

适用病证 可用于治疗因郁怒、思虑、悲哀、忧愁七情之所伤,导致肝失疏泄、脾失运化、心神失常、脏腑阴阳气血失调而成的老年抑郁症。

病案举例 李某某,男,61岁。2001年5月12日来诊。患者2年前因对小女嫁人一事不满意,情绪日渐低落,多思胆怯,烦躁不安,无故发脾气,寡言少动,头晕心悸,乏力消瘦,纳少腹胀,失眠健忘,面色无华,目珠呆滞,舌质淡红,苔白腻,脉细弱。某医院诊断为"老年期抑郁症",曾服"阿米替林"、"赛乐特"、"黛安神"等抗抑郁药物症状有所缓解,但副作用很大,甚至发生肢体颤抖,不能行走等症状。中医辨证为心脾两虚、肝郁湿阻。治以健脾养心、益气补血、疏肝理气为法。处方:生黄芪30g,当归12g,白术10g,茯苓15g,半夏12g,陈皮10g,天麻12g,远志10g,酸枣仁20g,木香6g,郁金10g,合欢皮10g,珍珠母30g(先煎),葛根30g,焦三仙各15g,甘草6g。服用20剂后,心情较前愉快,纳食增加,睡眠改善,继续加减服药3个月,情绪稳定,少发脾气,饮食睡眠均正常,精神如常。续服归脾丸半年随诊无发。

验方来源 苗林,张锦红.二陈归脾汤加味治疗老年期抑郁症16例疗效观察.现代中医药,2004,(4):21~22

临证阐释 作者认为老年期抑郁症的病因病机多为郁怒、思虑、悲哀、忧愁七情之所伤,导致肝失疏泄、脾失运化、心神失常、脏腑阴阳气血失调而成。病初可挟湿痰、食积、热郁,而老年人多脾胃不足、痰湿偏盛、气血亏虚,更促进病变以虚证为主证,故以二陈归脾汤加味治疗。方中黄芪、党参、白术大补脾胃之气,使脾胃之气足,气血生化旺盛;当归合黄芪为当归补血汤,有补气生血之功;白术、茯苓健脾渗湿,陈皮健脾宽中、理气化痰,半夏燥湿化痰,组成二陈汤,功在燥湿化痰、理气和中;木香、香附、合欢皮疏肝理气、开郁悦神;远志、枣仁宁心安神、解郁益智;另加珍珠母镇静安神,天麻柔肝祛风,上药配伍,共奏健脾养心、益

气补血、疏肝理气之功。病人治疗基本稳定后,改用归脾汤维持治疗。

2. 柴桂温胆定志汤

药物组成 柴胡 10g,黄芩 10g,桂枝 10g,赤芍 10g,白芍 10g,半夏 10g,生姜 10g,陈皮 10g,人参 5g,菖蒲 10g,远志 10g,枳壳 10g,竹茹 10g,茯苓 20g,大枣 5 枚,炙甘草 6g。

加减运用 当抑郁症状基本控制,舌质转为红活时,应去"善鼓心包之火"的菖蒲、远志,人参易以太子参或党参,桂枝减量,以防阳复太过,火邪复起而转为躁狂症。

用药方法 先将药物用冷水浸泡 15~30 分钟,浸透后煎煮。首煎沸后文火煎 30 分钟,二煎沸后文火煎 20 分钟。煮好后两煎混匀,总量以 200ml 为宜,每日服 1 剂,早、晚分服。

适用病证 本方适用于老年抑郁症,证属心胆阳虚气虚、肝气郁结、痰蒙神窍者,症见情绪低落,心情沮丧,自责自罪,思维迟钝,记忆减退,头痛头晕,失眠多梦,食欲减退,肢体窜痛,疲乏无力,手足厥冷,体重减轻,月经失调,性欲下降等等。

病案举例 管某某,女,42 岁,1994 年 4 月 16 日初诊。患者因心情抑郁、头昏头痛 5 个月,加重 3 个月,由家属陪同来就诊。5 个月前,因不明原因的疲劳无力,反应慢,完不成工作而心情郁闷,并经常有自责自疚感。后渐见头痛,失眠,早醒,醒后懒床难起,甚至至午仍未起床,食欲不振,疲乏无力,四肢麻木,肩背疼痛或窜痛,时而觉酸痛如压重石,对周围事情失去兴趣,至就诊时已逾 3 个月不能正常工作及料理家务,因痛苦不堪忍受,时时有自杀念头。在某精神病院诊为精神抑郁症,用抗抑郁药后,出现眩晕、口干、恶心等反应,遂拒绝服药。现症见两目呆滞,愁容满面,端坐不动,问而不答,病情由家属代述。且手足冰凉,脉细小而弦数,舌体胖大,舌质暗淡,舌苔白厚腻。西医诊断:躁狂抑郁性精神病,抑郁型,重症。中医诊断:郁证,辨证为心胆阳虚,脑神失养,肝虚气郁,神窍痰蒙。治疗即用温补心胆,舒郁涤痰之法。方用柴桂温胆定志汤和西药多虑平。中药处方如下:柴胡、黄芩、桂枝、赤白芍、半夏、生姜、陈皮、枳壳、竹茹、远志各 10g,茯苓 20g,人参 5g,菖蒲 6g,炙甘草 6g,大枣 5 枚,水煎两次,分两次服,每日一剂。用药后 3 日,头痛身痛已减,用药 5 日,上午可起床活动,食欲不振好转,不再想死。用药后4周诸症已得到控制。此时中药去菖蒲、远志,以太子参易人参,桂枝减量,隔日服一剂,继服两周。用药6周后已可正常上班,停服中药。多虑平逐渐减量,每减25mg维持5天。约4周后以维持量12.5～25mg继续服4周停药。随访至今无复发。

验方来源 贯春节.郝万山教授治疗精神抑郁症的思路与经验.光明中医,2001,16(94):54～55

临证阐释 本方是北京中医药大学郝万山教授经验方。郝教授认为本病的病机是心胆阳虚气虚、脑神失养、肝气郁结、神窍痰蒙,他提出温补心胆阳气、益肝兼助疏泄、养脑涤痰醒神,是对本症的根本治法。他选用柴胡桂枝汤、温胆汤、定志小丸、四逆散等合方化裁,名以柴桂温胆定志汤。方用人参补五脏、益元气、安精神、定魂魄、开心健脑;茯苓利窍去湿导浊、补心益脑醒神;菖蒲、远志豁痰开窍、振心阳、益智慧、醒脑神;并配小柴胡汤疏达郁结、振奋肝胆脾胃;伍桂枝汤,取桂枝、甘草等辛甘化阳以温补心阳;配温胆汤以增强涤痰醒神定志之力。全方共奏温补心阳、涤痰醒神、疏解肝郁之效。

3. 吉良晨经验方

药物组成 石菖蒲10g,广郁金10g,清半夏10g,化橘红10g,云茯苓10g,荷叶梗6g,炒枳实6g(打)。

加减运用 气郁不舒,两胁胀痛者,加醋柴胡10g,制香附10g;兼有化热者,加炒栀子10g;大便秘结加全瓜蒌30g;心神失养而夜寐不宁或难以入寐者,加炒枣仁30g;心烦口干,加麦门冬15g;若属忧郁伤神脏躁不安者,则以甘麦大枣汤合之;如见肝阳上扰,头晕且胀,目赤者,加甘菊花15g,生白芍12g,去云茯苓、荷叶梗;兼血虚面色无华者,加全当归15g;气虚而见气短乏力神疲者,加党参12g。

用药方法 先将药物用冷水浸泡15分钟,浸透后煎煮。首煎沸后文火煎30分钟,二煎沸后文火煎20分钟。煮好后两煎混匀,总量以200ml为宜,每日服1～2剂,早、晚分服。

适用病证 适用于气郁不畅、肝郁气滞、疏泄失常、痰湿蕴郁为主的老年期抑郁症。

病案举例 李某某,男,62岁,初诊日期1992年3月27日。患者因精神抑郁来诊,证见终日不语,面无表情,喜静恶动,胆怯易惊,时有

幻视幻听,不欲饮食,大便偏干,数日一行,小溲调畅。舌苔白滑厚腻。脉沉细稍弦滑。此属情志乖僻、痰闭清窍,致成痰郁之症,治宜解郁宣窍、清化降浊之剂。以基本方加全瓜蒌30g,5剂水煎服,每日1剂。复诊时患者自述服上方1~2剂后,开始心情渐悦,余证日见好转,服第四剂后其言谈如病前,表情自如,自思饮食,但仍时感头晕,心烦,幻听,夜寐不安,大便通畅,舌苔白滑而厚,脉沉细稍弦。又以上方加淡竹茹10g,继服五剂。2个月后患感冒来诊,述其前病服药后已痊愈。

验方来源 郭钟良.吉良晨治疗郁证举隅.北京中医杂志,1993,(6):4

临证阐释 本方是吉良晨先生的经验方,由菖蒲郁金汤合温胆汤二方化裁加减而成。方中以石菖蒲、广郁金舒肝解郁、开窍安神,半夏、橘红、茯苓燥湿、健脾、化痰,枳实、荷梗理气宽胸,共奏理气健脾开郁之效。

4. 温胆汤

药物组成 竹茹15g,陈皮10g,茯苓15g,制半夏10g,生姜3片,大枣10g,枳实10g,甘草10g。

加减运用 湿盛者加佩兰、薏苡仁;气滞甚者加厚朴、紫苏梗;兼血瘀者加红花、川芎、赤芍;脾气虚者加党参、白术;痰火上扰者加石菖蒲、天麻、菊花;精神被扰、情绪不稳者加远志、合欢花;若热动肝风上犯者加磁石、蝉蜕;若肠腑热结者加酒大黄或生大黄。

用药方法 先将药物用冷水浸泡15分钟,浸透后煎煮。首煎沸后文火煎30分钟,二煎沸后文火煎20分钟。煮好后两煎混匀,总量以200ml为宜,每日服1~2剂,早、晚分服。

适用病证 适用于痰火内扰所致的老年抑郁症。

病案举例 某患者,女,47岁。1997年9月3日初诊。3个月前因劝架而受惊,出现心悸、心慌,胸闷胁胀,胆怯易惊,失眠健忘,饮食乏味,嗳气,善太息,喜独处,不愿与人交往。经上海某医院超声心动图、动态心电图、心肌酶谱检查,均无异常。予谷维素、安定、血栓心脉宁等药亦无效验。观其面色少华,精神倦怠,有厌世之意,舌质淡红,苔薄腻,脉弦细。证属心虚胆怯、气郁痰阻,治以温胆汤宁胆安神。药用:半夏、竹茹、党参、黄芪各10g,陈皮、枳实各6g,茯苓12g,甘草3g,淮小麦

20g。5剂后,心神略安,胸闷减轻,情绪稍安定,夜间能睡4~5小时。原方加酸枣仁、远志各10g,再服半月。心悸胸闷大减,纳谷知味,心情舒畅,后以温胆汤、归脾汤化裁调治半月,诸症豁然。一年后随访未复发。

验方来源 张茂信.温胆汤在心系疾病中的应用.湖北中医杂志,2001,23(2):41~42

临证阐释 方中用茯苓健脾祛湿、化痰安神,以绝生痰之源;陈皮、半夏化痰降气;香附、郁金、枳实理气疏郁;栀子、竹茹泻火除烦;生龙骨、炒枣仁、珍珠母宁心安神;夜交藤清热定志;甘草调和诸药,臣使五脏。诸药协和,可使肝气调达、脾复健运、痰火散除、心神得安,则郁证自除。

5. 五花芍草汤

药物组成 玫瑰花10g,佛手花10g,绿梅6g,白扁豆花10g,厚朴花6g,白芍10g,炙甘草3g。

加减运用 以五花芍草汤加减,按辨证论治的原则,将老年抑郁症分为虚体郁证和实体郁证进行辨证治疗。虚体郁证:证见精神抑郁,情绪不宁,胸胁胀满作痛,夜卧不安,头目眩晕或妇女带下,月经不调,舌淡,脉弦细,平素体质虚弱者。兼有心神不宁者,玫瑰花改为红花,加柏子仁、淮小麦、大枣;兼烦躁不寐者,加酸枣仁、夜交藤、龙眼肉;偏重于眩晕健忘者,加枸杞子、白菊花、天麻;妇女兼有痛经者,玫瑰花改为月季花,加当归、香附、益母草;兼有带下者,黄带加茵陈、椿根皮、鸡冠花,白带加山药、车前子、鸡冠花。实体郁证:证见精神抑郁,情绪不宁,胸胁胀满攻撑作痛,善叹息,大便干燥,或痛随气窜,尤以两胁为著,纳呆易怒,口干舌红,苔黄,脉弦涩,平素体质较壮实者。兼有胃痛者,加元胡、川楝子;若胁痛为著者,加青陈皮、郁金;兼有便秘者,加生大黄(后下)、元明粉(冲);兼有痰湿者,加象贝母、苦杏仁;兼疮疖者,玫瑰花易金银花,加牡丹皮、野菊花、三叶青。

用药方法 先将药物用冷水浸泡15分钟,浸透后煎煮。首煎沸后文火煎30分钟,二煎沸后文火煎20分钟。煮好后两煎混匀,总量以200ml为宜,每日服1~2剂,早、晚分服。

适用病证 适用于由情志所伤、肝失疏达、气血不和所致的老年抑郁症。

病案举例 凌某,女,49岁。1986年4月16日初诊。患者半个月前为房屋产权与亲戚发生纠纷,随后精神抑郁,情绪不宁,纳呆寐差,神疲倦怠,忧心忡忡。适值月经来潮,经少色紫,小腹拘痛。平素体虚,动则气短眩晕,面色不华,曾作心电图检查提示:心律不齐,右束支传导阻滞。1个月前经妇科检查:宫颈轻度糜烂。舌质淡,苔薄白,脉弦细涩。此乃情志所伤,忧郁不解,心气伤而营血亏,治宜理气活血以开郁。处方:月季花10g,红花3g,绿萼梅花6g,炒赤白芍各10g,炙甘草3g,全当归12g,白扁豆花10g,厚朴花3g,合欢花10g,5剂。二诊:药后情绪较舒展,经净腹痛消失,神疲倦怠见轻,但夜卧易醒,时有心悸,遇有重音忧心胆怯,食欲不振,舌正,脉弦细。原方加淮小麦40g,续服5剂。三诊:前症俱消,唯有遇事心悸宿疾,嘱服归脾丸善后。

验方来源 郭志峰.五花芍草汤治疗郁证136例观察.浙江中医学院学报,1993,17(6):20

临证阐释 五花芍草汤是浙江省中医院已故老中医魏长春的经验方。根据《医方论·越鞠丸》中指出:"凡郁病必先气病,气得流通,郁于何有",以及"郁病虽多,皆因气不周流,法当顺气为先"的理论,自拟五花芍草汤治疗郁证。方中以玫瑰花理气和血,开达郁结;佛手花舒肝理气,和中化痰;绿萼梅调气散郁,平肝和胃;白扁豆花清暑化湿,调和脾胃;厚朴花理气宽胸,消胀化湿。以五花配五脏,合之芳香调气为主,佐以芍药甘草汤柔肝养血,达到理气不伤阴,养血不滞气之目的。全方具有芳香开郁、调和气血、拨醒胃气、轻能去实的功效,可加减治疗由情志所伤、肝失疏达、气血不和所致的各种郁证。

6. 百合宁神汤

药物组成 炙百合30~60g,炒枣仁、合欢花、夜交藤各30g,当归10g,丹参15g,炙甘草6g。

加减运用 症见胁肋胀痛,脘闷不舒,舌苔白,脉弦者,属肝郁气滞证,加柴胡、白芍、枳实;症见胁疼,面红易怒,舌紫,苔白,脉弦涩者,属气郁血滞,加桃仁、红花、香附、青皮;症见胁疼口苦,胃脘嘈杂,头痛目赤,耳鸣,烦躁易怒,舌苔黄,脉弦数者,属肝郁化火证,加柴胡、白芍、丹皮、山栀子、龙胆草;症见烦乱狂躁,甚则谵妄,舌红绛,苔薄黄,脉滑数者,属火热扰心证,加犀角、生地、山栀子、连翘、竹叶、莲子心;症见胸脘满闷,纳呆食少,头晕心悸,精神抑郁,舌苔白腻,脉濡缓者,属思虑伤脾、痰湿内蕴证,加陈皮、法半夏、云茯苓、白蔻仁、石菖蒲、郁金、远志;症见中焦塞满,胸闷咽梗,舌苔白厚,脉弦滑者,属郁犯脾肺、痰气互结证,加杏仁、川厚朴、法半夏、木香、枳壳;症见脘胀嗳气,大便不调,心烦少寐,舌苔厚,脉滑实者,属郁而挟食证,加山楂、神曲、莱菔子、木香、枳实;症见懒言少气,多悲善哭,疑虑不定,甚者精神恍惚,舌淡,苔少,脉细者,属久郁伤神、心脾两虚证,加党参、白术、淮山药、桂元肉、远志、木香;症见面色少华,焦虑多恐,惊悸怔忡,舌嫩,苔薄,脉沉细者,属因郁伤正、精血亏耗、心肾两虚之证,加熟地、首乌、黄精、五味子、菟丝子、鹿角、磁石;症见虚烦不寐,心悸头昏,腰酸遗精,舌红,口干,脉细数者,属郁热伤阴、阴虚火旺、心肾不交之证,加生地、熟地、龟板、五味子、龙骨、牡蛎、黄连、肉桂。

用药方法 先将药物用冷水浸泡 15 分钟,浸透后煎煮。首煎沸后文火煎 30 分钟,二煎沸后文火煎 20 分钟。煮好后两煎混匀,总量以 200ml 为宜,每日服 1~2 剂,早晚分服。

适用病证 适用于心神不宁的各种老年抑郁症。

病案举例 张某,男,60 岁。1975 年 12 月 22 日初诊。数月前曾因思虑烦闷而有自杀行为,后仍有家务纠纷缠绕难以超脱,出现情绪低落及精神失常,日渐加重,症见极度恐惧不安,怕见生人,做事疑虑不定,与之食则欲吞又止,彻夜不眠,蹑蹑走动,窃窃私语,唯恐他人听到,窥听而张望,惶惶然恐人将扑之,形瘦憔悴,下肢浮肿,舌嫩,苔剥,脉细小而沉。查眼底动脉硬化(++),血红蛋白 9 克,心尖区闻及 2 级收缩期杂音。证属因郁伤正、心肾两虚、神魂不宁,治宜宁神解郁、养血健肾。方用百合宁神汤加石菖蒲、远志、磁石、琥珀粉、淮山药、莲子、首乌、黄精、枸杞子、菟丝子。6 剂后睡眠渐安,饮食自进,精神渐好。又进 12 剂后,症状消失,精神恢复,躯体明显改善,心音正常,20 天出院。

验方来源 陈光恩.百合宁神汤治郁证的临床运用.新中医,1986,(12):17~18

临证阐释 百合甘寒,直入心肺,益气清心,宁神定魄是为主药;炒枣仁养心安神,夜交藤安神益肾,合欢花解郁安神,三药共辅百合安神定志;当归、丹参养血和血,佐主辅药物宁心解郁;甘草强心气、和诸药,

共奏养心宁神解郁之功。

7. 柴胡加龙骨牡蛎汤

药物组成 柴胡10g,半夏10g,党参10g,黄芩10g,茯苓20g,桂枝10g,大黄10g(后下),生龙骨30g(先煎),生牡蛎30g(先煎),生铁落30g(先煎),大枣5枚,生姜3片。

加减应用 气虚血瘀者,加黄芪、桃仁、当归;脾虚痰湿者,加半夏、胆南星;阴虚火旺者,加生地黄、知母、牡丹皮、珍珠母;气郁化火者,加牡丹皮、龙胆草;气滞痰郁者,加瓜蒌皮、厚朴。原方中有"铅丹",其性味辛、寒,有毒,现一般作外用,内服入丸散。因此从安全考虑,改用生铁落代之。"铁落"其性味辛、凉,无毒,功能平肝,镇惊。《本草纲目》云其功能"平肝去怯,治善怒发狂"。故临床用其代替铅丹,不会降低原方疗效,反而使镇惊安神作用更强。

用药方法 将上药(除生龙骨、生牡蛎、生铁落外)用水浸泡30分钟;先将生龙骨、生牡蛎、生铁落放火上,煎20分钟,再与余药同煎30分钟,将生大黄后下煎约5分钟,每剂煎2次,将所得药液混合。每日1剂,分2次温服。

适用病证 适用于肝郁化火、虚热内扰的老年抑郁症。

病案举例 韩某,女,49岁,2004年3月27日初诊。2年来感觉周身不适,心中烦闷,遇事激动,月经周期不定,妇科诊断"更年期综合征"。服西药"尼尔雌醇"、"谷维素",中药"逍遥丸"、"归脾丸"和其他中药煎剂均不见效。自述:情绪易激动,咽部有异物感,胸闷烦躁,潮热头胀,失眠多梦,悲伤欲哭,自觉有热气从前阴冲出,大便干,小便短赤。观其颜面红润,舌红苔白干,脉弦劲,BP:148/96mmHg。证属肝郁化火、虚热内扰的脏躁,治宜疏肝解郁、清热除烦。药用柴胡12g,黄芩12g,法半夏10g,桂枝9g,茯苓10g,大黄10g,龙骨、牡蛎、磁石各30g(先煎),炒栀子10g,合欢花10g,郁金10g,大枣5枚,甘草6g,生姜3片。连服7剂,自觉周身轻松,心烦减轻。再服7剂,病减半,睡眠好转。守方化裁共服药30余剂而瘥。

验方来源 欧昌贵. 柴胡加龙骨牡蛎汤临床应用举隅. 云南中医中药杂志,2006,27(5):18

临证阐释 柴胡加龙骨牡蛎汤,是仲景《伤寒论》中为伤寒误下、邪气内陷,而成烦、惊、谵语证所设。就其方药组成来看,系小柴胡汤加味而成。小柴胡汤乃和解少阳以利枢机之首方,加龙骨、牡蛎、铅丹,镇惊安神而去烦;加苓、桂,补气益脾并养心。如此则使枢机利,正气复,中州健,用治郁证甚为合拍。

8. 补肾解郁汤

药物组成 熟地 12g,山药 15g,山萸肉 10g,巴天戟 10g,肉苁蓉 10g,杜仲 15g,醋柴胡 10g,枳壳 12g,白芍 15g,郁金 20g,茯苓 20g,远志 12g,菖蒲 12g,生麦芽 30g,大枣 10g。

加减应用 气郁化火者,加黄连、栀子;阴虚火旺者,加百合、知母;心脾两虚者,加当归、黄芪。

用药方法 先将药物用冷水浸泡 15 分钟,浸透后煎煮。首煎沸后文火煎 30 分钟,二煎沸后文火煎 20 分钟。煮好后两煎混匀,总量以 200ml 为宜,每日服 1~2 剂,早、晚分服。

适用病证 适用于肾虚肝郁、年老体衰、肾精亏虚的老年抑郁症。

病案举例 李某某,女,62 岁。2005 年 8 月 21 日初诊。患者自前年退休后,有被抛弃感,出现心情抑郁悲观,常闷闷不乐,时时悲伤欲哭,难以自制,并逐渐出现时有内疚、自罪、自责感,对生活失去兴趣,伴有失眠、早醒、纳呆、腰酸乏力,常卧床懒动,面色无华,舌淡红,苔薄白,脉弦细。曾服用镇静剂及中药治疗,效果不明显。中医辨证为肾虚肝郁,治疗给以补肾疏肝,以自拟补肾解郁汤治疗。并嘱家属生活上细心照顾、配合心理疏导。服用 14 剂后,患者诉症状明显好转,又服用 30 剂后症状基本消失,唯精神欠佳,时有失眠。后以六味地黄丸、四逆散合朱砂安神丸加减调理月余而愈,随访 3 个月未复发。

验方来源 任德启,周萍,刘志华. 从肝肾论治老年期抑郁症. 四川中医,2007,25(3):24~25

临证阐释 方取熟地、山药、山萸肉补精益髓;巴天戟、肉苁蓉、杜仲辛温助阳之品,以鼓动精血蒸化,即"阳中求阴"、"气生精"之理;以柴胡、枳壳、白芍、郁金以疏肝解郁,佐以茯苓、远志、菖蒲以益心安神。全方如此配伍,共奏补肾充脑、解郁安神之效,使肾精充足,上升于脑,养肝解郁,神定气消。

(赵文明)

第七章 骨与关节疾病

第一节 颈椎病

颈椎病是指颈椎间盘、颈椎椎体及其各骨关节、软骨、韧带、肌肉、筋膜等组织原发性或继发性退行性变为主,致使其相邻的神经根、血管(主要是椎动脉)、交感神经、脊髓等组织受到压迫、刺激、失稳等损害。一般分为神经根型、脊髓型、椎动脉型、交感神经型、食管压迫型和混合型,而以神经根型多见。本病以中老年人居多,以 40 岁以上者多见。近年来发病有年轻化的趋势,发病常与职业密切相关,以低头长时间伏案工作的人员为多。与颈椎长期劳损、骨质增生,或颈椎间盘脱出、韧带增厚有关。

◆ 辨证论治

颈椎病属于中医"颈背痛"、"颈肩痛"、"痹证"、"眩晕"、"痿证"等病范畴。其主要病机为正气虚衰、外邪侵袭、跌仆损伤或劳倦内伤等因素导致筋脉失养,经络不通,气血运行不畅。临床辨证常分为外邪侵袭证、气滞血瘀证、痰湿困阻证、肝肾阴虚证、气血不足证 5 个证型。

1. 外邪侵袭证

症见以颈项及上肢疼痛、麻木为主,或见关节手指屈伸不利,握物不牢,或头痛,身痛沉着。以风邪为主者,疼痛呈游走性而无定处,或自汗出,苔薄,脉浮缓;若以寒邪为主,则疼痛麻木较剧,得温则舒,遇寒加重,或四肢发凉,畏寒,指端色青,舌淡苔白润,脉弦紧;若以湿邪为主,可见头身困重、四肢痿软无力,脘腹痞满,但按之濡软,或恶心呕吐,或见患侧上肢肿胀、沉重,大便常溏泻或不爽,舌苔白腻,脉濡缓或濡细。治以散寒除湿,补肝益肾。常用独活寄生汤(《备急千金要方》),由独活、防风、川芎、牛膝、桑寄生、秦艽、杜仲、当归、茯苓、党参、熟地黄、白芍、细辛、甘草、肉桂组成。

2. 气滞血瘀证

症见颈项、肩及上肢疼痛、麻木,多为刺痛或放射样疼痛,痛有定处,夜间加重,痛处拒按或伴头痛,亦多刺痛,或见指端麻木发绀,指甲凹陷少华,皮肤枯燥发痒,甚则肌肤甲错,面色黧黑,或见胸胁胀痛,情志抑郁,急躁易怒,女子可见经来乳房胀痛或痛经,经来不定期,经色黯黑,或有血块,甚则闭经,舌质青紫或有瘀斑、瘀点,脉弦细或弦细涩。治以理气活血,化瘀通经。常用血府逐瘀汤(《医林改错》),由柴胡、枳壳、桃仁、红花、当归、赤芍、川芎、葛根、牛膝、炙甘草、羌活、桂枝组成。

3. 痰湿困阻证

症见头重如裹,身重乏力,上肢(一侧或两侧)沉重疼痛或肿胀,麻木,痿软无力,眩晕,胸闷,心悸,或有束胸感,或有咳痰,脘腹满闷,食少纳呆,恶心呕吐,便溏或大便不爽,舌苔白腻,脉濡缓或濡细滑。治以燥湿化痰。常用导痰汤(《妇人良方》),由陈皮、半夏、枳实、茯苓、制南星、当归、葛根、节菖蒲、天麻、土白术、川芎、赤芍组成。

4. 肝肾阴虚证

症见头痛为空痛或胀痛,眩晕,耳鸣耳聋,腰膝酸软无力,甚则痿废不用,心烦失眠,口苦咽干,遗精带下,舌红少津,脉弦细数。治以滋阴降火,强筋壮骨。常用虎潜丸(《丹溪心法》)化裁,由黄柏、知母、龟甲、熟地黄、白芍、锁阳、狗脊、陈皮、牛膝、当归组成。

5. 气血不足证

症见头、颈项、上肢酸痛隐隐,按揉则舒,喜温恶寒,头晕如飘,目视昏花,头痛、眩晕动则加剧,一侧或两侧肢体软弱无力,甚则痿废不用,面色苍白或㿠白,口唇麻木,色白无华,心慌,心悸,失眠,健忘,倦怠无力,气短懒言,食少便溏,或可见手足蠕动,自汗,盗汗,舌淡,脉细弦无力。治以补益气血。常用归脾汤(《济生方》)化裁,由人参、黄芪、炒白术、当归、熟地黄、山药、茯苓、陈皮、炒枣仁、远志、炙甘草、木香、焦三仙,肉桂组成。

验方妙用

1. 止眩汤

药物组成 天麻 15g,钩藤 10g,半夏 10g,茯苓 12g,当归 10g,川芎 10g,赤芍 10g,丹参 10g,葛根 20g,威灵仙 15g。

加减运用 失眠加夜交藤 30g;耳鸣加磁石 30g;视力模糊加杭菊花 12g,石决明 15g。

用药方法 每日 1 剂,水煎服,10 天为 1 个疗程。

适用病证 本方适用于颈椎病,证属风痰阻络,兼夹瘀血而形成痰瘀互结证,其症有典型的眩晕,颈项强痛,视物模糊,恶心呕吐,颈部突然旋转时出现一过性眩晕或猝倒,苔白或腻或舌下瘀紫,脉濡缓或濡细滑。

病案举例 周某,女,60 岁。2000 年 5 月 5 日初诊。晨起时突发眩晕,视物旋转,恶心呕吐,检查见颈椎位于右旋位,稍向左转即可诱发恶心、呕吐、视物旋转。血压 133/80mmHg,左侧手足活动正常,无眼震及听力改变。X 线检查见颈椎生理弧度变直,颈多普勒超声检查提示椎动脉供血减少,诊断为椎动脉型颈椎病。予以止眩汤,水煎服,每日 1 剂,同时配合枕颌带牵引,重 5kg。5 剂后,头晕减轻,眩晕发作时不伴恶心呕吐,续服原方 10 天,诸症消失。

验方来源 赵冬娣,李有武."止眩汤"为主治疗椎动脉型颈椎病 62 例.江苏中医药,2004,25(9):37

临证阐释 作者认为本型颈椎病,病机为风痰阻络,兼夹瘀血。故方中天麻、钩藤化痰平肝熄风而止眩,半夏燥湿化痰,茯苓健脾祛湿,使痰无所生;川芎、当归、赤芍、丹参活血化瘀,和营通络;威灵仙祛风除湿、通络止痛、软化骨刺;葛根发表解肌止痛,专治项背强痛,且能引药直达病所。全方共奏熄风化痰,活血通络之效。

2. 益肾消刺汤

药物组成 骨碎补 30g,巴戟天 10g,仙茅 10g,龟板胶(烊服)10g,当归 15g,白芍 15g,鸡血藤 20g,木瓜 10g,威灵仙 10g,徐长卿(后放)20g,蜈蚣(研末冲服)2 条,甘草 6g。

加减应用 颈椎增生加葛根 20g,天麻(另煎)10g;疼痛剧烈加乳没各 10g,玄胡 15g;冷痛加桂枝 10g,细辛 3g;灼热痛加知母 10g,黄柏 10g。

用药方法 每日 1 剂,水煎,早、晚饭后服。患者经治疗症状消失后,宜上方去蜈蚣、徐长卿,根据患者自身情况加味调理半月,可防复发。

适用病证 本病适用于颈椎病,证属肾虚精亏,气血不足。症见颈项疼痛伴头晕头痛,动则尤甚,面色苍白或㿠白,舌淡苔薄白,脉弦细。

病案举例 患者,女,18 岁,在校高中生。因颈项疼痛伴头晕头痛,左手臂麻木 2 个月,在某医院 X 线摄片诊断为颈$_{5、6}$椎轻度骨质增生。患者在疲劳后加剧,上一节课都难以坚持。服西药治疗 1 月余,效果不好,转用中药治疗。患者舌淡苔薄白,脉弦细。方用益肾消刺汤加天麻、葛根,服 7 剂症状缓解,20 剂后症状全消。继用上方去蜈蚣、威灵仙、徐长卿,加味治疗半个月,随访 1 年未复发,X 线检查骨赘消失。

验方来源 郭洪波. 现代名中医颈肩腰腿痛治疗绝技. 北京. 科学技术文献出版社,2007,4:102~103

临证阐释 作者认为颈椎病的临床症状主要是因为肾虚精亏,气血不足,气血运行不畅。故方中骨碎补、巴戟天、仙茅、龟板胶补肾益精,强筋健骨;当归、白芍补血活血;鸡血藤、木瓜、威灵仙、徐长卿、蜈蚣通经活络,散结消赘,行气止痛;甘草调和诸药。全方有补肾益血,行气通经的作用。

3. 松肩汤

药物组成 葛根 50g,黄芪 50g,骨碎补 10g,枸杞子 10g,茱萸肉 10g,桑枝 30g,白芍 30g,鸡血藤 30g,三七 10g,川乌 6g,天麻 10g,钩藤 50g,杜仲 10g,车前子 20g,炙甘草 10g。

用药方法 一煎,上方天麻、川乌、钩藤加水 1000ml 先煎 2 小时后,加入其他药物再煮半小时,煮取药液 300ml,温顿服;二煎加水 500ml,煮取药液 300ml,温顿服。每日 1 剂,半空腹服。每煮服 20 剂为 1 个疗程,可连服 3 个疗程,服药间停用其他抗骨质增生药物及止痛药。

适用病证 本方适用于颈椎病,证属气虚血瘀,经络闭塞。症见颈肩部位胀麻痛,上肢尺侧麻痛,甚可见头晕、心悸、气喘、高血压等病症,舌质淡有瘀斑,脉弦细或弦细涩。

病案举例 凌某,男,48岁。患者自述因长期伏案,自1986年感两肩不适,继而双上肢麻胀、头晕、心悸、气喘逐日加重,经多家医院诊治,排除心肺器质性病变,诊断为颈椎骨质增生,颈肩综合征。1986年10月16日就诊。诊见患者形体魁梧,面色晦暗,自觉腰酸腿软。X线颈椎正侧位片示:颈椎生理弧度消失变直,C_3-C_7椎体唇样改变增生。诊为颈椎病。治以益气活血,解肌止痉。处以松肩汤。每日1剂。嘱患者天麻、钩藤、川乌三药先煎、二煎连服。连服20剂,诸症俱减。再服20剂,诸症全消。继服20剂,精神如常。1987年恢复教学工作,此后偶有肩颈不适,再服松肩汤20剂,症状明显减轻。现已退休。近查未发现头晕、心悸、气喘、肢麻等症状,平时骑自行车锻炼身体。

验方来源 钟祖柱. 现代名中医骨科绝技. 北京. 科学技术文献出版社,2007,4:102~103

临证阐释 作者认为此临床症状主要是因为经络闭塞。故方中用葛根、黄芪、三七、钩藤为主药,佐以温肾补气,平肝解痉,通络利水的药物,使本方具有益气活血,解肌止痉,通络止痛的作用。

4. 活血通络汤

药物组成 丹参15g,当归9g,川芎9g,鸡血藤15g,赤芍15g,红花9g,田七9g,白芥子15g,半夏9g,南星9g,地龙干10g。

加减应用 若颈椎骨质增生加葛根30~60g。

用药方法 每日1剂,水煎服。

适用病证 本方适用于颈椎病,证属瘀血阻络。症见颈项不同程度的酸楚疼痛,重则疼痛如刺,转侧俯仰不利,或伴有头痛、头晕不适,舌质紫暗,有瘀斑,脉涩。

病案举例 黄某某,男,50岁。1999年1月8日初诊。患者述项部酸困不适已半年,伴神疲乏力、眩晕,尤以转头伸颈时为著。纳可,二便如常,舌质暗,苔薄黄,脉稍涩。颈椎摄片报告:颈椎$_{3～5}$椎体骨质增生。中医辨证为气虚痰瘀阻络型颈椎病。以活血通络汤加黄芪30g,葛根50g。水煎,日服1剂,连服20天后头晕、神疲乏力明显减轻,但转头伸颈时仍有眩晕不适。再以活血通络汤加葛根至 60g,黄芪至 40g,连服 1 个月后诸症皆除。治疗 2 个月后,拍片复查报告颈椎骨质增生部分明显疏松吸收好转。

验方来源 陈庆通.现代名中医颈肩腰腿痛治疗绝技.北京.科学技术文献出版社,2007,4:98~99

临证阐释 作者认为颈椎病刺痛的症状多为瘀血停滞阻络,气血运行不畅。故方中用丹参、当归、川芎、田七、地龙干以活血祛瘀通络,使瘀血祛则经络能通,通则不痛。作者认为凡属活血化瘀之药,能改善病变局部的血液循环,促进新陈代谢,有利于致病物质的排出和病损组织恢复。并认为葛根配合白芍能改善脑供应,缓解脑血管和平滑肌痉挛,对颈椎病有特效。

5. 葛灵汤

药物组成 葛根 10g,威灵仙 15g,狗脊 12g,川芎 12g,白术 10g,泽泻 15g,龙齿 15g,茯苓 12g,地龙 10g,鸡血藤 15g,龟板 9g,白芍 15g,生甘草 10g,三七 3g(冲服)。

加减应用 本方 10 剂效不佳者,可加用水蛭 10~15g;肢冷麻木重者可加桂枝 10g;单纯肢麻者可加桑枝 15g;肝郁重加片姜黄 10g 或郁金 9g;挟痰重者加南星 10g,菖蒲 6g,远志 6g。

用药方法 上药加水 500ml,煎至 300ml,每日 1 剂,分早、晚 2 次温服。10 天为 1 个疗程,一般用 2~3 个疗程。

适用病证 本方用于颈椎病,证属气血不足,气血运行不畅。症见头痛,眩晕伴有酸、胀等异常感觉,舌质淡,苔薄白,脉弦细。

病案举例 王某,女,37 岁。项紧半年余,头晕,肢麻,发凉,肩背痛加重 4 天来诊。舌质暗红,苔白腻,脉弦滑。脑血流图示:双侧椎动脉供血不足。肌电图示:右侧正中神经损伤。X线示:颈$_{4,5,6}$椎关节增生。诊断:颈椎病(椎-基底动脉供血不足)。用葛灵汤去狗脊,加菖蒲 6g,远志 6g,桂枝 10g。二诊:头晕,舌质暗红,少苔,脉弦。上方祛石菖蒲、远志,加狗脊 15g,龟板 12g,5 剂。三诊:肢凉,肩背痛减,去三七。共服 30 剂,诸症俱减。脑电流图示:右侧椎动脉供血不足。肌电图正常。随诊半年未复发。

验方来源 马佩.现代名中医骨科绝技.北京.科学技术文献出

版社,2007,4:110~111

临证阐释 本型颈椎病主要为气血不足,外感风邪,内有肝风。故方中葛根、威灵仙祛风通络,是治疗项背痛之要药;白术、泽泻熄风止眩晕;鸡血藤养血祛风通络;龙齿镇肝潜阳;狗脊、龟板益肾填精壮骨。诸药配伍,共奏养血填精壮骨,活血通络祛风之功。

6. 补阳还五汤加减

药物组成 黄芪30g,当归30g,熟地30g,桃仁15g,红花15g,川芎20g,地龙6g,穿山甲15g,葛根15g,路路通20g。

用药方法 上剂水煎分早、晚2次服用,7天为1个疗程,服用2个疗程后观察治疗效果。在服药期间可配合颈部按摩,效果更佳。

适用病证 本方适用于颈椎病,证属气虚血瘀证,其症眩晕、耳鸣、头痛、恶心,并伴有复视、眼震,重者如坐舟车,甚至昏迷,面色淡白无华,舌质紫暗,脉细涩。

病案举例 患者,男,46岁,1998年5月2日就诊。自诉头晕目眩,头部转侧时尤甚,颈背部僵硬麻木不适,查颈椎$_{5\sim 6}$棘突旁压痛,面色淡白无华,舌质紫暗,脉细涩。X线片显示,颈椎$_{5\sim 6}$椎体关节增生。中医诊断为眩晕,属气虚血瘀证。治以补阳还五汤加味以活血化瘀,补气养血。服用1个疗程后,患者自觉诸症减轻,继服上药1个疗程,诸症消失。

验方来源 李兰芳. 补阳还五汤治疗颈性眩晕36例. 现代中西医结合杂志,2005,14(8):1067

临证阐释 补阳还五汤出自《医林改错》,作者在治疗颈椎病方面主要用于气虚血瘀所致的颈性眩晕病。方中黄芪补气,气行则血行;当归、熟地、桃仁、红花、川芎补血活血;地龙、穿山甲、路路通通络止痛;葛根治疗项背强痛并引诸药直入病所。此方具补气生血,行气活血之功。

7. 补肾活血搜风汤

药物组成 熟地黄30g,制黄精30g,当归10g,肉苁蓉10g,桂枝10g,僵蚕10g,枸杞子15g,白芍15g,葛根25g,制乳香6g,全蝎3g,地龙9g,蜈蚣3g。

加减应用 大便秘结可加生地15g,鲜石斛30g,麻子仁15g;头痛较重加杭菊花15g,白蒺藜12g;头晕较重可加生牡蛎3g。

用药方法 每日1剂,分早、晚2次温服。15剂为1个疗程,一般服用2~3个疗程。

适用病证 本方用于老年性颈椎病。老年人肾精虚衰,气血不足,筋骨不固,临床见颈项僵硬,活动不利,腰膝酸软无力,舌淡苔薄白,脉沉细。

病案举例 胡某,男,79岁。1991年10月23日初诊。自述:颈部僵硬,活动不利,右食指、中指麻木半年,近因劳累出现诸症加重,检查可见颈部广泛压痛,颈部活动受限,击顶试验阳性,右侧臂丛牵拉试验阳性,右上臂、肩、右手食指及中指触觉明显下降,肌力及肌张力皆正常。X线示:颈椎广泛骨质增生,尤以颈$_{6\sim7}$间隙变窄,颈椎生理弯曲变浅。诊断:颈椎病(神经根型),舌质淡红,苔薄白,脉沉细。给予补肾活血搜风汤加桑枝10g,鹿角片18g。加水500ml,煎至300ml,每日1剂,分早、晚2次温服。15剂后,颈部疼痛及僵硬明显好转,右上肢麻木减轻,击顶试验阳性,右臂丛牵拉试验阳性,继服上方30剂,颈部疼痛和麻木消失,活动正常,右臂丛牵拉试验阴性。能做家务活,随诊半年,未复发。

验方来源 钱海青. 现代名中医骨科绝技. 北京. 科学技术文献出版社,2007,4:122~123

临证阐释 老年人天癸将竭,肾精不足,机体防御功能下降,易受外邪侵袭。故方中用熟地黄、制黄精、当归、肉苁蓉、枸杞子、白芍、制乳香补肾活血为本;用桂枝、葛根调和营卫,疏利经络;僵蚕、全蝎、地龙、蜈蚣搜风止痉以治其标。全方有补肾养血,调和营卫,搜风止痛之功。

(蔡琳琳)

第二节 退行性骨关节病

退行性骨关节病又称退行性关节病、退行性关节炎、骨关节病、骨关节炎、增生性关节病,是以关节软骨进行性损害为特征的慢性关节紊乱综合征,是中老年人常见的风湿性疾病。退行性骨关节病在临床上常表现为受累关节疼痛、压痛、弹响、活动受限,偶伴关节积液,而关节

第七章 骨与关节疾病

局部炎症常较轻,多无全身症状。早期关节软骨变黄、粗糙,失去光泽,继之出现裂缝,软骨或剥脱,软骨下骨裸露,以后软骨周围组织增生,骨赘形成,软骨下骨硬化,关节肥大,畸形及发生运动障碍。本病好发于手指远端、脚趾、跟骨、膝、髋、颈椎、腰椎等部位。骨性关节炎可分为原发性与继发性两类。原发性关节炎发病原因不明;继发性骨关节炎多由关节外伤、血运障碍、类风湿关节炎等原因引起。骨关节炎是中老年人群最常见的关节疾病,男女均可发病。据统计,60岁以上的人口中,50%的人群在X线上有骨关节炎表现,其中35%～50%有临床表现;75岁的人口中,80%以上的人可有骨关节症状。

辨证论治

退行性骨关节病属中医"痹证"、"骨痹"等病范畴。其主要病机为风寒湿热之邪侵袭,关节痹阻不通。临床辨证论治常分为风寒湿痹阻证、湿热蕴结证、痰瘀互结证、肝肾亏虚证4个证型。

1. 风寒湿痹阻证

症见腰背酸胀,周身关节疼痛,受累关节晨起僵硬,活动不便,肌肤麻木,下肢沉重,劳累后疼痛加重,遇寒加剧,甚者关节变形,功能障碍,舌苔薄白或白腻,脉弦紧。治以祛风除湿,散寒止痛。常用蠲痹汤(《杨氏家藏方》),由酒当归、羌活、姜黄、炙黄芪、白芍、防风、生姜、甘草组成。

2. 湿热蕴结证

症见关节肿胀,疼痛,多以四肢大关节为主,局部红肿,甚者关节灼热,或有关节积液,遇热疼痛加重,汗出心烦,大便干结,小便黄赤,舌质红,苔黄或黄腻,脉弦滑或滑数。治以清热解毒,祛风除湿。常用宣痹汤(《温病条辨》),由防己、杏仁、连翘、滑石、薏苡仁、半夏、蚕砂、赤小豆皮、栀子组成。

3. 痰瘀互结证

症见腰膝疼痛,痛如锥刺,固定不移,关节变形,活动受限,局部肿胀,或有头、颈、肩、背及肢体麻木,夜间加重,皮肤枯燥,指甲无光泽,或见肢体拘挛,或有行走不慎,跌仆闪挫史,舌质紫暗或有瘀点,苔薄白,脉多弦涩。治以活血化瘀,化痰通络。常用身痛逐瘀汤(《医林改错》),

由秦艽、川芎、桃仁、红花、甘草、羌活、没药、当归、五灵脂、香附、牛膝、地龙组成;合二陈汤(《太平惠民和剂局方》),由半夏、陈皮、茯苓、甘草组成。

4. 肝肾亏虚证

症见缓慢起病,腰痛酸软,肢体关节麻木痹痛,功能障碍,行走不便,上下楼、蹲下起立时腰膝痛甚,或有足跟疼痛,形疲乏力,可伴有头晕目眩,耳鸣耳聋,头发脱落,舌质淡红,苔薄白,脉沉弦。治以补益肝肾,温阳通痹。常用独活寄生汤(《备急千金要方》),由独活、桑寄生、秦艽、防风、细辛、当归、芍药、川芎、干地黄、杜仲、牛膝、人参、茯苓、甘草、桂心组成。

验方妙用

1. 化裁地黄饮子

药物组成 熟地15g,山萸肉12g,巴戟天10g,肉苁蓉12g,附子6g,肉桂10g,石斛10g,茯苓15g,远志6g,石菖蒲12g。

加减运用 有瘀血者应加桃仁、红花、怀牛膝、地龙、苏木;湿重者,应酌加鹿衔草、秦艽、羌活、青风藤等。

用药方法 每日1剂,水煎服,早、晚分服。

适用病证 退行性骨关节病。症见周身关节疼痛,活动或遇寒加重,伴腰酸乏力,五心烦热,中医辨证属阴阳两虚者。

病案举例 王某某,女,66岁。周身关节疼痛半年,近2个月来双膝关节疼痛明显,于1996年11月15日来诊。患者周身关节疼痛,尤以双膝关节为甚,活动及遇寒后加重,腰酸乏力,失眠,五心烦热,夜尿多。查:手指远端指间关节可见Heberden结节,双膝关节肿胀,活动受限,舌质红,苔白,脉沉细。化验:类风湿因子(一),抗"O"阴性,血沉8mm/h。X线片提示:双膝关节退行性病变。中医诊断:痹证,属阴阳两虚型。治宜调补阴阳。方用地黄饮子化裁,处方:山萸肉12g,熟地10g,石斛12g,麦冬12g,五味子12g,石菖蒲12g,远志10g,茯苓15g,肉桂5g,附子8g,肉苁蓉12g,巴戟天10g,白芍30g,苏木15g。每日一剂,水煎服。服药6剂后,夜尿减少,腰酸乏力,手足心热,失眠等症明显减轻,但双膝关节肿痛如故,舌暗红,苔薄白,脉细,恐附子、肉桂温燥

太过,故去附子,加萆薢15g,秦艽15g,川牛膝15g。服药6剂后,膝关节肿痛大减,伸屈较前灵活。上方继服12剂后,周身关节疼痛基本消失,可以操持家务。

验方来源 张昱. 现代名医临床秘诀. 北京:科学技术文献出版社,2003.755~756

临证阐释 本方是中国中医科学院西苑医院房定亚主任医师、博士生导师的经验方。由于肾主骨,肝主筋,肝肾充盈则筋骨强劲,关节润滑;然而中年以后肝血肾精渐亏,气血不足,致使筋骨失养而易发本病。临床常见肾阴阳两虚型,治宜滋补肾中阴阳,选用地黄饮子化裁,方中生地、山萸肉柔肝补肾,滋补肾阴;巴戟天、肉苁蓉温肾壮阳,润而不燥;附子、肉桂温肾壮阳,祛寒止痛;上六味阴阳双补,寓阴中求阳,阳中求阴之意;麦冬、石斛养阴生津,舒筋润燥;茯苓健脾和中;远志、石菖蒲化痰通络,祛湿除痹。

2. 补中桂枝汤

药物组成 黄芪30g,当归20g,党参30g,白术15g,陈皮10g,桂枝20g,炙升麻10g,柴胡15g,杭芍15g,生姜15g,甘草15g,大枣5g。

加减运用 寒湿偏重可加入羌活、独活、苍术、薏苡仁、附子;血脉瘀阻可加入丹参、苏木、赤芍;风邪偏胜可加入海桐皮、海风藤;肾阳虚者加入淫羊藿、巴戟天、附子;肝血虚者重用当归、杭芍;病在上肢用秦艽为引;病在下肢以牛膝为引。

用药方法 每日1剂,水煎2次,分早、晚2次服用。

适用病证 退行性骨关节病。关节疼痛,腰酸膝软,神疲乏力,舌淡,苔薄白,脉弦细,中医辨证属气血亏虚,肝肾不足者。

病案举例 李某某,女,72岁。2000年10月来诊。患者肩背疼痛2个月,颈项强急不舒,腰膝酸软,恶寒肢冷,耳鸣,夜尿稍频,脉弦紧,舌质淡,苔薄白。此系老年体弱,肝肾两虚,气血不足,复受寒湿阻滞经络所致。拟方补中桂枝汤加味治疗,处方:柴胡、白术、杭芍、防风、生姜各15g,炙升麻、陈皮、菖蒲、甘草各10g,黄芪、党参各30g,当归、桂枝各20g,大枣5g。每日1剂。连服5剂后,肩背疼痛明显减轻,恶寒已不甚,饮食增进,小便已能固纳,但尚有耳鸣、腰膝酸软。守上方加杜仲15g,巴戟20g,淫羊藿15g,连服5剂,病症基本获愈。

验方来源 吴永昕,肖泓,吴生元.补中桂枝汤治疗退行性骨关节病83例.四川中医,2002,20(2):63~64

临证阐释 本方为云南中医学院附属第一医院暨云南省中医医院主任医师、全国第二批名老中医学术继承导师吴生元教授的经验方。有关退行性骨关节病,中医学无此病名记载,但属关节疼痛之类的病证均归属于痹证范畴,与骨痹、血脉痹、寒湿痹阻等相关。由于中年以后,肝血肾精渐亏,气血不足,致筋骨失养,在此基础之上,容易遭受风寒邪侵袭,关节经脉气血失于健运、血脉瘀滞,逐渐导致骨萎肢软,经脉闭阻作痛,因此应视其为全身性机能失调的局部表现,治疗时应以治本为主,标本兼顾。吴生元教授行医四十余年,提出用补中桂枝汤治疗退行性骨关节病,以益气养血、调补肝肾为本,兼以散寒祛风除湿,加减配伍,临床疗效较为满意。补中桂枝汤以黄芪、当归益气养血,党参、白术健脾补中,陈皮理气,桂枝汤调合营卫气血,配合升麻、柴胡以求升清降浊、健运气血,桂枝尚能通经散寒,白术能燥湿除痹。补中桂枝汤对全身脏腑气血加以调理,既改善患者的全身状况,又解除患病关节的肿痛,避免服用消炎镇痛药等的不良反应,提高了患者的生活质量,体现出中医药的治疗特色和优势。

3. 二藤汤

药物组成 鸡血藤12g,雷公藤(同煎)10g,当归10g,丹参10g,地龙10g,白术10g,制南星10g,羌活10g,牛膝10g,生苡仁15g,茯苓12g,生甘草10g。

加减运用 如患膝肿胀较甚,偏于湿盛者,加萆薢、生姜皮;如疼痛较重,偏于寒盛者,加制草乌、炙乳香等。

用药方法 将上药加水500毫升,煎至300毫升,每日1剂,分早、晚2次温服。

适用病证 膝关节骨质增生性关节炎,双膝关节肿胀、疼痛,中医辨证属湿瘀交阻者。

病案举例 陈某某,男,58岁。1992年2月21日初诊。自诉:双膝关节反复肿痛2年余,无外伤史,时轻时重,经针灸、服西药(具体药名不详)治疗,疗效显著。一周前因劳累后急性发作,两膝肿痛明显,行走困难。检查:双膝肿胀,以右膝为甚,皮色不变,但皮温稍高,内外侧

均有压痛,右膝浮髌试验阳性,膝关节屈伸范围,右膝 110°-10°-0°、左膝 130°-5°-0°。X 线检查提示:胫骨平台边缘明显骨刺,髌骨上缘亦有骨质增生。血沉、抗"O"均正常。苔白根腻,脉濡缓。诊断为双膝骨质增生性关节炎(肿痛发热型)。证属瘀湿交阻,久而化热。治宜宣痹和络,化湿消肿。用二藤汤加五加皮 10g,泽泻 10g,金银花 10g,每日 1 剂,水煎,分早晚 2 次温服。用药 3 剂,肿势获减,疼痛亦轻。再用 7 剂,肿胀继续减轻,右膝浮髌试验阴性,皮温恢复正常。原方去制南星、金银花,继续服药 10 剂,双膝肿痛基本消失,行走基本自如。以后按主方每周服 5 剂,停药 2 天,连续治疗 2 个月,肿痛全消,唯有阴霾之天感右膝痛楚不适。随诊 3 年,无复发。

验方来源 1. 李宝顺. 名医名方录. 北京:中医古籍出版社,1993.210~212 2. 费兰波,李家庚. 现代名中医骨科绝技. 北京:科学技术文献出版社,2002.193~194

临证阐释 本方是江苏省中医院中医骨伤科许建安、诸方受主任医师的经验方。增生性膝关节炎为退行性病变,好发于 60 岁以上老年人,体型较肥胖的妇女易患本病,诱发因素有劳累、扭伤、受凉等。病程长,初起但痛不肿,或有缓解期,但多因病程延长,反复发作而加重,不仅疼痛影响行走,且可见膝部筋膜增厚肿胀,积液明显者膝不能充分屈曲及过伸,局部皮肤微热不红。X 线可见胫骨平台两侧、股骨髁部两侧、髁间嵴或髌骨上下缘有骨质增生。血常规、血沉、抗"O"、类风湿试验等均正常,可与其他关节炎区别。苔多白滑,脉多濡细,证属长期劳损,腠理空虚,风寒杂至,凝滞血脉,膝部络道不通,痰湿蕴阻关节,寒邪郁久化热,于是局部微热,即痛且肿,屈伸行走不利。二藤汤为治疗增生性膝关节炎之基本方。本方根据其祛风胜湿、温经和络、消肿止痛之功,将鸡血藤、雷公藤立为二藤汤主药;丹参、当归活血补血,乃治风先治血,血行风自灭之意;羌活祛风散寒;生苡仁、白术可搜逐筋络湿邪,兼有健脾和胃之功;茯苓淡渗利湿,以增退水消肿之力;地龙为入络良药,通经和络,与牛膝合用,既能引诸药下行直达病所,又有补肝肾、强筋骨之效;制南星为方中镇痛要药,方中甘草用量较大,意在借其中和解毒之功,以减低雷公藤的毒性。雷公藤为近年来应用广泛之药,有一定的副作用,每日常用量为 10~12g,最大量不得超过 15g,需严格控制用量,通常用于类风湿性关节炎。类风湿性关节炎与骨质增生虽病因不同,但症状有相似之处,同属痹证,从提高疗效出发,于原来治疗方药中加入雷公藤后疗效有提高,因定名为二藤汤。应用多年,剂量控制在10g以内,为常用量之低值,尚未发现有明显副作用。雷公藤与各药同煮沸15分钟并不影响疗效或有副作用。但对心血管、肝、肾等有某些器质性病变者,应慎用或不用。

4. 益肾化瘀通络汤

药物组成 熟地20～30g,菟丝子20～30g,狗脊20～30g,白芍20～30g,鸡血藤20～30g,菝葜15～20g,威灵仙15～20g,牛膝15～20g,鹿含草15～20g,延胡索10～15g,皂角刺10～15g,川断10～15g,肉苁蓉10～15g,制川乌10～15g,鹿角片10～15g,地鳖虫10～15g,穿山甲10～15g,红花10～15g,甘草5～8g。

加减运用 偏于肝肾阳虚者加淫羊藿、葫芦巴、巴戟天、骨碎补、杜仲、制附子、肉桂;偏于肝肾阴虚者可加枸杞子、山萸肉、女贞子、旱莲草;偏于气血不足者加黄芪、党参、当归、白术、茯苓;偏于风寒湿邪,痹阻经络者加羌活、独活、千年健、木瓜、秦艽、海风藤、苓草;偏于痰瘀阻络者加白芥子、南星、法半夏、陈皮;偏于血瘀阻络,疼痛较剧者,加马钱子、参三七、血竭、蜈蚣、白花蛇、守宫。

用药方法 将上药加水500毫升,煎至300毫升,再将药渣加水400毫升,煎至200毫升,将上两次煎液混合,每日1剂,分早、晚2次温服,每次250毫升。或将上药碾成细末,每次服药10～15g,黄酒冲服,每日2次,分早、晚服。

适应病证 腰椎骨质增生性关节炎,症见腰痛,或向臀部、足跟放射,中医辨证属肾虚、风寒湿痹阻者。

病案举例 李某某,男,63岁。1991年12月10日初诊。诉:腰痛2年余,入冬以来其痛加重,并沿左臀部向下放射至足跟,局部灼热如刀割样疼痛,下蹲受限,夜不安寐。查:腰部广泛压痛,腰椎部棘突有明显叩击痛。舌淡,苔白,脉弦滑。X线检查提示:$L_{3,4,5}$椎间隙狭窄,椎体呈唇样骨质增生。予本方加马钱子、全蝎、蜈蚣、守宫,共为散剂,每日服15g,分早、晚用黄酒冲服。连服2周,疼痛大减,夜能安睡。又续服2个月,症消康复如故。

验方来源 许振亚.益肾化瘀通络汤治腰椎骨质增生症.新中医,1993,(7):16

临证阐释 本方用菟丝子、狗脊、牛膝、鹿含草、肉苁蓉、鹿角片、川断补肝肾,强筋骨,延缓骨关节的退变;熟地、白芍、鸡血藤、红花活血化瘀,养血柔肝;菝葜、威灵仙、延胡索、皂角刺、川乌、穿山甲祛风散寒、除湿通络、止痛;甘草调和诸药。全方共奏补肾壮骨、祛风散寒、除湿通络之功,乃治骨质增生性关节炎之验方。

5. 养血祛风除湿汤

药物组成 党参15g,天麻12g,鸡血藤15g,阿胶12g,当归10g,乌蛇18g,鹿含草25g,新鲜鸡爪3只。

加减运用 舌质淡,苔白润,脉沉迟,属虚寒者,改当归为20g;舌尖红,苔薄黄,脉细数,属虚火者,减当归为6g,加黄柏18g。

用药方法 日1剂,加清水3碗,煎1碗,翻渣,加清水4碗,煎1碗,2碗混匀,早、晚各服1次,再将药渣翻煲,5碗清水煎3碗,虚寒者加米酒100g,虚热者加白醋100g,趁热外洗膝关节至水凉为止,日洗1次。内服外用每5天1疗程。

适应病证 增生性膝关节炎,症见双膝关节肿胀、疼痛,上下楼梯或下蹲起立时加重,舌淡,苔白,脉沉迟,中医辨证属气血亏虚,风寒湿痹阻者。

病案举例 李某某,女,56岁,1995年6月12日初诊。双膝关节反复肿痛3年,加重半年。3年前不明原因出现双膝关节肿痛,尤以下蹲和上下楼梯加剧,于当地医院就诊,经X线摄片诊断为"双膝增生性关节炎",长期于当地经中药内服外敷及西药封闭治疗,症状反复,近半年疼痛肿胀加剧,行走艰难,体胖乏力,舌质淡,苔白,脉沉迟。双膝关节肿胀,内侧有点状压痛,内外膝眼饱满,双膝屈伸有摩擦感,股四头肌轻度萎缩,髌骨研磨试验(+)。中医诊断为痹证,法当补益气血,祛风除湿,消肿止痛,以基本方改当归为20g,加鹿含草25g,内服。连续治疗3个疗程后,肿胀消失,疼痛减,巩固治疗2个疗程,疼痛消失,步行如常,随诊1年未见复发。

验方来源 邓伟.养血祛风除湿治疗增生性膝关节炎.实用中医药杂志,1997,(4):3

临证阐释 增生性关节炎又称骨性关节炎,退行性关节炎及肥大性关节炎。膝关节为最常受累的关节之一。增生性关节炎多见于年老之人,年老体衰,气血亏虚,不营经脉,经脉失营,风、寒、湿邪气乘虚外侵,客于经脉,经脉阻塞,血道不通,不营不通,邪气壅滞,故见疼痛、肿胀,关节屈伸不利。基本方以党参、鸡血藤、阿胶、当归益气养血活血;天麻、乌蛇、鹿含草除湿祛风,以上诸药合以形补形,以筋润筋之鸡爪,共奏养血、祛风、除湿之功;气虚甚者,则生虚寒,加倍当归用量以温通血脉,血亏甚者,则生虚热,减当归之用量除温燥,加黄柏以降虚热;翻渣外洗,奏除湿、伸筋、通络之功;虚寒以米酒调配,酒性温热,增温通之效;虚热以白醋共洗,白醋性酸,入肝以增软坚养血之功。

6. 黄芪桂枝五物加味汤

药物组成 黄芪 30g,山茱萸 15g,桂枝 10g,白芍 15g,当归 10g,穿山甲 10g,生姜 10g,大枣 10g。

加减运用 瘀血痹阻加三七 2g 冲服,红花 10g,肾虚加杜仲 10g,川断 15g,巴戟天 10g;湿热肿胀加薏苡仁 30g,防己 10g,黄柏 10g;窜痛加防风 10g,独活 15g,寒痛加附子 10g,细辛 10g;痛甚加全蝎 6g,蜈蚣 3 条。各部位引经药,腰加牛膝 30g,膝加狗脊 30g,脚踝加木瓜 20g,髋部加续断 20g。

用药方法 文火煎煮,日服 1 剂,分 2 次温服。药渣加醋和水再煎煮后熏洗患处,每日一二次,每次至少 30 分钟,洗后避风寒保暖。

适应病证 增生性骨关节病,关节疼痛、肿胀,舌淡,苔白,脉沉细,属气血不足,肝肾亏虚证型。

病案举例 田某某,男性,60 岁。双膝关节肿胀疼痛,行走活动困难 12 年。自述 12 年前从高处跌下伤及双膝,左膝尤甚,伤后肿胀疼痛,不能行走活动,经服多种中西药物(具体不详)并配合理疗等,肿胀疼痛减轻,行走活动不利,晨起尤甚,每于秋冬寒冷季节发作严重,春夏稍减轻,劳累后则加重,休息后好转,于 1989 年 1 月 15 日来诊:见患者形体瘦弱,行走略显跛行,左膝肿胀较甚,右膝稍轻,左膝内侧关节间隙及胫骨髁压痛明显,浮髌试验(+),挺髌试验(+),膝关节活动前伸 5°,后屈 90°,右膝活动略受限,X 线片见左膝关节髁间嵴增生变尖,胫骨内髁、髌骨前下缘均见增生改变,右膝髌骨上下缘及髁间嵴略有增生,整个骨质显示疏松。舌质淡、苔薄白,脉沉细弱,诊为双膝增生性骨关节病,证属气血亏虚,肝肾不足,筋骨失养,脉络瘀阻,用黄芪桂枝五物汤加味。处方:黄芪30g,山茱萸15g,当归15g,白芍20g,杜仲10g,狗脊30g,山甲10g,生姜10g,大枣6g。上方5剂,水煎服,每日1剂,分早、晚2次温服,药渣加伸筋草30g,再加米醋3两同煮,熏洗患处,日两次。3月26日复诊,经用上方内服及外洗后,双膝疼痛明显减轻,肿胀亦渐消,下蹲及站起时仍困难,但较前好转,舌质仍淡,脉象较前缓和,继用原方加减内服外洗,共用药30剂后痊愈,行走活动如常人。此后于1990年5月、1992年4月2次随访,双膝活动正常,未再复发。

验方来源 王明晨.黄芪桂枝五物汤加味治疗增生性骨关节病.北京中医,2000,(1):23~24

临证阐释 增生性骨关节病常见于老年人。增生性骨关节病不但要从肝肾论治,补肝肾,壮筋骨,还需要注重老年人"气虚"这一致病的重要因素。围绕气虚这一致病的主要因素,临床运用黄芪桂枝五物汤为基本方,随症加味治疗增生性骨关节病,确实起到了驾一驭百的作用。方中以黄芪、山萸肉益气补元为主药,河北名医张锡纯谓:"黄芪能补气、升气,善治胸中大气下陷,推为补药之首,山萸肉收敛元气,又能通利九窍,流通血脉",《神农本草经》谓"山萸能逐寒湿痹",二药相配伍,补气升阳,元气自足;当归、白芍补血、养血又兼和营,并能逐痹;桂枝、山甲温经助阳通络,桂枝温经、善达肢体、经络、关节,山甲性善走窜,肢体、经络、肌肉、筋骨无处不到,再配牛膝、狗脊、木瓜等引经药直达病所,使气行血行,筋骨得养,血脉通行,则肿得消,瘀血尽去,疼痛消失,而关节通利,轻劲灵活,行走如常。如肾虚明显加杜仲、续断、巴戟天温补肝肾精血以强腰膝;瘀血痹阻加三七、红花,二药相合最擅化瘀行血通经脉,瘀血去而经脉通,经脉通而新血生,血和则筋脉和缓而痛止;湿肿加薏仁、防己、黄柏清利湿热,湿热清则肿胀消散,痹证自除;窜痛属风,独活、防风治风主药,善去风邪,二药配合全身之风尽去;固定而痛,遇冷加重为寒邪,以附子助阳散寒通行十二经脉走里,再以细辛散寒通窍走表,二药相合内外寒邪皆能去之;痛甚动则加剧,非虫类药不能止,以全蝎、蜈蚣通经络定痛逐痹,故为止痛要药,筋骨、关节、肌肉疼痛较重者用之最相宜。上方总以益气和血、通行经脉、温阳除痹为要,佐以强筋骨、清湿热、利关节,并随症加味,临床灵活运用,取效立竿见影。上方内服调整机体气血,恢复脏腑功能。药渣外洗并加醋煎煮加强对皮肤渗透作用,均可起到事半功倍之效。

7. 祛风活血通络汤

药物组成 生黄芪15g,防风10g,制川乌9g,制草乌9g,蜈蚣3条,乌梢蛇15g,扦扦草15g,鸡血藤30g,千年健30g,独活9g,桑寄生15g。

加减运用 痛在上肢加川芎、姜黄;痛在下肢加木瓜、牛膝;肾亏者加杜仲、续断;阳虚者加淫羊藿、巴戟天。

用药方法 每日1剂,水煎服,每日2次。连服1月为1个疗程,病情严重者可以连服2～3个疗程。

适应病证 退行性骨关节病,症见关节肿胀、疼痛,或关节活动障碍,舌淡,苔薄白,有瘀斑,脉弦,证属肝肾亏虚,风寒痹阻,瘀血内阻证。

病案举例 吴某某,男,69岁,双膝关节反复疼痛发作近10年,初起上、下楼梯稍有僵硬感,以后逐渐出现关节疼痛,近1个月来出现双膝关节肿胀、疼痛加重,来我院门诊诊治。检查:双膝关节肿胀、压痛明显。双膝正侧位片示:双膝软组织肿胀,骨质增生,关节间隙变窄。血沉29mm/h。苔薄白,有瘀斑,脉弦。此为肾阳不足,风湿乘虚而入,导滞血脉痹阻,予服祛风活血通络汤加杜仲、牛膝、川断、狗脊。服药后病情逐渐好转,连续服药28剂后,关节肿胀完全消退,关节疼痛基本消失,检查血沉8mm/h,再予中药7剂以巩固疗效。

验方来源 钱立明,陈丽英,张蓓莉.祛风活血通络汤加减治疗骨关节病36例报告.甘肃中医,2002,15(6):39～41

临证阐释 骨关节炎属中医"痹证"中的"骨痹","鹤膝风"一类疾病,由于人体正气亏虚,肝肾俱损,风寒湿邪得以乘虚入侵,邪气壅阻经络血脉。外邪侵袭,经脉不通,肝肾亏虚是本病的发病机理。祛风活血通络汤正是根据上述机理所设计。方中黄芪、鸡血藤、桑寄生、千年健益气血,补肝肾,壮筋骨,祛风湿;防己、川草乌、独活祛风湿,止疼痛;扦扦草、乌梢蛇、蜈蚣祛风活血通络,本方起到祛风活血通络之效。

8. 骨痹汤

药物组成 杭白芍30～60g,生甘草10g,木瓜10g,威灵仙15g。

加减运用 颈椎骨质增生,加葛根30g,姜黄10g;气虚者加生黄芪15~30g;疼痛剧烈者加桃仁10g,红花10g。腰椎骨质增生,加川续断30g,桑寄生30g。足跟骨质增生,加牛膝15g,淫羊藿10g。脾弱者可加入炒白术或苍术10~15g以健脾祛湿。

用药方法 水煎,每日1剂,每剂分2次服用。

适应病证 增生性骨关节炎、骨质增生,症见关节疼痛,或肿胀,或活动障碍。

病案举例 董某某,男,67岁。患腰腿疼30余年,近年来日益增剧,不能转侧翻身,夜间痛甚,彻夜不眠,自觉腰背如针刺似刀割,痛苦万分,一次曾服5片去痛片,其痛未止,经服中药数剂未效。来诊时正值数九寒天,经检查发现第四、五腰椎有显著侧弯,右腿肌肉萎缩,X线拍片示:颈$_6$、胸椎$_5$、腰椎$_{4,5}$和骶椎大部均显示唇样增生,但未发现肿物,曾有多次外伤史,舌淡苔黑润,脉象沉紧,尺脉沉细。此乃"骨痹",为肾虚劳损,寒湿滞络,瘀血内阻,宜急则治标,缓则治本的原则,先以活血化瘀、祛寒除湿治其标,定痛,再以温补肝肾、养血温经、固其本。处方:赤白芍各30g,生甘草10g,木瓜10g,威灵仙15g,川牛膝15g,骨碎补15g,血竭3g,川椒9g,当归10g,制乳没各9g,每日水煎服1剂,服用3剂疼痛大减,夜能安睡3小时。原方又进3剂,由剧痛转为隐痛,能翻身和扶杖下床。以上方为基础加减:白芍150g,赤芍150g,生甘草60g,木瓜60g,威灵仙80g,川牛膝80g,骨碎补80g,杜仲80g,炮山甲80g,熟地80g,共为细末,炼蜜为丸,每丸重9g,日3次,每次1丸,温酒调服,服药3个月,疼痛全止。随访3年未复发,现病人行动自如,余症消失。

验方来源 费兰波,李家庚. 现代名中医骨科绝技. 北京:科学技术文献出版社,2002.200~201

临证阐释 本方是北京中医院关幼波主任医师的经验方。骨痹汤是由芍药甘草汤加味而成。方中芍药、甘草酸甘化阴以缓筋急,药性守而不走,加入木瓜性味之酸温,威灵仙药性之辛温,加强了柔筋缓急止痛功效,同时取其温通走窜的功效达到祛寒、除湿、通络的目的。全方敛而不守、行而不燥、阴阳兼顾。

(毛海琴)

图书在版编目(CIP)数据

老年常见病验方妙用/李浩,郭明冬主编.-北京:科学技术文献出版社,2010.4

(中医专病专科临床实用技术丛书)

ISBN 978-7-5023-6529-5

Ⅰ.老… Ⅱ.①李… ②郭… Ⅲ.老年病:常见病-验方-汇编 Ⅳ.R289.5

中国版本图书馆 CIP 数据核字(2009)第 220495 号

出　版　者	科学技术文献出版社
地　　　址	北京市复兴路 15 号(中央电视台西侧)/100038
图书编务部电话	(010)58882938,58882087(传真)
图书发行部电话	(010)58882866(传真)
邮 购 部 电 话	(010)58882873
网　　　址	http://www.stdph.com
E-mail:	stdph@istic.ac.cn
策 划 编 辑	薛士滨
责 任 编 辑	薛士滨
责 任 校 对	唐炜
责 任 出 版	王杰馨
发　行　者	科学技术文献出版社发行　全国各地新华书店经销
印　刷　者	北京高迪印刷有限公司
版 (印) 次	2010 年 4 月第 1 版第 1 次印刷
开　　　本	650×950　16 开
字　　　数	217 千
印　　　张	15
印　　　数	1~6000 册
定　　　价	22.00 元

© 版权所有　违法必究

购买本社图书,凡字迹不清、缺页、倒页、脱页者,本社发行部负责调换。